中國近代中醫藥期刊彙編

第一輯

4

醫學報

上海辭書出版社

目録

第三十一期

大清郵政局特准掛號認爲新聞紙類

光緒三十一年八月望日第三十一期

醫學報

中外日報館代發行

每張取制錢十二文

本館開設上海西門內孔家弄底

本館告白〇本報狥閱報諸君之意特於廿六期爲始仿滬報格式分單面印雙面印二種單面印者每期二張售錢十五文雙面印者每期一張取錢十二文茲將外埠定報章程列下　自廿五期起至三十六期止連郵費在內定雙面印者一份收洋三角三分二份收洋五角四分三份以上每份收洋二角三分十份以上每份收洋一角七分　定單面印者一份收洋三角五分二份以上每份收洋三角五份以上每份收洋二角五分十份以上每份收洋二角滿洋一元須寄郵局銀票不滿一元者可以郵票十分代洋乙角願定閱者照此章程寄資與本館直接可也空函定報恕不答覆　補購一期至廿四期計洋四角十份以上三元

本館告白　實用解剖學現由山陰孫君夢蘭擔任譯事自本期起可陸續登報此書共分上中下三卷前所譯者其上卷也中卷所言皆內臟精理於內科尤爲切要特請孫君先譯中卷俟譯竟再譯上下卷　又購得日本醫學博士下平用彩所著診斷學二卷亦由孫君夢蘭擔任譯事其熱心開化甚堪欽佩特誌之報端以鳴謝悃〇又聚日本醫學士佐佐木金次郎君允任本館義務翻譯將日本醫學輸入中國自下期起陸續譯登

論說

辨正小兒驚風說

青浦張世昌靜蓮氏來稿

醫書多而醫學雜。莫宗一是。卽貽害無窮。此後世所以有讀書不如臨證之說也。然但臨證而不讀書。則謬說流傳。莫知辨正。卽如幼科一門。治法原與大方脈同。自錢仲陽有驚風之名。而業幼科者。竟自居爲善治驚風。凡遇小兒有病。動輒曰驚。見傷寒。無汗之剛痙。則稱爲急驚。見傷風。有汗之柔痙。則稱爲慢驚。見吐瀉失治後之虛證。危證。則又稱爲慢脾驚。而且妄立許多名目。其所用方藥。大半以鎮驚墜痰爲主。喻嘉言先生力闢其妄。甚至欲約通國共爲厲禁。革除驚風二字。不許出口入耳。蓋以小兒發熱昏沉。病總不出六經之外。所謂驚風者。卽是大人之痙病。急驚。卽是剛痙。慢驚。卽是柔痙。何必多立名目。以駭聽聞。無如醫家病家。並不閱良醫所著之書而惟世俗幼科之言是信。一若小兒寒熱諸病。無一不是驚風。何愚妄若是也。陳飛霞先生欲救痙病小兒。推原致妄之由。指駁諸家之說。斟酌一搐字以易驚字。冀除數百年相沿之謬說。迄今百餘年。而驚風二字。依然人云亦云。莫可更易。豈無辜小兒天必欲以驚風二字鎭墜諸藥殺之哉皆由讀書明理者之不談幼科誤之也余不業醫而好觀四聖及名大家之書且又博觀幼科諸書而深服兩先生之言然驚風二字亦終無法以更易之今乃思得一字可以更易驚字者經字是也竊願與諸名醫約嗣後談及驚風二字須向醫家病家正告之曰所謂驚風者實卽經風也非驚嚇之驚乃經脈之經蓋三陽經受病重感寒濕無汗身熱而有痙象者是名剛痙未感寒濕有汗口熱而有痙象者是名柔痙皆由經脈中風所致若吐瀉後之虛證危證則由病入太陰少陰厥陰三經所致故統名之曰經風祇須依傷寒書分經施治切勿誤經爲驚而妄投鎭驚墜痰之藥名醫言之則醫家病家莫不信之一人傳十十人傳百遠近相傳較之著書闢謬者功逾百倍否則驚風二字衆口一詞牢不可破雖約通國共爲厲禁恐終不能革除也余於幼科一門多得力於喩陳二先生之書故治小兒諸病從未嘗用鎭驚墜痰之藥甲辰秋余子澤民患熱瘧溫覆太過熱閉致死拿醒後灌以剛痙方藥得以死而復生如用驚風藥治之無有不死者卽幸而治愈亦必口呆肢壞成爲廢人矣當世諸名醫倘亦願闢驚風之妄以救病痙

之。小。兒。乎。不。識。以。余。之。此。說。爲。然。乎。否。乎。

廿九期解剖學正誤記

山陰孫吉熊譯

葉	行	誤	正
三	三一	冠頭根之二部	冠。頸。根之三。部
又	七二	齒名下	漏個數二字
又	又	期目	期月。

日本今田東實用解剖學

乙　齒牙發生記臆表

五期	發生期月	乳齒	發生期年	久性齒
第一期	一二三四五	顎骨中之發育時	三四五七六	乳齒使用時 第一大臼齒
第二期	六七 八九十	第一門齒 第二門齒	八 九 十 十一十二	第一門齒 第二門齒 第一小臼齒 犬齒

第三期	十一 十二 十三 十四 十五	第一小臼齒	十三 十四	第二小臼齒
			十五 十六 十七	第二犬齒
第四期	十六 十七 十八 十九 二十	犬齒	十八 十九 二十 廿一 廿二	第三大臼齒
第五期	二十一 二十二 二十三 二十四 二十五	第二小臼齒	廿三 廿四 廿五 廿六 廿七	

乳齒發生之末期二十五月久性齒二十七年

因有口腔爲齒列之後部上是口蓋下是舌也而後部由咽峽直交通咽頭腔

口盖所謂口腔之天盖由硬口盖與軟口盖而成

硬口盖者骨質也由上顎骨之口盖突起與口盖骨之地平部而成而附强厚黏膜中央呈縱徑之縫線富饒血管神經含有許多之黏液腺

軟口盖爲黏液膜之延長部稍呈瓣狀在硬口盖之後部藏筋肉而后端之中央

生圓形之突起謂之
懸壅垂其如例發生前後二條之皺襞移行於舌及咽頭謂之
前口蓋弓及後口蓋弓而兩弓間自爲三角形之凹窩而爲桃腺之所位也

軟口蓋之筋肉有四個

一口蓋諸筋生於揚斯托氏管之軟骨部及翼狀突起之內板下行翼狀窩內爲腱廻轉翼狀鈎終於軟口蓋

二口蓋舉筋生於揚斯托氏管之軟骨部直沿於內板之內側下而終於軟口蓋

三懸壅垂筋自後鼻棘終於懸壅垂

四口蓋舌筋在於前口蓋弓之襞中下而終於舌

舌是肉質呈橢圓形在口腔之底運動自由爲言語咀嚼之調節區別之爲舌根舌背舌尖之三部更有下面及側緣

舌根廣大在會厭軟骨之前部且許多之囊狀腺及黏液腺

舌背爲舌之上面帶穹窿中央呈縱溝其後端向舌根終於盲孔而黏膜具有三種之乳頭如左

一絲狀乳頭全領舌背之遊離端分裂數條上皮被覆之於各個

二蕈狀乳頭散布於舌背并且於舌尖許多也其遊離端球狀備數多小乳頭上皮纏覆之（絲狀及蕈狀乳頭主知覺者蕈狀乳頭透出血管呈赤色）

三輪廓樣乳頭在舌根配列V字形其數有八九個恰如壓平蕈狀乳頭者而遊離端球狀具數多之小乳頭上皮纏覆之其周圍有輪廓之隆起以溝限界中更有味蕾者專主味覺

工部局衛生清册　續廿九期報

漏底傷寒症　西人患者八十四人內死者七人細究各醫報告雜有毛而敦熱症兩症形式相同易於致誤而毛而敦症較此爲輕有由外埠及本埠郵寄病人血點託化學所細爲檢驗曾測得血內含有毛而敦之微生物爲中國向所未見此症傳染之故由毒伏菜蔬蠣蛤河水及穢水羼入之牛乳內或其毒隱於塵埃被風捲起吹入口鼻或由病人而傳於無病人避免尙易但將日食菜蔬煑至火候純熟苟未烹飪勿與別項食物並列一處家家如此自能免矣○爛喉痧症　西人患此三十六人惟二人不治大抵櫻跌託薪之力凡本醫院代人治此症恒取櫻跌託薪苗射入人皮膚中使毒自化去卽侍病人亦須種苗少許則不致傳染○紅痧症　此症

向惟小亞細亞有之居熱帶之人從無此病名目上年上海頗盛今年略減○癆症　此症與地氣無關但人烟稠密處尤易致此華人染者甚多計死者四人中癆症必居其一一因居室湫隘不通空氣二因咳吐滿地污穢狠藉蓋病人之痰最易傳染宜備痰盂以便吐痰吐後用火焚燬或熱水澆洗或用除穢水傾入方免易於傳染蓋染是病者其毒苗純聚病人咳吐之痰內滲入灰塵移時乾散成氣遂能害人或病人談笑噴嚏時口內射出涎星一經常人感受卽能致病且生出無數微生物四散飛颺雜投於無病人之身卽可盡人罹是厄故病人痰盂宜盛清水十分除穢藥水一分又宜背人咳嗽不許隨意吐痰○疫症　此症傳染最爲酷烈故檢疫之局萬不可緩近比利時國勃呂斯地方各國著名醫家會商衛生事宜公約禁阻疫氣附船流行各埠而傳染疫氣以鼠爲最易宜將疫鼠悉數搜戮戮鼠之法取硫磺少許向船內薰灼鼠卽聞烟悶斃最爲簡易宜人盡義務○瘴氣　此症傳染多蚊爲之治之有三法一取所有蚊類盡誅戮之二不使蚊染瘴毒三有毒之蚊勿使集於人身其法凡入家左近低窪地面不通潮流之水者須設法塡平蓋蚊蟲之毒最喜於水面遺子如生草之河池蓄魚之水缸皆足爲害溝渠有滲漏下陷者急宜修整完全其他如罐鐔瓶鉢及馬口鐵諸器皿苟經雨水存貯皆能生蚊悉宜屏棄凡

蚊蟲聚處須用帳子乘舟至內地尤不可廢○臟脹病　此症死者約十之一二其致病之理尚未勘出○痢疾　死者尚不多○肺炎症　一八九八年前未見此症後則每歲患此死者多則六人八人少則一人二人○瘋犬噬毒症　上海之犬別具猛悍性質一經噬及毒發甚速本化學所概用巴氏施種猘犬法治之受毒者速至醫院求治三禮拜後即可保無恙○熱瘟症　此症多在熱帶今年八九兩月租界頗盛蓋由香港傳來死者尚少○工部局管理衞生事宜之化學所　本局建成化學所凡傳染之病症名目悉行考察各項微生物務究其源然後製成藥物以尅治之化學所之考察事物無微不至即如施種之牛痘苗抵制霍亂苗窪地之水蔬菓內之微生物皆經考察日有進步

映溪草堂筆記

豫省將設醫學堂

豫撫陳小帥有女公子年甫及笄小帥夫婦甚鍾愛之今年染病醫藥無效而殀折小帥哀慟之餘請假數月歸咎於醫學命將診治之趙王二大令記過札文係小帥自擬并將開醫學堂以振興中國醫學云

京師醫科大學派生留學

京師醫科大學堂自開辦以來當道者以其成效未著特命全堂學生皆留學於日本以學堂經費爲留學生學費其數亦相等云

西洋參是美貨

自不用美貨之風潮起凡學界商界各帮各業無不設會演説以不用美貨爲義務但於醫界之關係則惟西洋參一物然美貨之運銷中國者中國不用猶可轉售於各國惟西洋參一項則無第二國購之者其銷售於中國之總數值英金十八萬磅約合墨銀一百七八十萬圓若相率不用則美國有此物與草芥等其損失頗鉅日前滬上各名醫已開會簽字相戒不用矣願我醫界中人其心尚熱其血未冷能爲國家分子者相與信守如工約一日不改良則西洋參一日不可用查西洋參功用惟生津潤肺其味苦略能開胃耳曾經美國化學家多人分析試驗僉稱其中無養生資料則非不可少之品也可知苟遇當用者重用北沙參略佐以潞黨參其功力卽可以相等今上海醫界知不用者多矣願內地醫家能聞風興起也

現在時症

凡新秋之後時症必多而以秋後之溫凉爲異凡秋後熱者必多秋溫症今年立秋後天氣驟凉且多陰雨狂風怒吼故其爲症也多傷風惡寒發熱頭痛骨痛腹痛瘧

疾瀉痢脚氣等症而脚氣之重者則數日之後面目浮腫一經氣喘便形不治而腹痛之甚竟有極口嘶呼者凡致此病大都皆夏時貪涼失度之人持此驗之歷歷不爽

朱雅南先生醫案

陳嵩樵（湖南善化人現署石門主薄印樹霖）之孫先患咳嗽繼腹大身腫面目四支俱腫臍突囊腫如琉璃小便短赤詢於余余診脈沈細苔白畏風喘逆幸胃尙好余曰此裏水也擬五苓加附子以桂易肉桂末與米飯杵丸藥前呑下服三劑小便長服十劑而腫消後庚子秋長興厘局總辦張詵儕明府（揚州人印兆楨）之女亦患水腫或與濟生腎氣法加以蓍朮補氣之品故腫脹益甚胸腹滿痛腰亦脹痛不能平臥臥則氣急如喘小便少極與五苓加附子以肉桂爲丸減白朮加製川朴枳殼先治藥病再治本病亦十餘帖而愈　貴報云附子麻黃合用治腫甚效而肉桂附子合用治下焦陽衰而腫者亦甚效也

周太史价人（合肥人印維藩）夫人湯氏家住上虞同至杭州就醫邀余診脉沈弦有力苔白身和平時大便燥結必數日解一次解必竭力始下近來解白洞如膿日夜二十餘次而裏急後重如痢疾然肛門痛墜如刺大便仍燥結數日一解由是精

登
神疲倦飲食不香醫云腸癰又云內痔服大黃牡丹湯又服大承氣湯加皂刺炮甲腹瀉數次瀉時覺腹中一快下膿次數稍減反增腹痛停藥越二日瀉止腹仍痛下白膿次數更多肛門墜脹加重余謂此血虛肝旺平時大解用力過度氣注肛門故痛所下白膿乃大腸之液也小便雖短赤而小腹不痛非腸癰下白膿而無血非痔也擬增液湯大劑加生白芍吳萸炒白朮淡蓯蓉一帖腹痛止減白芍吳萸加青皮歸身紅花另用淡肉蓯蓉二兩許布包煨粥早晚食之三帖後飲食漸加白洞日一二次矣回上虞時囑服人參養營丸八月間太史携眷北上九月有信至錢塘云伊夫人病久愈已懷孕數月

有小腿患多骨疽者久不愈撫之痛不欲生來舍求診余無藥約遲數日姑從王全生集推車散備乾薑末捕活蟯螂炙脆研遵方配合閱三日來摻散少許於瘡上另包些許囑每日摻之數月後遇諸途詢之骨久脫矣時有友人亦合此方不靈疑余有他藥和入華思之彼之蟯螂是陳者而與乾薑同研薑易碎蟯螂難碎分兩不齊且氣味陳者不如活者之充足試之果效可見治病用藥各具妙義

有女孩十一二歲腹痛煩躁滿床亂滾唇青舌赤診之脈數無倫有欲吐不得吐欲瀉不得瀉之狀悽慘形容筆不能述脈證離奇病者聲微不能言詢其父母病起夜

間問昨晚食何物曰連飯未許食問何故不許食曰彼本有蟲疾時患腹痛鄰人云挖向北苦楝樹白根煎湯餓腹服可令蟲斷根昨晚服樹根湯故不食晚飯問服幾許曰先喫兩大碗一時頃大瀉二三次有蟲甚多人困頓我恐不盡又令服二大碗想從此腹不痛矣稍睡不料三更腹痛愈痛愈甚今頻死矣奈何余思此服楝根湯太多胃氣大傷眞氣將脫幸瀉止無汗急書生甘草一兩煎湯湯冷少少服之藥入口而痛緩服一大碗而痛減知飢令用小紅棗十枚粳米一合煨稀粥飲之後未服藥十數日而愈

雪樵醫案

徐靈胎有言吐血不死咳嗽必死凡久咳不止之病有成肺癰者有成肺痿者咳而傷肺最爲難治卽治之得法亦非數劑所能效余幼兒愷今春患咳唾症數月不止每日清晨則吐痰滿地余之性凡家人有小恙不輕易令服藥故亦未治之也至六月中咳益甚且至晚則有潮熱倦怠異常肌膚日枯瘦筋骨皆顯露乃治之用喻嘉言豁痰湯方爲柴胡黃芩南星半夏陳皮薄荷甘草羌活蘇子川朴枳殼等而去人參嫌其壅氣也二劑後潮熱卽止吐痰尚多遂加萊菔子痰遂漸少連服至十四五劑咳減十之八九尋全愈近來英租界二馬路有仙壽窩江君春浦者其妻亦患久

咳症已二年許咳之外無他恙延余治之每日吐痰亦甚多以與小兒愷病相同也亦與豁痰湯然服至二三劑不甚合覆診因去柴胡羌活加沙參川貝蔞皮等服至四五劑咳減十之六痰亦無多三診因加五味子以斂之咳遂漸愈中醫之於病往往其症同其方同而效否相異者則因人之體質病之性質不同故也是在醫家消息而加減之此等處所似較西醫爲難亦較西醫爲精細

風寒咳嗆初起時宜以麻黃發其汗使邪由毛竅出否則歷久不愈未有不成肺癰者余每遇此症輒師小青龍湯法以麻黃五味子投之皆數劑而愈五月中英租界石路一孫君者延余診其病惡寒發熱咳嗆不已胸脇牽痛余以麻黃五味子投之信息杳然越七月初復延診則吐痰腥臭臥不能起飲食甚少診其脉極爲短濇辭以不治詢其何以一診之後越數月復請之故病人言服藥一劑後頗見輕減適有戚串之過訪者見君方詆爲霸道因薦某醫診視醫言此病無妨可以即愈然服藥二十餘劑不無少愈之時而旋退旋進更延他醫亦如之淹纏至三月痰覺腥臭因憶服君藥時殊有小效故復延君診也余爲之大息蓋醫家能愈病之藥未有不霸道者傷寒金匱論無一非霸道方也自時醫輩出其門如市若悉心診視則腦力不暇給遂釀爲不痛不癢之方以應萬病病家無識喜其平穩也咸放胆服之病而愈

則醫之功也病而不愈則醫固無罪行之既久成爲風氣凡遇善爲通套方者病人安心服親友亦放膽薦此王道之稱所由來也而不知養癰貽寇世之死於通套方也比比皆是此中國醫學之所以衰也

本報代派處　本埠　西門內穿心河橋東首大街大全堂藥店　西門外乾昌和紙鋪

外埠　紹興寶珠橋何廉臣先生　又紹興派報處周德鈞先生　杭州清泰門內許衙巷張伴農先生　湖州所前街傅稺雲先生　又長興東魚巷朱子愚先生　又淘沙弄徐紫瀓先生　又和平鎮客民保甲局沈莘農先生　嘉興池灣池西學堂　揚州古旗亭東皖南朱公館朱立哉先生　寶應縣城內縣橋西配記香棧姚慕梁先生　香港濟隅醫社曹錫疇先生　張堰鎮何獻臣先生　張堰西鄉何望達先生　蘇州元妙觀方丈內醫學公會林先耕先生　常州馬山埠長年葯局屠友梅先生　安徽全椒圖書館　平望東溪河殷豫亭先生

本館廣告○如有補購一期至三十期本報者共錢三百二十二文向送報人索取否則函告本館可也

外埠訂購本報者以半年爲期而以十二期爲半年　遠近惠書如郵政不通之處信資自給　如遠近同志願代派本報者至少以十分爲率　以後每逢朔望日准出一期不誤不另登他報告白　第一期第五期報業經重印每張售錢十五文　第三四期報現缺少有補購者須暫行登冊俟集有成數重印後補寄

函告病情者鑒○高君鼻痔症登報後遠近貽書論其病理及其治法者甚多足見報力之可用今願與海內醫家聯合研究疑難各症以收集思廣益羣策羣力之效嗣後有素患沈疴歷經醫治而不愈者請將病狀苦脉二便通塞渴否等情仔細見告當一一登報偏徵醫林之偉論良治如僕有管見亦附注於下惟以前之辱

問者枉枉掉弄筆墨無裨實學此後之以病理見詢者請量力捐助本館銀若干庶不致仍蹈前弊倘經治愈請即函告由本館將惠助之銀轉贈治愈此症之人幷爲登報以誌欽佩垂爲治法　醫學報館啓

周雪樵醫例

此例與前略有更改以乙巳年七月朔爲始〇一門診自九點鐘起十二點鐘止分特別尋常二種特別號每號取銀一元尋常號每號取銀三角貧乏不計過午不候〇二出診亦分特別尋常二種尋常號西半城及西門外左近取銀一元東半城及英法租界取銀兩元南市美租界取銀三元英界過遠須同美界　特別號照此加倍　早診晚診加倍　以上診資統於掛號時先惠　出診時附診照診資減半〇三號金門診三十文出診六十文〇四輿金凡馬路可通之處均坐包車每家取銀照診資收取兩成城內用肩輿每家取銀照診資收取四成〇五膏丸方不論門診出診概取銀兩元資須先惠訂期取方〇六遠道診如在十里廿里外及日數程者另有細章至時面議　特別號解釋（凡富商顯官危險症疑難症久遠症均爲特別類）　特別號利益（門診者但須醫在家中隨時可診不拘午前出診提早先赴隨帶要藥不取藥費）

周雪樵啟　雙日門診前在法租界八仙橋境萬蓉記布號內現因筆墨事忙爲節省時間計特於雙日停止門診若必於雙日來診者請仍至西門內孔家弄底本寓須照特別診例每號取銀一元

周雪樵啟　日來遠近貽書以病狀見詢請治者甚多每病研究殊費晷刻以致未能答覆以後有垂詢病情治法者須照英法界出診之例每號收銀兩元幷須將苔脉渴否二便及一切病情詳告方能答覆特此廣告

上海新馬路福海里開明印刷部代印

第三十二期

大清郵政局特准掛號認爲新聞紙類

光緒三十一年九月二日第三十朔期

醫學報

中外日報館代發行　每張取制錢十二文

本館開設上海西門內孔家弄底

本館告白○本報猶閱報諸君之意特於廿六期爲始仿滬報格式分單面印雙面印二種單面印者每期二張售錢十五文雙面印者每期一張取錢十二文茲將外埠定報章程列下　自廿五期起至三十六期止連郵費在內定雙面印者一份收洋三角三分二份收洋五角四分三份以上每份收洋二角三分十份以上每份收洋一角七分　定單面印者一份收洋三角五分二份以上每份收洋三角五份以上每份收洋二角五分十份以上每份收洋二角滿洋一元須寄郵局銀票不滿一元者可以郵票十分代洋乙角願定閱者照此章程寄資與本館直接可也空函定報恕不答覆　補購一期至廿四期計洋四角十份以上三元本埠二百五十文

本館廣告○如有補購一期至三十一期本報者共錢三百三十四文向送報人索取否則函告本館可也　外埠訂購本報者以半年爲期而以十二期爲半年　遠近惠書如郵政不通之處信資自給　如遠近同志願代派本報者至少以十分爲率　第一期第五期報業經重印每張售錢十五文　第三四期報現缺少有補購者須暫行登冊俟集有成數重印後補寄

本報代派處　本埠　西門內穿心河橋東首大街大全堂藥店　西門外乾昌和紙鋪　外埠　紹興寶珠橋何廉臣先生　又紹興派報處周德鈞先生　杭州清泰門內許衙巷張半農先生　湖州所前街傅穉雲先生　又長興東魚巷朱子愚先生　又淘沙弄徐紫璈先生　又和平鎮客民保甲局沈華農先生　嘉興池灣池西學堂　揚州古旗亭東皖南朱公館朱立哉先生　寶應縣城內縣橋西配記香棧姚慕梁先生　香港濟隅醫社曹錫疇先生　張堰鎮何獻臣先生　張堰西鄉何望達先生　蘇州元妙觀方丈內醫學公會林先耕先生　常州馬山埠長年葯局屠友梅先生　安徽全椒圖書館　平望東溪河般豫亭先生　常熟南門外豐樂橋達仁酒店陳敬其先生　崇明廟鎮江乾和余彩軒先生

周雪樵醫例

〇一門診自　點鐘起十二點鐘止分特別尋常二種特別號每號取銀一元尋常號每號取銀三角貧乏不計過午不候雙日門診仍在本寓〇二出診亦分特別尋常二種尋常號兩半城及西門外左近取銀一元東半城及英法租界取銀兩元南市美租界取銀三元英界過遠須同美界　特別號照此加倍　早診晚診加倍　以上診資統於掛號時先惠　出診時附診照診資減半〇三號金門診三十文出診六十文〇四輿金凡馬路可通之處均坐包車每家取銀照診資取兩成城內用肩輿每家取銀照診資取四成〇五膏丸方不論門診出診概取銀兩元資須先惠訂期取方〇六遠道診如在十里廿里外及日數程者另有細章至時面議　特別號解釋（凡富商顯宦危險症疑難症久遠症均爲特別類）　特別號利益（門診者但須醫在家中隨時可診不拘午前出診提早先赴隨帶要藥不取藥費）

近蒙崇明江蔭康先生惠助本館銀三元又江秋浦先生惠助本館銀一元特此鳴謝

本館寄售醫書〇名醫萬方類編三十二本價銀四元加郵費三角肺病問答一本價銀五角加郵費三分

本館寄售時務要書〇西史綱目初二函銀四元五角江海險要圖誌銀四元續西國近事彙編銀三元萬國輿地圖說銀四角史論啓蒙銀一角五分文選六種銀四角湯氏危言銀二角西例便覽銀一角續左氏博議銀三角以上均不加郵費

論說

呂醫淨身粉說

香港曹錫疇來稿

人之知覺由於腦筋鼻之所觸立傳至腦速於電浪苟所觸爲穢惡之味則腦爲不安諸病生矣是知辟臭眞藥一出當必爲衞生家所歡迎也雖然鼻爲司嗅之官凡有氣味者無論厚薄多寡之殊均能辨別若使兩氣混淆則大者烈者獨著而小者薄者反不覺焉此無他其能力足以揜之也故以氣味雄厚者爲辟非辟之也實亂之也以氣味淡薄者爲辟斯眞辟之矣西人俱以加波匿爲辟臭聖藥幾爲全球所公認然考其能力實亂之耳非有辟臭之功也昔秦皇晏駕沙邱會暑轀輬車中屍腐乃令從車多載鮑魚以亂其臭夫腐屍與鮑魚其臭等耳猶堪亂之矧氣味酷烈之加波匿耶淨身粉之功效蓋眞能辟臭者謂予不信請將此粉與最穢惡之物同投一俟水乳交融立見化爲無味必如此方可謂之眞辟臭

論此粉命名之原起

此粉本呂醫修合自用非求售也既無板單又不事裝潢甚至名目亦無時人但呼

爲狐藥、(本處呼腋氣爲臭狐)第有是症者、恒不欲人知因惡其名不雅馴、故易名淨身粉、此名始自印人(印度婦女喜用之)、回俗當祈禱時必先洗濯、名曰淨身、以此粉爲洗濯時所用、因以命名

論此粉之能力

其辟臭之功眞有不可思議者、試舉世上極臭惡之味而論植物以阿魏爲尤動物以貓溺爲最如與此粉加水同研、頃刻則淡然無味、余曾因貓溺沾染樓板百計難除、加波匿水香水肥皂等用之屢矣、後將此粉摻上加水一擦、氣息全無、又東華醫院西醫鍾本初先生、曾爲人手取結糞、指間遺臭、三日猶存、用上等香水數礶迄無少效、余以此粉開水與洗、立卽消除、鍾曰吾聞諸前輩云泰西欲求一藥能驅臭兩日者、竟不可得此實世界上獨一無二之妙藥也、厥後院中凡有臭惡之症莫不以此粉治之、加波匿等遂不復用、由是穢惡之患以絕、後有牙科醫生黃君棣芳改良之製爲肥皂、其功用亦不相上下

論此粉之用法

周雪樵啟　日來遠近貽書以病狀見詢請治者甚多每病研究殊費晷刻以致未能答覆以後有垂詢病情治法者須照英法界出診之例每號收銀兩元幷須將苔脉渴否二便及一切病情詳告方能答覆特此廣告

此粉善辟人身一切不正之氣、無論腋下腿縫、趾罅、及徧身汗管毛竅等、凡有腥臊之類、此粉一到、如湯沃雪、立刻消除、宜於洗澡後取粉少許、盛以小碟、加清水二三十滴調勻、先擦腋下、次及腿縫前陰、趾罅、脚掌等、擦畢則用乾毛巾拭之、以不染衣服爲度、如此不過毛竅肉紋裏僅存些須耳、雖旬日不浴、亦絕無穢氣、間有頻頻洗濯者、厥功亦同、至若患病不能入浴、如法調搽、清除積穢、更勝洗濯、若論腋臭、尤爲無上妙品、輕者不久便可除根、最重者月用三四次、永無復發、若常冬令月用一二次亦可、洵是潔身聖藥、辟穢仙丹、豈花水香油、胰子肥皂等所可同日而語哉

余與呂醫、均非有腋臭者、然每逢洗浴、極喜用之、因其能辟除汗氣故也、至外國婦人用之尤多、亦是此意、非專爲腋臭而設也、

淨身粉功用曾略登於去年本報今年姑蘇潘君載芝閱醫報後因郵銀三元託本館至香港代購旋蒙曹君寄來十二罇幷另贈本館十二罇及此稿囑贈親友試之適表姪有腋臭給藥試用伊未知用法以藥乾擦之肉起泡而臭頓滅僕如法滌足足竟不臭有同居一友兩腋皆臭數步外卽聞因贈伊試之搽擦後臭卽

滅但僕親以鼻嗅其腋尙微有臭用二三次後臭竟絕今尙存七八罇特爲試售每罇四角信資自給如索購者多當囑曹君多寄前來由本館爲之常年代售也

診斷學 續三十期

山陰孫夢蘭譯

（二）遺傳 遺傳與諸多之疾病有密切之關係醫必尋問病人血族（祖父母父母兄弟姊妹伯叔等）之健否爲必要蓋遺傳病有直接遺傳者亦有隔世遺傳者此尋問之所以不可略也

（三）既往之疾患 疾人既往之疾患間有關係於現時之疾病者所謂貽後病是也譬如染腥紅熱（卽爛喉痧）後每患腎臟炎病瘦咳後每患肺氣腫他若既往之外傷亦間爲疾病之原因如傷在頭部則每起癲癇諸病傷在關節則每發關節結核是也

在婦人則問月經之狀態配偶舉子之有無及曾經小產與否爲必要蓋婦人之不孕雖多因男女生殖器之障碍而由於黴毒者亦不少又屢次小產者大有可容黴毒之疑此所以當一一詳詢也此外產蓐中之經過間有爲後日疾病之因者亦不可付之於等閒

於此當注意者一定之急性疾患（如痘瘡猩紅熱痲疹腸窒扶斯）通常不至愈

後再發而如丹毒肺炎關節僂麻質斯盲腸炎間歇熱脚氣等每易復發是故精密尋問患者既往之疾病診斷上頗爲緊要

（三）現病之既往症

當尋問現病之既往症其緊要之事項如次

（一）誘起疾病之原因（誘因） 先當尋問病人所自認疾病之原因夫病人所告之原因多不過想像而已固不可深信而有時頗爲緊要者如臨牀之時疑其患傳染病者當問 有感染之機會與否蓋傳染病有暫時與病人居而即能傳染者亦有非久與同居或轉接其身體則不能傳染者而傳染病又大概有一定之潛伏期檢索之最爲緊要此外冒寒過勞暴飲暴食毒物攝取等之有無亦當詳詢

（二）初期症候及經過 當診斷現病以明初期之症狀及經過爲最要此宜使病人陳述自覺的症候（一般感覺熱候食慾羸瘦之有無與遲速及神經系統障碍之有無等）及症候發生之次序既往之治法效驗然在慢性病不能審其初期之症候惟知病人之身體及精神漸漸異常而已譬如顏色紅潤者忽變蒼白身體肥滿者無故羸瘦（消耗性諸病）或素節飲食者忽多食善飢（糖病）素重秩序者忽顛狂健忘（腦病及進行性麻痺狂）是也

(二)現症

現症云者由他覺的檢查而知者當檢查之時醫者每就身體之各器官細查其病變之有無然就各症而診查全身諸器往往難行當時只宜一一訊問或先行簡單檢查知其病大約在某器官然後於某器官精密檢查他此時亦不可以他諸器官付之等閑如此得於器官發見若何之病變即是症候所謂他覺的症候也他覺的症候與自覺的症候爲司命者皆宜殫精竭慮以求之然求他覺的症候其法尤爲精密茲列其主要如左

(一)視診

(二)觸診

(三)打診

(四)聽診

(五)檢溫

(六)分泌物排泄物及血液之顯微鏡的檢查

(七)同上之化學的檢查

打聽兩診法一稱理學的診法

以上所述之診查固要周到精密然如疼痛劇甚呼吸困難之病人欲省其煩勞不可不出於簡易但此惟老練之醫師能不致悞否則終以憑一定之準則為良卽先行一般之診查以考察病人之身體及影響如何而後及各部之診查大概分一般診法及各部診法之二條

（一）一般診法當注目之事項如次卽患者之

〔一〕體格及體質

〔二〕榮善狀態

〔三〕臥位體位姿勢及步行狀態

〔四〕精神狀態及顏貌

〔五〕皮膚狀態

〔六〕皮下蜂窠織之狀態

〔七〕體溫

〔八〕脈搏

本草新詮（其凡例俟後撰登）

大黃

產地　中國河西隴西陝西等處皆有以蜀川錦文者爲佳（本草綱目　西人則以中國滿洲西藏產者爲最（泰西本草撮要　西國則有四種一名俄羅斯大黃又名土耳其大黃爲大黃上品實則自中國西藏轉售者（儒門醫學）二爲蒲加里大黃在土耳其屬地運銷奧都維也納其品頗劣三爲西伯利大黃俄國女皇加他鄰從中國得其種而植之於西伯利者四爲英國大黃在英痾哥斯佛爾省品皆較次爲充土耳其品出售（西藥大成）由此觀之此物蓋本於中國而移植英俄土三國者

藏器曰凡川此藥當分別之若取和及深沈能攻病者可用蜀中似牛舌片緊硬者若取瀉泄駿快推陳去熟者當取河西錦文者

形質　中國產者正月生青葉有二月開花者江淮產也三月開花者蜀郡隴西產也有四月開花者秦隴產也花色黃其葉四四相當莖青紫高三尺許有至六七尺者葉粗長而厚大者如扇入藥多用根八月采之根如牛蒡小者如芋大者如盌去黑皮而用之味甚苦而濇（本草綱目）西人言葉大界爲心形邊有浪形之齒在其底抱護其幹或根其葉全從根發出或有幹者則遞更排列尋常之幹高四尺至十尺花成密頭或作麥穗串形入藥亦用根俄羅斯大黃根色黃外面平滑內質頗密

形甚參差間有紅白脈紋相間者臭大而奇少有香味苦頗澀嚼之口內如有砂令口津變黃色如磨之成粉則爲光黃色有以顯微鏡細查之者每百分得鈣養草酸之微顆粒三十五分至四十分此微顆粒合成小粒與細砂同其質名拉非第士此顆粒存於大黃質紋膛內嚼之如細砂此爲大黃之最佳者中國大黃根作暗黃色其質更密而重其面之網形紋更亂而爲黃棕色有作圓形柱之塊者西伯利大黃爲長薄之條如梭形圓柱形外色黃淡內色棕黃或紅白其臭味與上等同而略淡嚼之無砂粒英國大黃外面平滑質輕而鬆如海絨色稍紅味如樹膠而略澀臭小而難聞（西藥大成）其內有苦味之質幷有松香類之質故爲補瀉兼備之藥（儒門醫學）西人以化學法驗其根所含之料可分六類一曰里由以尼爲奇異中立性之質二曰三種辣性松香類質合於鹼類則成紫色之水三曰樹皮酸爲沒石子酸根內紅色脈中含之最多四曰鈣養草酸此質在根內之膛結成顆粒五爲自散油質六爲小粉糖俄國大黃則百分中有鈣養草酸之微顆粒三十五分至四十分（西藥大成）

採揀　八月中採其根而陰乾之亦有日乾火乾者去其黑皮切爲片（本草綱目）運至西國則多洗淨剝皮而作塊塊內鑽孔一繩穿而晒之運銷各國去其腐爛

而存其佳者（西藥大成）酒與水均能提出其功力（西藥畧釋萬國藥方）可製爲膏先用酒浸二天而淋乾以汽水漂淋之再入鍋散氣則成膏矣可泡水其法以以大黃一分沸汽水四十分泡半小時濾去其渣則爲大黃水可製丸可製散亦可爲糖其法與蒔蘿子白糖濃酒汽水和勻而熬之則爲糖可製酒以大黃與蒔蘿子番紅花入淡酒浸二天時時搖動而淋之（萬國藥方）中國則惟丸散及煎湯三法亦有製以酒者能上行及入小便

映溪草堂筆記

研究替代西洋參品

自醫林藥業相戒不用西洋參以抵制美約後蘇州醫學社研究所以代之之品或議原枝風斛或議沙參麥冬代最後思得遼參葉之一法遼參葉氣淸香味苦微甘大能生胃津降虛火淸肺熱祛暑氣勝於風斛沙參麥冬補而不滯淸而不滑今人但取其汁用以梳髮令黑殊不知參葉之可以入藥也肺癆病乾咳火升初起第一層情形一服沙參麥冬等藥致肺發霉點加潮熱聲嗄胸痛諸症是第二層情形現矣參葉性帶表散可使肺部定質散去雖不能爲肺癆病專任之藥而用之頗無流弊特函告本館登報并請各藥業預備參葉以便購用如遠近醫林更有良法亦請

賜教焉

小產詩

余十年前頗喜吟詩館於姑蘇時友人有開蘇臺花榜者請余作序與詩分贈題名諸妓計作四六序三篇吟詩一百餘絕以金玉琴爲狀元贈詩六首登之游戲雜今此稿已散失猶憶其末句云年來底事工愁病應覺腰肢別樣纖蓋玉琴嘗因小產而病故也知其事者讀此詩無不絕倒時前列諸妓得余詩皆倩烏師譜以工尺歌以侑酒而和之以笛亦旗亭後一韻事也回首前塵殊覺悵惘

海水浴

近世醫學昌明衛生方法亦日形進步日本有海水浴之法發明於近世醫家蓋海水中含有鹽質其重量爲海水一千分之十至一千分之三十以之浴身頗有大益兼以波瀾之激刺海氣之功用含酸素甚多徘徊海濱呼吸海氣飽收酸毒能殺人身種種之害菌吐盡汚穢之氣海水溫度復晝夜平均能却疾病張筋力其功效在醫藥之上故日本之海水浴成爲風俗濱海居者多設海水浴塲座客常滿每年浴時之氣候以夏季爲最佳凡病人赴浴者必携帶絨布及毛織物之襯衣浴之前宜嚴禁酒色不可晝寢不可貪凉不可坐風中宜早起早宿勿使勞倦日沒後不可游

行於外入浴時期之長短以病症之淺深爲加減中數爲四五星期初浴時一日一浴不可久在海中大約五分至十分鐘爲度苟越三十分則有害矣身體康强者浴一星期可每日二次惟時則宜稍短每日浴時康强者宜於午前八小時至十小時虛弱者宜於午後四小時至六時蓋日中極熱不宜入浴故也若飽食後必經一小時之久方可入浴浴時可游泳以運動其體能免呼吸短促之患然不可久久則暈眩嘔吐矣浴後以乾布揩擬周身若覺疲倦宜散步三十分鐘許而後就睡虛弱及血枯者浴時宜運動其足利用呼吸反覆數回則身體可以復强婦女浴後以歌舞奏音樂爲佳以精神歡娛爲要義浴之得宜則血氣旺盛且多攝酸素可助脂肪能使神經强壯皮膚堅固惟有心臟病吐血及婦人妊娠月水來時則當禁忌中國濱海居者急宜仿行之若內地居民可家置浴室務使高敞浴水中加鹽質少許室置寒暑計使水之溫度與海水等則海水浴之利能普及矣

笙樵醫案

病可治也而病理則難於研究有來緩而去速者有來速而去遲者有同一病同一治而愈之遲速截然不同者有病狀大概相同而一枝一節則迴然異其治又相同者有病狀大概相同因一二處偶異其治法卽大相庭逕者而尤以宜溫散宜涼解

爲無可模稜最難着手近治幼兒愷之病其愈頗速而治病理則終不可解診治亦幾於僨事愷兒體質本甚瘦弱今年學堂中添置運動器具如鞦韆架盤鐵槓等未免戲之無節秋涼每裸身而臥必內人臥時以被覆之然清晨往觀則又裸矣一日下課時復上鞦韆架兩生夾之而戲愷兒覺渾身酸軟頭目昏暈欲下兩生羞其面不令下因竭力挽其繩右手指酸不能忍卒跳而下不復能支力疾歸頭痛嘔吐遂發壯熱右手足皆酸痛右足幷厥冷面目俱赤以寒暑針探之得一百〇二度許不惡寒但惡熱然不索飲喜熟睡小便清長診其脉殊沈細惟左略數苔色淡絳而淨時呼足冷當踝處尤酸不可忍余命以熱水浸手巾罯之一刻許酸頓止但足仍冷細診之下甚費躊躇如以爲熱深厥深乎則胡爲乎脉沈細口不渴小便長喜熟睡也如以爲陰盛格陽乎則溫病起於陰分出於營分其狀亦不渴心胞有熱其狀亦嗜睡也輾轉久之竟不能決覺其症非常棘手屢以白痧散臥龍丹取嚏竟不可得因以辛溫表散藥發其汗而爲三服以試之二服後夜已深仍不得汗病如故欲進第三服徘徊不決仍置之令待淸晨及四更許聞呻吟聲乃起視揭其被熱氣如洪爐熾炭以寒暑針探之僅半分鐘許已升至一百〇五度至是始決爲實熱而夜深無從贖藥因取迦路末二厘令服之以其能退熱且輕瀉也兼燭達日見無他變遂立方用涼膈散加鮮石斛細生地並重其分兩及藥至已輕瀉一次熱減一度許因

去芒硝留大黃數分煎之分二服一服後二三點鐘熱退二度許忽鼻衄血頗多余大喜曰病有出路矣因令再服至夜診之則熱竟退淨矣然至明日淸晨仍不能納食食下輒吐帶有血絲便復溏均黑色內人復大驚曰內臟傷矣余曰無慮也昨方重用生地地色黑凡服地多者糞必黑嘔有血絲者蓋鼻衄之餘波也因仍前方去斛地服之嘔尋止及午時竟能進飯又一日而全愈仍入學堂矣此病有數奇焉病重如此熱度高如此而取效於一劑中一奇也右手出力則酸痛亦偏於右若有鴻溝間之絕不至左二奇也熱度如此口始終不渴右足始終不熯三奇也二日許不食不能飲粥卽能進飯四奇也若治他人者一擊不中必轉而延他醫矣安能取效如是之捷哉若治他人者一劑而愈必不復延請安能知愈病如是之神哉然初診時寒熱虛實之難辨一至於是故曰治病易辨症難後爲友人言之頗自咎第一劑溫散之失當友人曰子無然就病狀而論如頭痛足冷酸痛嘔吐不渴等本有可以溫散之理所以熱僅一百〇二度者蓋鬱而不發耳以辛溫發之而後以甘寒凉之其愈也較易若入手卽淸其營分恐有內陷神昏之慮也其言頗有精理是耶非耶敢以質之同道然觀於此可以知病當危險時必延醫於家相機施治若一日僅診一次竊恐其無及也

第三十五期

大清郵政局特准掛號認爲新聞紙類

光緒三十一年十月望日第三十五期

醫學報

中外日報館代發行　每張取制錢十二文

本館開設上海西門內孔家弄底

本館告白〇本報狥閱報諸君之意特於廿六期爲始仿滙報格式分單面印雙面印二種單面印者每期二張售錢十五文雙面印者每期一張取錢十二文茲將外埠定報章程列下　自廿五期起至三十六期止郵費在內定雙面印者一份收洋三角三分二份收洋五角四分三份以上每份收洋二角三分十份以上每份收洋一角七分　定單面印者一份收洋三角五分二份以上每份收洋三角五份以上每份收洋二角五分十份以上每份收洋二角滿洋一元須寄郵局銀票不滿一元者可以郵票十分代洋乙角願定閱者照此章程寄資與本館直接可也空函定報恕不答覆　補購一期至廿四期計洋四角滿十份者三元本埠二百六十文

本館廣告〇如有補購二十五期至三十四期本報者單面印共錢一百二十文雙面印共錢一百五十文向送報人索取否則函告本館可也外埠訂購本報者以半年爲期而以十二期爲半年　遠近惠書如郵政不通之處信資自給　如遠近同志願代派本報者至少以十分爲率。第一期第三期第四期第五期報業經

重印每張售錢十五文

本報代派處　本埠　西門內穿心河橋東首大街大仝堂藥店　西門外乾昌和紙鋪　外埠　紹興寶珠橋何廉臣先生　又紹興派報處周德鈞先生　杭州清泰門內許衙巷張半農先生　湖州所前街傅稱雲先生　又長興東魚巷朱子懇先生　又㴱沙弄徐紫璬先生　又和平鎮客民保甲局沈莘農先生　嘉興池灣池西學堂　揚州古旗亭東皖南朱公館朱立哉先生　寶應縣城內縣橋西配記香棧姚纂梁先生　香港濟隅醫社曹錫疇先生　松江㕔南翔鎮石皮街張爾梅先生　又五庫鎮朱伯升先生　又張堰鎮何獻臣先生　張堰西鄉何望達先生　蘇州元妙觀方丈內醫學公會林先耕先生　常州馬山埠長年葯局居友梅先生　安徽仝椒圖書館　平望東溪河殷豫亭先生　常熟南門外豐樂橋達仁酒店陳敬其先生　祟明廟鎮江乾和余彩軒先生

周雪樵醫例

◎一門診自九點鐘起十二點鐘止分特別尋常二種特別號每號取銀一元尋常號每號取銀三角貧乏不計過午不候雙日門診仍在本㕑〇二出診亦分特別尋常二種尋常號西半城及西門外左近取銀一元東半城及英法租界取銀兩元南市美租界取銀三元英界過遠須同美界　特別號照此加倍　早診晚診加倍　以上診資統於掛號時先惠　出診時附診照診資減半〇三號金門診三十文出診六十文〇四輿金凡馬路可通之處均坐包車每家取銀照診資收取兩成城內用肩輿每家取銀照診資收取四成〇五膏丸方不論門診出診概取銀兩元資須先惠訂期取方〇六遠道診如在十里廿里外及日數程者另有細章至時面議　特別號解釋（凡富商顯宦危險症疑難症久遠症均爲特別類）　特別號利益（門診者但須醫在家中隨時可診不拘午前出診提早先赴隨帶要藥不取藥費）

寄售對口菌

此菌生於古柩中對死人口而生故名其功甚偉能殺肺中至惡劣之微生虫凡肺癆病初層急宜服之本館目擊多人凡服此者無不調理得愈特爲代售每次一分開水冲服連服三四次如覺心中異常不適者則藥力達矣每藥一分取洋一元爲數無多有患肺癆病者請及早服之

醫報館啓○原定至三十六期止者將次期滿請閱報諸君將三十七期至四十八期報費寄來庶期滿後可以續寄其報費仍照舊章

論說

論奇經八脈

數月前有以奇經八脈何以不如手足三陰三陽經之有形爲問者記者於槖問之學素淺而此問題又屬緊要特請朱雅南先生荅之此先生之來稿也

經脈者非動脈管也非靜脈管也發於臟腑佈於形層爲化機出入之道路也（經者逕也路也）爲元眞通會之流派也（脉者文理也流派也）有部位有穴名而無形者也讀全體通考（卷四）論肌之形式不一大小懸殊直腹雙頭斜方三角莫不筋束兩端膜裹原綹麗於骨質之外包於連網之中計人之全體有六百四十條（全體闡微卷一）摺疊重複極不整齊而兩兩相對咸有隙縫隙縫之間是爲穴道穴者孔也故靈樞經脈篇手足六陰六陽經脈穴道之部位兩兩對列而曲折支正左右一致有定處而無他形也若夫奇經八脈奇者獨也非若六陰六陽左右皆同也內不繫於臟腑外實連於經絡雖有穴名祇

論化機亦有定處而無異形也。但六陰六陽經脉始由裏達表，復自表入裏，陰陽配合而循環無端也。而奇經八脉則不然，有升降而無循環，故曰奇也。所以傷寒論有六經之病證，無八脈之提綱。要之六經能通暢，八脈自安和。所以靈樞素問詳論經脈經別經筋，而畧論奇經八脈也。淺而言之，陽維起於諸陽之會，由外踝之金門穴（足太陽經）而上行於衛分；陰維起於諸陰之交，由內踝之築賓穴（足少陰經）而上行於營分（見三指禪卷上）。陽蹻爲太陽之別，起於申脈穴（足太陽經），循外踝上行入風池；陰蹻爲少陰之別，起於照海穴（足少陰經），循內踝上行至咽喉（難經二十八難）。此四脈者，名不同而實與六陰六陽經脈相通。六陰六陽各行於分部，此四脉統攝其大綱耳。一統其表之水氣（陽維），一統其裏之穀氣（陰維），一統其背面之六陽（陽蹻），一統其正面之六陰（陰蹻）。任脉之穴，則在腹中央肌肉有隙縫之處也，自會陰而至承漿，觀全體諸肌正面圖（全體闡微八十九圖），可知大概。督脉之穴，在背中央骨骱有隙縫之處也，自尾閭而至齦交，觀全體骨格後面圖（全體闡微第五圖），畧得端倪。督總夫周身之氣，任承周身之血者也。衝乃助人身之氣自下而上，和緩則安於常。迫急則顯其病。前行於腹裏。挾臍上行。至胸中而散。（骨空論）後行於脊內。傳舍於伏衝之脈。（歲露篇 百病始生篇）其輸上在大杼。下出於巨虛之上下廉。（海論）上下前後。無所不涉。蓋人身之原氣。起亟於下焦而上升外佈。一秒不停。百體俱到。故衝脈爲十二經脈之海也。至於帶脈。圍身一周。而三穴一帶。脉穴在足少陽膽經季脇之下一寸八分。再下三寸爲五樞穴。又下一寸爲維道穴。是帶脉繞行三匝。而有上中下三穴也。考三穴之部位。當女子子宮經管經核穩端寬筋帶圓筋帶之際。（全體通攷第三百三十七圖）當男子髓肷外斜肌健膜摺窩大筋帶及內斜提睪丸兩肌之處。（全體通考第三百四十二圖第三百四十四圖）前結於任而當臍。後縮於督而當腎。其衝脈維蹻之上行者。及六陰六陽之循環者。均受約束而借以橫通。使氣血振肅而不懈墮。反此則有男子之七疝。女子之崩淋。而成氣血下注之病焉。奇經八脈。六陰六陽之經脈部位穴名。詳於靈樞素問之中。均未聞其有形也。

實用解剖學　此書非圖不明。茲蒙山陰娟娟女史熱心贊助。擬任本館義務繪圖事。已寄來兩圖。但刻工甚昂。且排入報中甚占篇幅。擬俟幷成六圖。後付之石印。隨報附送

舌尖狹小能活動知覺敏銳

下面不平中央見黏膜之縱皺襞謂之

(一)舌繫帶(或曰中央襞)下連于齒齦之中央其各側有不等之隆起謂之

(二)舌阜卽顎下腺及舌下腺排泄管之開口部也又下面之各側有能活動之

皺襞謂之剪綵襞

側緣鈍圖能活動其近舌根處呈縱皺襞附小乳頭謂之

葉狀乳頭其中含有味蕾

○舌筋

舌固有筋有四個

(一)上及下縱舌筋在舌之上下兩面自舌根走于舌尖

(二)橫舌筋在橫徑連接于舌中隔

(三)鉛直舌筋自舌背走于舌之下面

自頭蓋及舌骨而終于舌之筋肉有三個

(一)莖狀舌筋自莖狀突起沿于舌之兩側緣終于舌尖

(二)舌骨舌筋在頤舌筋之兩側自舌骨終于舌

分文選六種銀四角湯氏危言銀二角西例便覽銀一角續左氏博議銀三角以上均不加郵費

(三)頤舌筋最爲內部自下顎骨之頤棘分散如放線狀而終于舌

〇口腔之黏膜及諸腺

口腔之黏膜在齒齦及口蓋之兩部密着於骨質附麗重層扁平上皮但於舌背特具有三種之乳頭又諸腺亦分爲葡萄狀腺與囊狀腺之二種

葡萄狀腺別之爲大小二腺

小腺在黏膜中或近接於黏膜專司分泌黏液謂之黏液腺即居腺頰腺舌腺及口蓋腺是也

大腺自黏膜隔離而分泌唾液謂之唾液腺

(一)耳下腺於三唾腺中爲最大在耳翼上際之乳狀突起與下顎枝之間外面爲强厚之筋膜所被覆其排泄管(斯多儂氏管)極大走於前方過咬筋而穿頰筋對上顎之第二小臼齒開口於口腔之前庭

(二)顎下腺扁圓在顎下三角部有纖維囊其排泄管(懷頓氏管)回轉顎舌骨筋之後緣與舌神經交叉至口腔遂開口於舌阜

(三)舌下腺在舌底黏膜之下其排泄管有數條或以小管開口於口腔或合而成一小幹與顎下腺之排泄管共開口於舌阜

構造爲複葡萄狀腺而以纖維樣結締織集束腺葉自各葉發生微細之排泄管漸次集合而成各固有之排泄管

排泄管由固有膜與柱狀上皮而成管之大部分有結締組織與彈力纖維

腺胞由固有膜與錐體狀細胞而成

囊狀腺在舌根及軟口蓋分爲舌囊狀腺及扁桃腺

(一)舌囊狀腺爲腺狀組織含許多之濾胞於此產出淋巴球

(二)扁桃腺在軟口蓋之弓間其面出沒不等恰如舌囊狀腺之互相集合其底部有纖維膜包護之

本草新詮

雪樵編

大黃

續三十三期稿

發明　大黃爲中西古今之良藥而時醫庸人顧多畏之鮮敢用者寃哉大黃僕恒以岳武穆比之　大抵大黃之作瀉不過輕瀉耳而一瀉之後大便必燥結如故或加甚焉則以有澀性故也故欲使大便之爽必與芒硝並用譬之膠淺之舟雖有篙櫓而無水則究不能行大黃之利大便有推盪之力猶篙櫓也而必以芒硝爲風潮　其所主治首在積滯便秘之用人多知之久痢之治則通因通用如木

香梹榔丸等法古之人有行之者惟用以止瀉則熱結旁流者有調胃承氣之法雖然泄瀉之故其由於食積者較居多數雖作泄瀉而舌苔白膩其腸中必有燥糞盤踞其中與熱結旁流之理初無所異以大黃逐而去之則積滯去腸胃通而泄瀉亦從此止矣惟少用則補之說則以有澀性故且西人多以苦爲補故與黃連草龍胆等俱爲補藥然分兩雖少而有推盪之性則依然恐虛人未必能任受尙待於研究也　大抵西人以肉食華人以穀食其腸胃中消導之力有強弱之較異而常服此者使積滯無由生則疾病無由起此蓋西人所以命之爲補藥之理也炎症治法宜於辛散故傷寒論下之太早有結胸之慮卽儒門醫學之理也

至於中醫之用法則又有破血通經除痰清熱解毒之理不外乎通滯之功用滯行積去則熱無由留毒亦易解而血之瘀結者亦於以散矣人生百病以積滯爲最大原因故大黃之宜用者亦居診治中最多數　故大黃之活人也屢屢見之人參之活人也則千百無一二而世人則無不喜人參而惡大黃者此民族之所以痲木痿痺也

肉桂

產地　桂生桂陽牡桂生南海山谷二月八月十月采皮陰乾（別錄）半卷多脂者

單名曰桂廣州者佳交州者形段小而多脂肉亦佳湘州始興桂陽縣者次之（弘景）今則以越南產及廣西之猺產者爲佳　西人則以爲產於中國者皮粗質鬆其品較次而以產於錫蘭者爲上（西藥大成儒門醫學）又以出于廣西越南者爲邊桂亦曰桂皮產於錫蘭者曰錫蘭肉桂（萬國藥方）亦以中國肉桂爲味厚可以入藥

形質　古惟牡桂菌桂牡桂者葉似枇杷薄而味淡者也菌桂者葉似柿正圓如竹而三重者也後則有大桂肉桂桂心筒桂四種大桂者皮肉理粗虛如木而肉少味薄者也肉桂者皮肉多而半卷中必皺起其味辛美者也桂心者肉桂之削去內外皮者也筒桂者皮俱是筒大枝無肉今所謂官桂者也又有天竺桂月桂二種（本草綱目）天竺桂者蓋卽西書之錫蘭桂也月桂之說謂從月中來荒唐殊甚近人用之分肉桂桂心桂枝爲三種陳修園以牡桂爲桂枝而張路玉非之西人則稱爲桂皮或曰肉桂曰玉桂以爲色棕黑味辛甜（西藥略釋）錫蘭產者約高三十尺根有桂皮臭與樟腦臭如乾蒸之則成樟腦其小枝略爲四角形面平滑而光不生細毛葉形狀不一有卵形長卵形中有大筋三條有合者有不合者葉下面之紋爲網形味似丁香其花不分雌雄樹生六七年則可割其枝以爲用

如以其皮化分之中有自散油質每一千分中有六分又有樹皮酸與兒茶樹皮酸同性此外有植物膠質松香顏料西捺米克酸木紋質等（西藥大成）而以炭匿酸者爲尤要若去其油與炭匿酸則肉桂無用矣（西藥略釋）若桂枝則西人無用以入藥者

未完

越醫傳派。

續前稿

不幸吾紹偏蹈此弊，與續蘇談一則大相符合。余故曰吾紹當今之世。不欲振興醫學則已。苟欲振興醫學。不先在開醫家之智。而先在開病家之智。病家之智一日不開。則醫家一日不能盡其長。雖有極文明之西醫東醫。與極高明之中醫。疊來吾紹。必皆扼腕而歎曰。風氣不開。無可奈何而已、

紹派治外感症。傷寒多宗陶節菴傷寒六書。瘟疫多宗吳又可溫疫論。常謂傷寒爲外感之總名。陶氏六書。爲統論外感之要書。溫疫爲外感傳染之時病。吳氏溫疫論、爲專活時疫之好書。凡於四時雜感。無不通名曰傷寒。卽見症呼名、不過於傷寒二字上。加以特別名字。如見春冬之風溫。卽稱爲風溫傷寒。見春夏之

溫熱。卽稱爲熱症傷寒。見夏秋之濕溫。卽稱爲暑濕傷寒。見秋後之伏暑。卽稱爲伏暑傷寒。見身不發熱，四肢厥冷之中寒症。卽稱爲陰症傷寒。見風溫時毒，頭目腫痛者。卽稱爲大頭傷寒。見兩足腫痛。趾縫出水者。卽稱爲脫脚傷寒。見乍寒乍熱。大便水瀉如注者，卽稱爲漏底傷寒。見寒熱往來。或日日發。或間日發者。卽稱爲傷寒化瘧疾。見痧氣或挑或執後。身發大熱者，卽稱爲痧氣化傷寒。見惡寒發熱。大便裏急後重者，卽稱爲傷寒夾痢疾。見脘悶熱壯。班點隱隱者。卽稱爲發班傷寒。見狂言妄語手舞足蹈者。卽稱爲發狂傷寒。見神志沈昏。獨語如見鬼神者。卽稱爲蒙閉傷寒。見胃有食積。胸膈滿悶者。卽稱爲夾食傷寒，見房事後得病。病適至行房。或病人先有自遺夢泄者。卽稱爲夾陰傷寒。種種病名。皆吾紹世俗所通曉。其用藥以饋、表、涼、瀉、爲大宗。以透發班疹。芳香開竅、爲要訣。以利小便、開胃口、爲善後。饋者消導，保和湯加減。表者發汗解肌。發汗。春冬、九味羌活湯加減。夏秋藿香正氣散加減。解肌。柴葛解肌湯加減。涼者退熱。風熱。凉膈散加減。濕熱。達原飲加減。痰熱。陷胸湯加減。燥熱。白虎湯加減。瀉者攻大便。三承氣湯加減。透發斑疹。犀角大青湯加減。芳香開竅。痰閉至寶丹。熱閉。紫雪丹。其透斑開竅等法。世俗悉稱爲扳藥。利小便。猪苓湯加減。開胃口。石斛湯加減。其課徒教子。以醫宗必讀爲正宗。讀本。則瀕湖脉訣。雷公藥性賦。湯頭歌訣。叅看則本草備要。本草從新。醫方集解。其每日臨症。多則百餘人。少則數十人。對症發藥。並無顧忌。即有同道與其辨難者。則對曰。世傳秘訣。無庸較量。汝是書家。我是世家。道不談道可也。入皆羨其臣門如市。吾獨喜其如哀家梨幷州剪之爽快無匹。爰將見聞所及。聊述其要。以見吾紹世醫之一班。雖然。此特保存國粹之微意耳。其實處今之世界。正中外競爭最劇之場。優勝劣敗。天演公理。所以爲今之醫。必先研究解剖學。以明生理。其次研究病理學。以明症候。又次研究診斷學。以明致病之原因。症候之傳變。終則研究療法、藥物、處方、各學。以明醫理藥理方理之綱要。然後叅看醫案醫報。以廣見識。細心臨症以增閱歷。必須眼法、心法、手法。三者俱到。則辨症處方。必有一定不易之公論。一成不變之的訣。庶可與西醫東醫競爭於全球之上。而能自獨立。不才如余。技雖未能達此目的心則早已定爲宗旨矣。

映溪草堂筆記

奏請改良醫學

近見十月初三天津日日新聞報言有御史陳奏謂醫士操生殺之權不可不愼重其事應由學務大臣詳加考試給予懸牌執據否則不准懸牌診病而剃髮匠之能挑痧者尤須考査以重人命云未知政府之意以爲如何也

湖州傅稺雲先生醫案

友人張君研靑一婢女甫從紹興買歸纔匝月忽然身熱不退三數日後牙齦腫痛且腐氣穢不堪而大便泄瀉據云一起病卽不能步履余因試看其腿靑紫色斑滿佈乃謂之曰是爲靑腿牙疳症載於醫宗金鑑吳醫彙講中亦曾及之治法內服馬乳外用砭刺然此證神色已昏形氣已敗雖有治法已無及也果當夜卽死此證世所罕見因特誌之◎沈立岑令正年四十餘形體豐腴宿患腸紅已有十載時發時止去年三月間復發百藥不效延至六月間迴邀余診兩脉沉濡而軟舌苔膩厚淡黃肚腹膨脹力乏神疲血或在便前或在便後無定並不腹痛便溺如常知是濕痰

內聚脾陽不運因憶王損菴刼胃水濕用理中法又以其素有齒痛頭風姜附未敢輕用乃倣葉氏治久下血用醉鄉玉屑方生茅朮厚朴陳皮丁香柄雞內金縮砂殼六味再複入生杜仲萆薢黃柏牡蠣一服卽止至冬間又發仍以此方爲丸與服而愈不知今年更發否耶◎程雪門文學之世兄素患脇下虛里動躍而痛去年復發左耳失聰向服疎肝理氣藥無效余與金匱肝着旋覆花湯吞當歸龍薈丸一服卽痛止後以治肝痛症之火旺血燥投疎洩藥不應者用此卽愈痛止再以魏玉璜一貫煎或高鼓峯之滋水淸肝飮爲善後以收全功此余屢用而効者也

雪樵醫案

香港曹錫疇先生著有中西滙參之治疫書八月中過滬出以相示中於醫理多所發明而以麝香爲止嘔要藥反復推闡多爲前人所未言余心焉誌之近有華君子茂者在同文滬報館主消閒報事平素多痰每下利而腹痛上則嘔吐食入少許卽全數吐出二三日不能納食延某名醫治之案有愼防其變等退步語遂延治於余竊謂此皆膠痰塞肺竅爲之也因思曹之言遂以蘇子降氣湯加胆星木香等而以麝香五厘爲之引越一周時而吐出濃痰甚多嘔止再劑而食進利亦稀復以平胃散調理之而愈計其取效眞所謂一劑知二劑愈者也而非麝香不爲功

凡五心潮熱之症有宜以陰藥治之者如地黃之類是也有宜以陽藥治之者如肉

桂之類是也失之毫釐謬以千里盖人生百病無一不由於腦腦症繁多大別之可分為二腦實腦虛是也實者宜瀉虛者宜補瀉腦之藥以地黃為良補腦之藥以肉桂為要中醫不知謂之補水補火而屬之腎命兩經不知是皆腦之本症也腦力虛則肺機弱吸氣不能足其量則養氣亦減其能力而人身之熱度於以低矣欲明此理試觀負重努力之人其吸氣較足則面必赤身必熱反而觀之可知熱度減縮者為吸氣少之故也惟為藥以補之則腦力復肺機強熱度亦自復此中西補火之理也九月門診中有蔣姓婦者年約三十許面色萎黃肌肉瘦削飲食日少平素畏寒而每至晡則手心即熱奄奄似癆瘵詢其因則屢次小產後生一子至今年方三年復殤逝遂悲哀而致疾診其脈沈細模糊詢其渴否則平日不飲茶惟至手心熱時較嗜飲而喜熱飲倦怠異常懶於言語有時兩足浮腫至曉起則愈余曰悲哀傷肺此腦氣以抑鬱而致虛者也凡霉爛之物度必較溫故血瘀氣滯亦多發熱乃以桂附為君而加調氣活血藥治之三四劑後食較進體較健潮熱亦漸減惟此婦甚畏服藥自得此方後每至倦怠則取服一二劑略愈則又不服矣亦竟不來復診亦竟不能全愈其來診也友人實勸之此友為余述其狀余勸其開一膏方久服亦因循不來然而桂附等藥非世之模稜法也既潮熱因之而減可見潮熱一症有補火之治法矣

上海新閘新馬路福海里開明印刷部代印

第三十六期　大清郵政局特准掛號認爲新聞紙類

光緒三十一年十一月朔日第三十六期

醫學報

中外日報館代發行　每張取制錢十二文

本館開設上海西門內孔家弄底周雪樵醫寓內

本館告白〇本報狗閱報諸君之意特於廿六期爲始仿匯報格式分單面印雙面印二種單面印者每期二張售錢十五文雙面印者每期一張取錢十二文茲將外埠定報章程列下　自廿五期起至三十六期止郵費在內定雙面印者一份收洋三角三分二份收洋五角四分三份以上每份收洋二角三分十份以上每份收洋一角七分　定單面印者一份收洋三角五分二份以上每份收洋三角五份以上每份收洋二角五分十份以上每份收洋二角滿洋一元須寄郵局銀票不滿一元者可以郵票十分代洋乙角願定閱者照此章程寄資與本館直接可也空函定報恕不答覆　補購一期至廿四期計洋四角滿十份者三元本埠二百六十文

周雪樵醫例

◎一門診自九點鐘起十二點鐘止分特別尋常二種特別號每號取銀一元尋常號每號取銀三角貧乏不計過午不候雙日門診仍在本寓○二出診亦分特別尋常二種尋常號西半城及西門外左近取銀一元東半城及英法租界取銀兩元南市美租界取銀三元英界過遠須同美界　特別號照此加倍　早診晚診加倍　以上診資統於掛號時先惠　出診時附診照診資減半○三號金門診三十文出診六十文○四輿金凡馬路可通之處均坐包車每家取銀照診資收取兩成城內用肩輿每家取銀照診資收取四成○五膏丸方不論門診出診概取銀兩元資須先惠訂期取方○六遠道診如在十里廿里外及數日程者另有細章至時面議　特別號解釋（凡富商顯宦危險症疑難症久遠症均爲特別類）　特別號利益（門診者但須醫在家中隨時可診不拘午前出診提早先赴隨帶要藥不取藥費）

醫報館啓〇原定至三十六期止者將次期滿請閱報諸君將三十七期至四十八期報貲寄來庶期滿後可以續寄其報貲仍照舊章　廿五至三十六期報貲尚有未清者亦希卽行寄來

論說

讀張靜蓮先生辨正小兒驚風說書後

山陰孫夢蘭撰

吾聞通儒之言曰名學不講則科學不能進步旨哉言乎夫治科學者在卽物而窮其理顧名而思其義也今物之有此理者不必有此名而物之有此名者又不必有此理窮理之事何從下手是故西國科學名家每棄俗名而別立新稱非好異也不得不然也中國科學不講用名多誤而醫界尤甚胃舊炎與肝無涉也而名肝氣矣卒中症與風無涉也而名中風矣諸如此者不可枚舉而驚風其一也穆勒有言科學之家用名不審坐無所知彼沿用驚風之名者豈能逃無所知之誚哉今張君獨闢畦町毅然改驚風爲經風張君之膽之識自不可及雖然余謂改驚風爲經則可而風字仍之則不可蓋此症不盡由于風卽如君言驚風卽痙症而金匱柔痙起于太陽傷風剛痙起于太陽傷寒今專屬諸風揆諸張君信而好古之深心恐亦有自

相矛盾者。然則驚風二字。當以何字易之。吾思之吾重思之。小兒之驚風。旣同。大人之痙。症則按名學同德同名之例。仍名之曰痙可矣。況痙字从疒从巠。古文經作巠。集韻疒疾也。痙之一字。卽包病在神經之義。此與西人病理諸書。于中醫所稱之驚風症。謂其病發于神經者。相合則改驚風爲痙。固非師心自用。亦非墨守古說也。張君治此症。確遵喻西江之說。而拘守張長沙之法。鄙人不敢以爲然。張君謂近世醫家。並不閱良醫所著之書。吾謂張君亦未三復徐靈胎王孟英諸書也。徐靈胎曰。金匱治痙諸方。見效絕少。王孟英亦曰。桂枝加括蔞及葛根湯兩方。仲景以治傷寒之痙。而不能治溼熱之痙。蓋痙之爲病。原因不一。論其大畧。則或由風寒。或由風熱。或由溼熱。或由陰虛。或由陽虛。其辨之之法。感風寒而痙者。初必頭項強痛。惡寒體痛。漸至脉象沈遲。氣上衝胸。感風熱而痙者。初必身熱咳嗽。煩渴引飲。漸至神昏譫語。熱深厥深。感溼熱而痙者。初必汗出胸痞。舌白渴不引飲。漸至身體重着。肢節拘攣。至陰虛而痙者。往往在瘡家誤汗。溫病誤汗之後。其證則舌絳而乾。齒黑而燥。煩燥不卧陽虛而痙者往往在吐瀉不已形神俱憊之際其證則囟門下陷脉微舌潤昏睡露睛冷汗如膏至論治法風寒之痙當用金匱葛根湯及括蔞桂枝湯謹慎加減風熱之痙當如費氏赤芍連翹散之類濕熱之痙當如費氏白术苡仁湯之屬陰虛之痙則復脈湯黃連阿膠湯及大小定風珠等方可隨症治之陽虛之痙則異功散參苓白术散及四君六君理中補中益氣等湯可按症用之總而言之凡治痙病當治其致痙之原即如金匱發熱無汗之剛痙由太陽傷寒所致故其治法即麻黃湯加味也發熱有汗之柔痙由太陽傷風所致故其治法即桂枝湯加味也又時醫于小兒痙症多不敢下此蓋泥仲景下之則痙之語不知此特言風家不可下非謂痙症不可下也後人于痙症專屬諸風無怪乎泥不可下之訓也亦思仲景明言痙病胸滿口噤卧不著席脚攣急必齘齒可與大承气湯蓋痙之屬實熱者實因腦中接血太多之故用承氣以瀉之使其氣下降而腦中之血亦減少此無他腦胃相關胃中悍氣上蒸於腦猶釜中熱气蒸騰沖突釜蓋瀉其大便猶之釜底抽薪也雖然必

審其舌苔乾黃起刺或轉黑色大便不通始可議下蓋果係胃中實熱必有此諸症。也以上所論予不過採古今名家之言而融會貫通並非能獨創見解然較之墨守一家者固有間也至張君醫理予素佩服不敢抨擊第予愛張君尤愛眞理愛眞理則不得不與張君辨

診斷學

山陰孫吉熊譯

人之素質除健康之外分爲四種即腺病質肺癆質卒中質神經虛弱質之四種也分列如下

腺病質　此質僅見於小兒有遲鈍性與銳敏性之兩種其遲鈍者皮膚蒼白筋肉枯瘦脂肪發育面腫唇厚其銳敏者顏面狹小精神浮動身體細弱皮膚柔軟顏色蒼白頰部潮紅此兩性之人每於皮膚發慢性之疹於諸黏膜發慢性之加答兒症而頸項兩部及下顎隅角又易起慢性之淋巴腺腫脹

熊按日本石神亨肺病問答云有肺病素因之人或謂之腺病質又云腺病質起

醫報館啓　淨身粉爲中國未有之奇藥其功效已歷詳本報粉到數日卽行售罄而欲購者尙多已囑香港重寄數十瓶來但恐不敷應售有願購者須先定當俟粉到按照住址送上有願定者先寄郵票一角書明住址餘俟送粉時收取

于病肺者之子。或健康人之子而養育於有肺病者。如是則腺病質卽肺癆質也。威氏臨牀診斷學。（德國醫士著日本已有譯本家兄洳舟現從日書譯出）但分虛弱素質爲肺癆卒中神經三種。而不列腺病質者。殆以此乎。

肺癆質　全身構造。薄弱羸瘦。頸部纖長。胸廓狹小。（或爲扁平）皮膚蒼白。顏面瘦削。顴部潮紅。眼球大而帶一種光澤。具此狀者。卽表示肺癆之素因。故有此名。

熊按威氏臨牀診斷學云。此質多患痲痺胸。痲痺胸者。身長而狹小。肋間部廣闊。鎖骨之胸骨端與肩峯端同高者（或反高）是也。

卒中質　構造强實。富于脂肪。顏面赤色。頸部短厚。稍一動作。便覺呼吸迫促。心悸亢進。具此質者。有時腦中出血。卽起卒中之徵兆。故有此名。

神經虛弱質　遇事易生憤怒。容貌極有氣勢。常帶懊憹不快之眼相。

熊按病之所發。必有二因。一曰素因。一曰誘因。素因者。病人之體質也。誘因者。外來之感染也。譬之種植。土地爲素因。種子爲誘因。佈種於磽土。則立見枯槁。播種於沃地則及期成熟無他其土地之素質異也試以肺病論之體質强健之人其腠理密其血液足其體外之上毛細胞足以防禦病毒其肺內之氈毛上皮足以排泄異物故結核菌雖微妙無比而不能入其肺臟即入矣亦不能繁殖反是則一着毒菌于肺內即潛滋暗長而肺病生焉靈樞五變篇曰因形生病又曰人之有常病也亦因其骨節腠理之不堅固旨哉言乎

二榮養狀態附體重

欲別榮養狀態之良否當視其筋肉脂肪與皮膚之狀態而定筋肉之發育善良多見於體格强實之勞動家其筋肉之容積與緊張有適宜之配合又與骨格有一定之比例然筋肉之容積在健全者甚有等差嘗見有筋肉之容積頗小而體甚强健者蓋其筋肉緊硬其皮膚彈力適度不過脂肪之發育無多而已

脂肪之發育由年齡而異四十歲前後大概增多至高年則常減少若二十歲前後之處女及婦人有毫無病因而短時之間忽來變動者至若飲食職業亦與脂肪之

發育有關係。而脂肪之發育。在强健之人。又甚有等差。如上文所述。發育無多者。却不失爲强健。但組織弛緩。則多爲虛弱之徵。脂肪層之瘦削。雖多見於榮養不良之貧民。而因于疾病之潛伏。亦不少。爲醫者必須檢査原因爲要。若發育過多。亦有碍健康。在酒客與安逸之人。往往有之。能按靈樞衛气失常篇。於人之肥瘦。分爲肥膏肉三形。而治之之法。即以審三形之血气而後調之。爲無失常經。觀此則古聖之治病。於其人之榮養狀態。固甚注意矣。

本草新詮

桂　續上期稿　周雪樵論說

採錬　華產者於二月八月采其皮（本草綱目）錫蘭產者其樹生長六七年則可割其枝從西五月起至十月止採時用刀直劃其皮小枝則左右割之粗者則劃爲數條剝其皮下成長條至二十四小時將皮置凸形木板上刮其外層幷其內之綠色質則其皮縮成鵝管形其條長約四十寸小捲則通入大捲先行陰乾後

復晒之別爲上中下三等凡種植此樹者不第採皮已也尚可作桂皮油其果內亦可壓油出油成定質西名西捺母尼硬油桂皮之上等者成長細圓柱形之捆皮厚如硬紙面平滑少韌而能彎折但易折斷折處成尖錫形質易成粉皮爲暗黃櫻色有極細絲紋香甜適口其次者曰加西耶桂皮（西藥大成）西人以之製藥有桂皮散用肉桂乾薑砂仁各等分爲細末和勻之或更加丁香肉荳蔻其主治同有桂皮油將零星無用之塊磨粉浸濃鹹水內蒸所行過之水色白如乳是爲桂皮油每八十磅能得油八兩有桂皮水以桂皮一分水十六分蒸之取其汽水或以桂皮油與炭養鎂研勻漸加汽水而以紙淋之有桂皮酒凡肉桂末一分配濃酒八分以六分浸桂皮兩天時搖動之裝淋筩淋乾再以餘酒淋之絞其渣而加以酒使仍至八分之數（萬國藥方西藥大成

功用　西藥大成以爲補胃藥而少有收斂性萬國藥方言能開胃煖胃收斂而祛風儒門醫學則於煖胃外兼言能補火西藥略釋亦言其補斂可止痛治氣臟內科新說則以爲暖氣去風補火諸書之說大致相同所以能暖胃開胃者正以其能補火也所以能止痛治臟者以痛與臟多寒症也萬國藥方幷言加火石粉服可治泄痢加蘇木膏服治內部血出桂皮散之力能治積滯吐酸桂皮油能行肺氣桂皮水能散胃氣中醫以爲甘辛大熱別錄言利肺肝氣甄權言主氣壅欬逆

惠藥誌謝

僕於止痛之藥搜羅頗富近蒙香港曹錫疇先生惠贈梁氏止痛散一瓶治跌打損傷及一切痛症當如法試用以惠沈痾特此鳴謝　周雪樵啓

本館敬啓

毛對山先生咸同間上海名士也箸有黑餘錄膾炙人口先生尙有詩話畫話醫話等書木刻醫話凡四卷昨蒙顧賓秋先生見示其說理甚精箴世尤功眞能先得我心愛不釋手擬摘其尤精警者陸續付刊自下期起每期一頁又何廉臣先生箸有勘病要訣亦陸續付刊當亦每期一頁自相蟬聯不與他頁連續

即內科新說暖氣之說也別錄又言主頭痛腰痛治寒痹風瘖陰盛失血瀉痢驚癎甄權言治腳痺不仁即萬國藥方內科新說祛風之說也別錄言主冷痰霍亂轉筋堅筋骨通血脈疏不足元素言補下焦不足治沈寒痼冷滲泄止渴去營衛中風寒表虛自汗甄權言主九種心痛腹內冷氣痛不可忍通九竅利關節暖腰膝治骨節攣縮即西藥略釋之所言止痛及諸書所言補火之說也所謂能引無根之火降而歸元者以其有收歛性也中西各說無一不脗合但中醫書臚列其主治之症較多耳

服法　中醫書均不言分兩時醫用之少則二三分多至一錢若二三錢者則不常見西醫則每服十林士至二十林士（約合華秤一分七釐五至三分半）服桂皮散者三林士至十林士　服桂皮油者一林士至四林士　服桂皮水者每服一二兩　服桂皮酒者每服一二錢　愚按西醫所服似較中醫爲少但西醫服其末中醫用其汁故有多少之不同也又中醫分兩雖重然一日僅服一劑西醫則一日中或服兩次三次不等

擬創中國醫學會簡章

一命名　中國醫學會曰中國者言不限於一隅也

二會所　暫以醫學報館爲本會事務所

三緣起　本會之設有二因焉其一以醫家診事較忙不能尅期至會從容研究特爲此會羣其心而不羣其身交換其智識而不浪擲其光陰凡內地各州各府千里萬里皆可入會其二因年來各地醫會漸多但皆限於一隅故欲聯絡各會成一醫界大團體

四區域　凡衛生學生理學全體學病理學診斷學方藥學及一切格致物理汽化動植物學之有關醫學者皆爲會員所應研究之事

五宗旨　改良醫學　博採東西國醫理　發明新理新治法　收集思廣益之效

六會費　本會延書記一人專司會內一切事務凡入會者每人每年捐銀一元以作會費有能多捐者尤佳第一次會費於入會時先繳以後收繳會費隨時登報

七會友資格　一凡有志醫學不論已未行醫均可入會　二婦科產科兒科內科外科傷科藥學針灸理化等宜各專一學或兼通數門　三願入者請將姓氏年歲職業住址宗旨及會費郵寄卽行登報爲入會之憑倘有遷徙宜告知事務所俟本會成立後當公舉會長一人評議員若干人

八　會友義務　一宜力任改良醫學事　二會友有疑問各就所知以答　三如有心得及秘方驗方等宣之於衆　三會友議論儘可辨難務求愜理但不得任意抨擊肆口嫚罵致傷團體　四醫報爲會友交通之輪電公共之產業若會友

學識優長者宜助以著作俾得精甚家資富裕者宜助以財力俾可廓充交游宏廣者宜任以勸閱俾能推廣

九會友權利　一會友互相通問苦於不知住址者可由事務所代爲轉寄　二會友有疑問可爲登報徵醫林之偉論　三報中另闢會友心得錄專載會友之著作札記醫案等若會外有來稿須儘會友先登　四會友須購東西醫器具及新出醫書等事務所可以代勞　五會友有刊印醫書本館可以寄售　六會友有委託之件本館及同人力能爲之者皆可應命

十章程　此章程係一人所擬必經全體會員公決方爲定章如有意見各異或有應改應增應删各修均可隨時辨論更改以期盡善若不加辨論者即爲允許須各遵守

今將發起人履歷錄下請各會友照此例塡寫郵告當於報端列會友題名錄廣告同人

發起人周維翰字雪樵年四十二歲世居常州府陽湖縣大南門外現寓上海西門內孔家弄底係武進縣廩貢生初業敎讀現業醫二年兼爲醫報館及某某報館主筆速成師範講習所歷史敎員著有西史綱目已刊行者三十五卷又史論啟蒙一卷及平等論未刊　時事芻言散見各報　映溪草堂詩文集大半散佚等宗

旨在聯結團體改良社會及醫學會中西之通究故今之變
間西醫無命門之說究竟命門有形無形諸家之說莫衷一是若使廢去命門恐無
以爲醫林折服今以西醫全體考之有可指其實在體用否
命門之說諸家聚訟或指左骨或指右腎指兩腎中爲命門或指腎中眞陽爲命門其說不一總不離乎腎者是試問此腎字指內腎乎抑外腎乎內腎堅實絕不能藏精道光年間王勳臣已知其謬中國醫學即內經腎藏精三字已誤後人非淺殊不知藏精之地男有精囊女有管在骨盆之內命門者即男子藏精女子繫胞之處也爲男女施受之際人之至命處故稱之爲門其外候在臍下三寸關元穴故前人有以關元爲命門者男女臟腑形體皆同而骨盆之內男女異體英醫合信氏謂之生育經統男女而言命門亦統男女而言也非若腎藏精三字專爲男子而言一似五臟中女獨無內腎只有女子胞子宮子臟等名目是則命門古有是名必以形體實之方可定千古之疑案至論其功用命門有火也古人以爲眞火而西醫則曰眞火在血血以水爲體火爲用命門之火本靜及慾念一動則全身血脈合聚流通多灌注於命門故命門火熾亦有溫化水穀之用自古命門治法惟溫補眞陽而已別無治法也竊謂滋陰壯水之法亦爲命門而設火旺水虧一定之理本社第四期有社友詢及命門特言其大略如此須質諸醫界中人以爲何如若夫內腎體用西醫考

驗精確無須多贅矣

擬整頓租界食鹽章程　元和先耕林大夔著

租界整頓食鹽事其創議者爲華商名爲專練衛生華鹽公司擬就章程稟請英工部局核辦工部局董以鹽爲人生日用所必需該華商所擬練鹽章程有裨租界中西人衛生極願贊成惟鹽政向來操自華官該華商所請由工部局許以專利給以憑照兩層工部局既未便越俎亦無權許給應由該華商自行稟請華官主持可也茲將衛生練鹽章程探錄於後

(一)上海租界華民食用鹽斤向皆毛質從未稍加提練爾年夏患瀉症冬患喉症悉由鹽質不潔所致加以本年秋間沿海產鹽之地盡被風潮衝沒人畜死朽之質浸灌鹽中鹽質盡含尸氣食之尤易染疫轉瞬交冬華民均以鹽醃食物用鹽最多此種含受尸氣之鹽卽將混入租界華民貪賤誤用疫症卽在目前急宜創設專練華鹽公司延請精諳化學之人加意研練卽名爲衛生鹽公司亦名衛生以期名實相副

(二)將精練改良之鹽質呈請存案以作實證此種良鹽行銷市面不惟華民盡受衛生之益卽各洋商處服役庖人往常貪用賤價華鹽攙入食物致各洋商暗受其害者此後亦同享衛生之益

(一)本公司精練之衛生良鹽建廠砌地購置機器以及一應人工煤火固屬煞費工本然專為衛生起見但求銷路通利使含受戶氣之鹽無從以賤價混入免致購者悞食傷生故本公司並不從中漁利以符義舉之名

(一)本公司精練之衛生鹽既較市上毛鹽色白色質乾粒細優劣顯判而又不從中漁利界內人民自然信用故仍與市上毛鹽並行不悖聽食者自行選用以順人情

(一)本公司精練之衛生鹽既與市上毛鹽並銷聽食者自行選用則含受戶氣之鹽賤價謀銷誠不能免應如何嚴密查察以杜混淆而全民生命貴工部局自權有衡應候明定範圍即本公司精練之衛生鹽貴工部局應如何維持推廣之處亦候核定遵行

(一)本公司專為衛生練鹽實事求是不務虛名不食厚利但求保全成本若他人托名練鹽從中牟利以毛鹽攙入損人之物如往日拌石灰以白鹽色等情不惟大背衛生之道似此魚目混珠貴工部局亦不勝查察之繁且本公司精練之成本亦不免大受虧損轉使實力衛生之義舉不能持久為憾應請貴工部局專案給予公司憑照一紙聲明只准本公司一家實力精練他人不得冒效如有違犯查照藥房冒牌之例從重罰辦以昭劃一如本公司精練之衛生鹽貴工部局查有雜質不潔情弊亦願聽罰以昭公允

● 上海新閘新馬路福海里開明印刷部代印

第三十七期

大清郵政局特准掛號認爲新聞紙類

光緒三十一年十一月望日第三十七期

醫學報

中外日報館代發行
每張取制錢十二文

本館開設上海西門內孔家弄底周雪樵醫寓內

本館緊要廣告〇實用解剖學非圖不明蘇承娟娟女史繪圖寄來已付之石印自下期起每期附送一頁〇本埠友人屢向本館言願閱醫報者甚多而送報人每不按期送到殊爲憾事以後如有此情事請函告本館詳載姓名住址當由郵局寄上不加郵費全年報費收洋四角半年一收〇本報自本期起每期附刊毛對山醫話一頁何廉臣勸病要訣一頁不與他頁相連綴

本館告白〇本報狥閱報諸君之意特於廿六期爲始仿匯報格式分單面印雙面印二種單面印者每期二張售錢十五文雙面印者每期一張取錢十二文茲將外埠定報章程列下　自三十七期起至四十八期止郵費在內定雙面印者一份收洋三角三分二份收洋五角四分三份以上每份收洋二角三分十份以上每份收洋一角七分　定單面印者一份收洋三角五分二份以上每份收洋三角五份以上每份收洋二角五分十份以上每份收洋二角滿洋一元須寄郵局銀票不滿一元者可以郵票十分代洋乙角願定閱者照此章程寄資與本館直接可也空函定報恕不答覆　補購一期至廿四期計洋四角滿十份者三元本埠每份洋三角　補購廿五至三十六期單面印二角六分雙面印二角二分滿十份者單面印一

角八分雙面印一角五分　本埠單面印每份二角雙面印每份一角六分　外埠訂購本報者以半年爲期而以十二期爲半年　遠近惠書如郵政不通之處信資自給　如遠近同志願代派本報者至少以十分爲率　第一期第三期第四期第五期報業經重印每張售錢十五文

本報代派處　本埠　西門內穿心河橋東首大街大全堂藥店　西門外乾昌和紙鋪

外埠　奉天東三省公報館　紹興寶珠橋何廉臣先生　又紹興派報處周德鈞先生　杭州清泰門內許衙巷張伴農先生　湖州所前街傅稚雲先生　又長興東魚巷朱子愚先生　又淘沙弄徐紫璈先生　又和平鎮客民保甲局沈莘農先生　嘉興池灣池西學堂　揚州古旗亭東皖南朱公館朱立哉先生　寶應縣城內縣橋西配記香棧姚慕梁先生　香港濟隅醫社曹錫疇先生　松江屬南翔鎮石皮街張爾梅先生　又五庫鎮朱伯升先生　又張堰鎮何獻臣先生　張堰西鄉何望達先生　蘇州元妙觀方丈內醫學公會林先耕先生　常州馬山埠長年葯局屠友梅先生　安徽余椒圃書館　平望東溪河般豫亭先生　常熟南門外豐樂橋逵仁酒店陳敬其先生　祟明廟鎮江乾和余彩軒先生　姜堰郵政局施墨池先生　江陰北門外大街光孝坊口逵昌恒廣貨號李子樸先生

周雪樵醫例

◎一門診自九點鐘起十二點鐘止分特別尋常二種特別號每號取銀一元尋常號每號取銀三角貧乏不計過午不候雙日門診仍在本寓○二出診亦分特別尋常二種尋常號西半城及西門外左近取銀一元東半城及英法租界取銀兩元南市美租界取銀三元英界過遠須同美界　特別號照此加倍　早診晚診加倍　以上診資統於掛號時先惠　出診時附診照診資減半○三號金門診三十文出診六十文○四與金凡馬路可通之處均坐包車每家取銀照診資收取兩成城內用肩輿每家取銀照診資取取四成○五膏丸方不論門診出診概取銀兩元資須先惠訂期取方○六遠道診如在十里廿里外及數日程者另有細章至時面議　特別號解釋（凡富商顯宦危險症疑難症久遠症均爲特別類）　特別號利益（門診者但須醫在家中隨時可診不拘午前出診提早先赴隨帶要藥不取藥費）

寄售對口菌

此菌生於古柩中對死人口而生故名其功甚偉能殺肺中至惡劣之微生虫凡肺癆病初層急宜服之本館目擊多人凡服此者無不調理得愈特爲代售每次一分開水冲服連服三四次如覺心中異常不適者則藥力達矣每藥一分取洋一元爲數無多有患肺癆病者請及早服之

醫報館啓〇原定至三十六期止者現已期滿請閱報諸君將三十七期至四十八期報貲寄來庶可以續寄其報貲仍照舊章　廿五至三十六期報貲尚有未清者亦希卽行寄來

三十六期校勘記

六頁十一行者者應改會者七頁一行精甚應改精湛又九行各修應改各條十六行未判應改未刊十七行故今應改古今

會友題名錄

朱恩棨字雅南年五十一歲安徽寧國府旌德縣月村人寄居江蘇揚州城古旗亭東布衣遊幕江浙現在秀水縣內幼失學文字粗通三十歲學醫著有學醫芻言一册氣論一册雜記一册輯素問芻言六十四册辛丑失愼燬去壬寅至乙巳復成素問芻言七卷（均待改正未敢印行）雖讀泰東西本體生理病理藥説諸籍未得名師指點但知其當然不敢强不知以爲知然志在融會古今界限合中外爲一家惟理是求無分新舊刻刻以保存國粹爲主義力雖未逮一念不忘

收會費銀壹元

孫吉熊字夢蘭號勇立年二十六歲世居紹興府城大路北海橋下係紹興府學廩膳生現習醫學任醫報館譯務宗旨在掃除舊法開闢新知著論求爲百世之師獻身甘作萬矢之的　收會費銀壹元

論說

中國醫學會序

中國學術古勝於今西國學術今勝於古此中西學術之大凡也豈中國之古人勝於西國之古而西國之今人勝於中國之今歟然吾觀希臘哲學羅馬政學雖未能窺其全豹而較之周秦諸子未見其有劣也而華人之肄業於英美大學校者輒得其最優等卒業證書而還則前說殆不足憑也大抵處古人之世有古人之長一曰專二曰精處今人之世有今人之長一曰因二曰羣何言乎專且精也時愈古則得書難著書亦愈難惟其得之難也故必含英咀華韋編三絕而後已雖有高明之質亦僅能以一藝終其身則安得而不專也今人則不然藏書之家動輒數十百萬卷瀏覽一過已苦其難況能專乎惟其著之難也故以老子之才力僅成道德經五千言其他諸子者大率相彷今人則一日間已優爲之朝甫脫稿暮傳五洲下筆千言倚馬可待如之何其能精也然而今人之地位亦有古人所不能希冀者焉地球繞日哥白尼一生之卓識也地心吸力奈端氏絕世之妙悟也而今則五尺童子皆知

之故一切器用衣飾無不古樸而今華古儉而今奢則因之之效也而學術可知矣以因爲未足也復爲學會以羣一方之材力以學會爲未足也復爲學報以羣全球之聰明夫至以全球之心思材力而羣攻一學尙何學之不精乎合數千年而爲因合五大洲而爲羣於是今人之學術遂非古人之所能夢見故西人之古非不如中國也由中國之人不善用今人之長致不如西人并不如古人也學術然醫學亦何獨不然中國醫書浩如烟海各有專長披讀不易彙萃更不易無適當之教科書則難於因也人自爲方師自爲教寒熱虛實渺無定法則難於羣矣棄今人之長而與古人之長爲比較此學術之所以日衰也而西人則利用其新思想以與我腐敗之學術相見於學界求其不亡也可得乎比年以來各省醫界漸多團體而爲診事所牽掣不能從容蒞會者實所在皆是然生今之世不利用今人之長而乃貼伏古人範圍中稟承古人專制下無乃甘爲古人之奴隸而辜負今日者輪電交通之世界乎爰爲此會思合中國各團體而成一大團體以醫會爲之體而以醫報爲之用不

爲形骸之聯合而爲精神之聯合不爲儀文之聯合而爲學說之聯合較之尋常醫會當更進一層乎願通人有道連袂而來爲之執鞭所忻慕焉　此會簡章已登上期報中

實用解剖學

第二　咽頭

部位爲鼻腔及口腔之後下部在頸椎與喉頭之間形狀爲扁平漏斗式區別之爲咽鼻腔及咽頭喉頭腔之兩部

(一)咽鼻腔爲咽頭之上部上端稱咽頭穹窿前方由後鼻孔而通於咽腔側方由揚斯托氏管之咽頭口而交通於鼓室

(二)咽頭喉腔爲咽頭之下部前上方由咽峽而交通於口腔前下方由咽頭口而交通於喉頭腔而下端直移行於食管也

構造由筋肉及黏膜而成

醫報館啓　淨身粉爲中國未有之奇藥其功效已歷詳本報粉到數日卽行售罄而欲購者尙多已囑香港重寄數十瓶來但恐不敷應售有願購者須先定當俟粉到按照住址送上有願定者先寄郵票一角書明住址餘俟送粉時收取

咽頭筋有收縮筋與舉筋之兩種。

（一）上咽頭收縮筋起於翼狀突起圍擁咽頭至後側而終於縫線（縫線在咽頭側之正中線爲咽頭諸筋之停止其上端附着於後頭骨基礎部之咽頭結節）

（二）中咽頭收縮筋生于舌骨上下分散而同終于縫線

（三）下咽頭收縮筋生于甲狀軟骨之後緣而同終於縫線

（四）莖狀咽頭筋（舉筋）起於莖狀突起而終於上及中收縮筋之層間

（五）口蓋咽頭筋（舉筋）起於軟口蓋而終於咽頭之內部（在唇蓋之皺襞中）

黏膜爲口腔之一系富饒血管附重層扁平上皮但揚斯托氏管口之近傍附麗氈毛上皮又管口之後側有囊狀腺互相集合謂之咽頭扁桃腺

（續三十三期）

素問氣運淺說

至若主氣者藏府本有之兼證也

客氣者藏府後有之見證也

勝者藏府之病而反見己所不勝兼證之象也
復者藏府之病已見己所不勝之兼證而後復見邪所不勝兼證之象也
鬱者藏府痼疾之象
發者痼疾外現之象也
如厥陰司天初之氣主厥陰客陽明二之氣主少陰客太陽三之氣主少陽客厥陰
謂人有心包與肝之病象見於上焦者或先見厥陰之兼證而後有陽明之見證也
初或先見少陰之兼證而後有太陽之見證也二或先見少陽之兼證而後復見厥
陰之病證也三
經云『初氣終三氣天氣主之勝之常也』故屬上焦
如厥陰在泉四之氣主太陽客陽明五之氣主陽明客太陽終之氣主太陽客厥陰
謂人有心包與肝之病象見於下焦者或先見大陰之兼證而後有陽明之見證也
四或先見陽明之兼證而後有太陽之見證也五或先見太陽之兼證而後復見厥
陰之病證也六
經云『四氣盡終氣地氣主之復之常也』故屬下焦
少陰司天初之氣主厥陰客太陽二之氣主少陰客厥陰三之氣主少陽客少陰謂

人身有心腎之病象見於上焦者或先見厥陰之兼證而後有太陽之見證一或先見少陰之兼證而後有厥陰之見證二或先見少陽之兼證而後復見少陰之病證也三

少陰在泉四之氣主太陰客太陽五之氣主陽明客厥陰終之氣主太陽客少陰謂人有心腎之病象見於下焦者或先見太陰之兼證而後有太陽之見證四或先見陽明之兼證而後有厥陰之見證也五或先見太陽之兼證而後復見少陰之病證也六　　未完

映雪草堂筆記

腎囊醫訣

此書爲英國醫士高令所撰由萬醫生譯爲華文而厦門葉文瀾爲之刋印共四卷裝訂三厚本後附圖說及中西合璧文價銀兩元　夫中國醫書亦畧備矣然所言臟腑之功用則未有謬誤如腎經者以外腎之生精內腎之濾溺合而一之不獨不知其功用也抑亦不知其病理以此施治庸有幸乎故有志之士每於中醫不足處必取西醫之長以補之腎經一症尤其要焉者也是書專論外腎之體用及其病理後附割法凡腎傷腎炎水疝血疝及腎袋瘤等症無不詳其病理與治法所短者所

用西藥無西文殊難考核耳然中醫欲求參考書此蓋不可少也

老壽之理

除疾病遺傳外以天年終者體有强弱壽有上下與衞生有絕大關係致欲故高年者但一一調查老壽之原因奉爲圭臬則世無不壽者矣今將五洲高壽者之事實詳列於下○叨勒比者英之何勒人也年至一百十六歲其後二十中惟飲牛乳食乾餅○德令那者美之非拉特斐人也年一百有三歲食物多定質午後一餐不夜食○一法國人旅居英之阿爾蘭年一百十五歲寡食物多活動襟懷怡然人目爲趣人百歲後猶續娶○麥庚都斯者法之廡散拉人也年一百三十三歲最後十載中不食肉一生無病病二日而歿○勒米斯戾者西班牙人也年一百十八歲嘗茹素多年○末爾根者英德威勒士人也年一百有一歲生平多茹素後因登高不愼而顚受傷殞命○士美德者亦英之威勒士人也年一百有三歲務稼穡常飲去油牛奶○汴德沙利者西班牙教主之魁也年一百五十五歲自言常讀書多活動食物雖美不多惟飲葡萄酒每飯飲一升寒天則加飲三分之一○有普魯士人者年一百十六歲織綢爲業愼飲食不飲酒○威勒孫者英之薩塞人也年一百十六歲最後四十年每晚必食烘熟蘿蔔以爲大益精神也○悉他奈勒者法之奴恩人也

年百歲寄厲英國有博學名九十歲以前未嘗疾病此後每歲春日必微發熱症嘗言苟至楊梅熟不死當能再活一年蓋每逢楊梅熟必多食之以此可延壽命也○沙爾旦者匈牙利人也年一百八十五歲信奉東教常有食葷之期食則牛乳麵餅每日一餐時必飲勃蘭地酒一盃　未完

雪樵醫案

痞塊之症大抵爲食痰血三者化合而成以西醫言之則臟腑上能生瘤其病有輕重其治有難易今年於此症頗有發明謹條錄於下

有何生者年十六今年三月自張堰來求治其病自前年起下有痞塊向上則喘逆每至勞乏則作當其喘時面赤而渴飲痞塊亦攻衝而上兩脉均遲而弦每次發作須二三日乃平因予定喘方使爲丸服方爲蘇子麻黃厚朴當歸半夏橘前胡黃芩欵冬花銀桔桑皮木通茯苓杏仁沈香甘草等至七月中復以他病來詢之則自服丸方後痞塊卽逐漸消去喘亦不作舊恙皆全愈矣又有姚姓婦者洙涇東鄉之姚家閣人也年三十七其左腹有痞塊已兩年許大如掌每至攻衝而起則嘔吐酸水胸脇築築然而痛平素不渴而牙床舌尖時起泡兩脉沈細因以安桂川朴萊菔子山查烏藥香附赤芍半夏胆星等而重用枳殼并謂之曰此症須內服藥方外貼膏

藥而後可全愈及一月後得其來書言回里後日服藥方一劑現已服至二三十劑靈應異常痞塊已消至桃核大小矣因思君內外合治語請施膏藥因復以消核膏予之令貼患處　舍姪蓮生亦患痞塊在左脇時有形時無形每至病發則塊如手掌攻衝而上則夜不能臥日不能食口吐酸水每日晚膳止能食粥若食飯則全腹飽脹不復能平臥如是者一年許矣徧訪名醫訖無少效肌肉日瘦小溲亦少殆成關格之象今年四月內至日本醫某君處求治服其藥極效但一刻許即塊無形諸症俱大減但日本之藥每日須藥資七八角診視一次又須一元連至一月後服藥之日病必大愈但一日不服藥則頓復以前病狀因告以情而商之醫曰是須用洗胃法而後可令清晨不食而往醫以橡皮管自喉插入胃吸藥水洗之藥水之放出者皆作深黃色由是每日洗胃一次至半月後則間日洗胃一次洗至二三月始輟洗然仍不能斷藥苟一二日不服藥則病即大作計前後五月許矣商之於予予曰由觀此之東藥但有禦病之力而無愈病之力矣姑再服中藥何如因以姚氏方與之服至二劑痞塊及酸水少愈而頗嫌其熱且耳聞聲不聽會消核膏合就因令貼患處塊稍平乃就前方加黃連附子而去朴服之病者覺甚適未知其後何如并未知華醫之力能愈之否願海內醫林治愈此病者有以教之

對山醫話卷壹　　上海　毛祥麟對山

古以五氣五色五聲視人生死蓋卽誠中形外之義亦可見疾雖伏而未發其臟腑巳先受傷故必現於形聲動作醫室有大患初不及覺馴至煙焰滿中則勃發而不可禦矣然爲曲突徙薪之計者近醫亦罕說部載宋神宗精醫理有內侍病腫太醫言不治帝爲診之曰陰雖衰陽未竭猶可療也令食蒜煮團魚而愈熙甯初京尹呂溱上殿進箚郎中周約隨趨帝問呂體中無恙否呂以無對頃之復問且問周見呂如何周對如呂既退呂引鏡自照顧周曰面有晦色否溱曰龍圖無自疑容彩安静未幾溱果病遂不起噫如神宗者可云望而知之矣

切脈辨症立方爲醫家三要而脈尤重蓋脈既切明自能辨症而投藥不難也今醫者苦於脈理難憑乃竟盡棄不究惟學寫醫案作門面語論症則以活脫爲能用葯惟以和平爲貴自謂勝於偏執好奇孟浪自喜者不知用藥如用兵貴乎神速若遲疑不進使邪勢蔓延必至救援不及致危殆而後已夫偏執好奇誠爲醫家所忌然或因其立法乖異在病家尚不輕信若和平之劑人卽知其未必效亦取其無害而就之豈知因循兩字悞人不淺在尋常之症弗藥亦愈若生死關頭其可須臾躭待乎

余初讀靈素諸書覺其經義淵深脈理錯雜每若望洋意沮繼復併心壹志徧覽前賢註釋有所疑則鎮日默坐苦思而力索之乃漸通五運六氣陰陽應象之理每調氣度脈浪決人生死亦時或有驗憶昔避兵鄉里對巷有吳某晨起方洒掃忽仆地不語移時始醒延余診視仍能起坐接談及按脈則勢急而鋭眞有發如奪索者蓋腎氣敗也危期當不閱宿遽辭以出人咸不之信詎日未昃而氣絕矣又布商周某偶感微疾就余診視

余曰今所患勿葯可愈惟按心脈獨堅濕痰阻氣氣有餘卽是火火鬱不散當發癰毒時周腦後生細瘡累累若貫珠余曰君以此無所苦一旦勃發爲害非淺亟宜慎之彼終不爲意及明春果以腦後毒發而死據此則憑脈決症似乎如響斯應矣豈知脈理微茫又有不可臆斷者余有戚某過余齋形色困憊詢知患咳經月行動氣喘故來求治診其脈至而不定如火薪然竊訝其心精已奪草枯當死戚固寒士余以不便明言特贈二金惟令安養時已秋半及霜寒木落往探之而病已痊細思其故得毋來診時日已西沉行急而咳亦甚因之氣塞脈亂乃有此象歟然惟於此而愈不敢自信矣

脈理淵微固未易絲分縷析而世之醫家病家咸以脈爲首務豈知脈居四診之末上士欲求其備原難舍脈以言病而亦不能離病以就脈也盖凡臨症必先詢其病之所在與受之所由察虛實觀氣色俟胸有成見而後按脈以決其疑若脈不合症必更求病之所以然與脈之所以異準此立方或可無出入之虞本不專以三部九候爲憑也矧今世粗工略知脈理便强作解事謂病之原本按脈能知在病家亦信其造詣甚深指下自能洞見孰知古之宗工亦無此本領乎余爲是言非輕視夫脈也正以理甚淵微未容僞託耳

胎產非患惟稽古雜志有異胎五則稱不救而方書恰未之載五者何一曰束胞帶緊束不解也一曰衝臨產時衝逆不下也曰挺者横截腹中手足不露曰捧心子捧母心心隨胎落曰捲腸腸斷始脫過此五者母子得存其一幸矣至懷胎之遲速亦甚不同有三四年而後生者此胎氣使然靜待固無所害若見腹膨既久悞認爲病以葯攻之必至胎損而墮悔何及哉更有七月五月而生者孕生五月古名賤胎以父母稟氣之旺陽生而陰卽長故先期而產此如向陽花木得氣在先十月卽華不待三春始發耳俗子不明此理妄有誹訕至

勘病要訣　續十七期

說望

越醫何廉臣撰述

望者相也醫家勘病必先望其神氣如相家之劈面一看以測其性情智識繼則望其形色如相家之鑒貌辨色以觀其起坐行立終則望其苗竅如相家之細審五官及各部位以定其富貴貧賤壽夭死生故欲善望診者須參相法試即平人論之神氣清朗者其性情多平和神氣疲倦者其性情多冷淡神氣混亂者其性情多暴躁神氣恍惚者其性情多反覆且正直者色必不苟奸刁者色必多變好善者色必溫和喜惡者色必暴厲得時者色必明亮失運者色必晦滯多喜者色必開霽多憂者色必愁慘愧心者色必忸怩殺心者色必兇惡無不一望即知此望所以居四診之首也然望者不僅望其面上神色也五官鬚髮血絡指甲並宜細審而舌本苔色尤爲至要至於危疑大症雖吐出之痰血接出之便溺亦當令病家取至庭中望其色而審之審之不的則用顯微鏡窺之不可嫌其穢褻庶無訛傳誤聽之弊必如是而望始備而望始神

望神氣

腦爲元神之府肺爲主氣之臟神者賅性情智識而言氣者賅呼吸聲音而言故善

察神氣者必望以參聞聞以參望也神氣者腦與肺發達之精華現於表面爲全體中最貴重之生命力而不可須臾離離則知覺無運動絕出入廢升降息內經所謂神機化滅氣立孤危也故神散則氣脫氣脫則形亡神氣之在於形體直與生命有密切之關係其望法雖在虛處而實有確憑醫家勘病首宜察此雖然人之神氣在有意無意間流露最眞醫者淸心凝神一會即覺不宜過泥泥則私意一起反覺疑似難於捉摸此則以神會神之妙理也

經旨　內經云根於中者命曰神機神去則機息根於外者命曰氣立氣止則化絕

(註)此神氣二字之原理也根於中者謂人體生理之根本發自頭身之中凡皮肉筋骨五官臟腑其所以知覺運動者皆神爲機發之主故曰神機神機者諸神經機能之總稱故東醫曰神經機能又曰神經器其部分共分爲五包藏於頭蓋內者曰腦髓大別之爲四曰大腦小腦中腦腦蒂大腦居上主知覺小腦居大腦後之下主運動中腦居正中連絡大小二腦腦蒂居小小腦之下與脊髓相通故曰延髓又名生命所倚受傷則氣亂而立斃在脊柱管內者曰脊髓其功用能將皮膚外之激刺報知腦髓又能將腦髓之命令傳諸筋肉有十二對從腦髓發出而分布於顏面諸部者曰腦神經主五官及面上之覺

第三十八期

大清郵政局特准掛號認爲新聞紙類

光緒三十一年十二月朔日第三十八期

醫學報

中外日報館代發行
每張取制錢十二文附送解剖圖一頁不取分文

本館開設上海西門內孔家弄底周雪樵醫寓內

本館緊要廣告○實用解剖學非圖不明茲承娟娟女史繪圖寄來已付之石印自本期起每期附送一頁○本埠友人屢向本館言願閱醫報者甚多而送報人每不按期送到殊爲憾事以後如有此情事請函告本館詳載姓名住址當由郵局寄上不加郵費全年報費收洋四角半年一收○本報自三十七期起每期附刊毛對山醫話一頁何廉臣勘病要訣一頁不與他頁相連綴

本館告白○本報徇閱報諸君之意特於廿六期爲始仿匯報格式分單面印雙面印二種單面印者每期二張售錢十五文雙面印者每期一張取錢十二文茲將外埠定報章程列下自三十七期起至四十八期止郵費在內定雙面印者一份收洋三角三分二份收洋五角四分三份以上每份收洋二角三分十份以上每份收洋一角七分　定單面印者一份收洋三角五分二份以上每份收洋三角五份以上每份收洋二角五分十份以上每份收洋二角滿洋一元須寄郵局銀票不滿一元者可以郵票十分代洋乙角願定閱者照此章程寄資與本館直接可也空函定報恕不答覆　補購一期至廿四期計洋四角滿十份者三元本埠每份洋三角　補購廿五至三十六期單面印二角六分雙面印二角二分滿十份者單面印一

角八分雙面印一角五分　本埠單面印每份二角雙面印每份一角六分　外埠訂購本報者以半年爲期而以十二期爲半年　遠近惠書如郵政不通之處信資自給　如遠近同志願代派本報者至少以十分爲率　第一第三第四第五期報業經重印每張售錢十五文

本報代派處　本埠　西門內穿心河橋東首大街大全堂藥店　西門外乾昌和紙鋪

外埠　奉天東三省公報館　紹興寶珠橋何廉臣先生　又紹興派報處周德鈞先生　杭州清泰門內許衙巷張年農先生　湖州所前街傅稺雲先生　又長興東魚巷朱子愚先生　又淘沙弄徐紫璈先生　又和平鎮客民保甲局沈莘農先生　嘉興池灣池西學堂　揚州古旗亭東皖南朱公館朱立哉先生　寶應縣城內縣橋西配記香棧姚萊蓀先生　香港上環乍畏街濟生堂藥店　松江屬南翔鎮石皮街張梅先生　又五庫鎮朱伯升先生　又張堰鎮何獻臣先生　張堰西鄉何望達先生　蘇州元妙觀方爾攴內醫學公會林先耕先生　常州馬山埠長年葯局屠友梅先生　安徽全椒圖書館　平望東溪河般豫亭先生　常熟南門外豐樂橋達仁酒店陳敬其先生　崇明廟鎮江乾和余彩軒先生　姜堰郵政局施磊池先生　江陰北門外大街光孝坊口達昌恒廣貨號李子樸先生

周雪樵醫例

◎一門診自九點鐘起十二點鐘止分特別尋常二種特別號每號取銀二元尋常號每號取銀三角貧乏不計過午不候雙日門診仍在本廎〇二出診亦分特別尋常二種尋常號西半城及西門外左近取銀一元東半城及英法租界取銀兩元南市美租界取銀三元英界過遠須同美界　特別號照此加倍　早診晚診加倍　以上診資統於掛號時先惠　出診時附診照診資減半〇三號金門診三十文出診六十文〇四輿金凡馬路可通之處均坐包車每家取銀照診資收取兩成城內用肩輿每家取銀照診資收取四成〇五修丸方不論門診出診概取銀兩元資須先惠訂期取方〇六遠道診如在十里廿里外及數日程者另有細章至時面議　特別號解釋（凡富商顯宦危險症疑難症久遠症均爲特別類）　特別號利益（門診者但須醫在家中隨時可診不拘午前出診提早先赴隨帶要藥不取藥費）

寄售對口菌

此菌生於古柩中對死人口而生故名其功甚偉能殺肺中至惡劣之微生虫凡肺癆病初起急宜服之本館目擊多人凡服此者無不調理得愈特爲代售每次一分開水沖服連服三四次如覺心中異常不適者則藥力達矣每藥一分取洋一元爲數無多有患肺癆病者請及早服之

醫報館啓〇原定至三十六期止者現已期滿請閱報諸君將三十七期至四十八期報資寄來其報資仍照舊章

恭請入會

中國醫學會前章已見三十六期報現以本館爲事務所請海內醫家速闕入會圖醫學之進步謀醫界之公益不勝盼切有願入會者請開具履歷及會費郵遞本館可也

會友題名錄

魏壽彭字穴柱年三十一歲監生世居紹興會稽斷河頭兒科五世於䢖後遷居山陰斗門貲積橋又三世現仍業兒科共八世矣

周服聖一名學瑜字伏生年三十一歲浙江紹陰山陰縣學附生在安昌鎮開設葆豫堂藥材店習醫有年著有闕病家言開辦廣智學會稍盡義務雖於中西醫學未能夢見然志在貫通而以開通民智爲任

曹昌明字錫疇年四十四歲籍隸廣東州府新安縣現住香港登龍洲幼讀父書於內科兒科眼科皆有師承餘皆自習年念六復習西醫後於核疫盛行時入院施醫著有傷寒歌括論疫中西匯輯暨中西匯參兩書幷有福幼編正誤現擬集中西宏論輯徽科大成一書曾創辦濟隅醫社志在改良醫界拯我同胞

論說

錄朱雅南先生來書幷書其後　來書甚長鄙人謹先爲之引俟後期錄其書

世界進化之理古人有古人之長專且精是也今人有今人之長因且羣是也僕於醫學會序中巳言之矣惟其能專精也故古人之學術類非今日者个人之學力所能企及故周秦諸子及希臘哲學羅馬政學爲古人之大成焉大成之後必退化千餘年而後可復望進化退化之原因一爲兵戈二爲政體故羅馬解紐希羅之學術

掃地而盡。及日耳曼蠻族成立。始則封建。繼以專制。人民之思想。爲之窒塞。除迷信。宗教外。無餘事也。及十五世紀後。路德改教。以平等自由爲宗旨。歐州各國。翕然從之。思想之界。爲之大闢。以有今日之進化。顧其進化之沿革。亦有可得而言者。其始也。必爲復古之世。於古人之微言大義。一一詮釋。奉爲圭臬焉。故雅里斯多德中古。近古。無不尊之爲聖人。由是能因能羣。後來居上。而古人之所成就。乃退居今人之後。此西國之公理也。中國學術。莫盛於成周。一衰於逐鹿之羣雄。再衰於五胡之亂晉。自是厥後。帝王與國民爭權。以宗教科舉束縛其語言思想。於是由秦漢至今。遂永爲退化之世界。今學堂林立。憲政萌生。進化之基。期當非遠。然其階級。亦必先復古。而後可期勝古。有斷然者。醫學亦然。論理之書。以靈樞素問爲本。論治之書。以傷寒金匱爲宗。自漢而後。雖有徐之才孫思邈劉河間張子和李東垣朱丹溪徐靈胎葉天士王孟英王勳臣等。以漸發明。皆不過一體耳。較之內經仲景。不可言非退化也。雖然。仲景之書多論治。按症立方服藥之後。安危立見。故其所言。較爲翔實。若內經則多言陰陽氣化之理如蜃樓海市不可測繪而千古醫書又無不託本於是其根株之蟠踞起伏實爲中國醫書之代表辨之不敢治之又莫名其理也惟所言臟腑則有跡象可尋有西國解剖圖可證未可概以陰陽氣化五行生尅之理詮之故醫林進化後可決其書必較傷寒金匱爲先敗而所言臟腑尤可決言其必較陰陽氣運之說爲先敗蓋古人之居處衣食無一能概施之於今人者則古人之學說思想又豈能盡符於今人至千萬世而如故此又世界之公理可以決言之者也朱雅南先生博覽中西諸書尤深於內經之學能以泰西新說證明內經之奧義蓋醫界進化復古時代之豪傑也前於鄙人答魏君天柱之言貽書辨難言多精警且於醫報提倡甚至於鄙人尤莫逆僕深感其人深佩其言未敢自文其陋而不公布之於醫界也但知者見之爲之知仁者見之爲之仁見解各殊謹於其書之後重爲論辨非敢怙過而飾非也誠以世界之理愈辨則愈明也至於來書所不辨之處則固已自認其謬矣

本草新詮

桂　續三十六期稿

發明　腦經之症有寒熱虛實表裏之分腦病表症中醫屬之於肝故一切風藥皆主治腦之表症也腦病裏症中醫屬之於心腎而以腎症爲較多謂腎分水火兩經卽腦之寒熱症也腦之熱症莫妙於生地腦之寒症莫妙於肉桂故西人命桂爲補火藥蓋腦氣虛則肺中吸受之體積少吸氣少則養氣亦缺而周身之熱度減矣桂之爲用能溫腦能補腦腦受溫補則肺機强而吸氣多矣故西藥略釋入之調補門著其能補腦也中醫於此每與附子同用而功力尤峻於附子附子之中數爲二錢肉桂之中數爲五分以附子爲主氣而以肉桂爲主血然積滯吐酸氣臌皆中醫之所謂氣症也而桂能治之則以爲血分之藥殆未可信所異者桂有收歛性與附子之辛竄不同入血之說所由來也

鶯粟殼　鴉片

產地　以土耳其產者爲上印度次之中國又次之歐洲各國亦有產者其品更佳於土耳其但爲數無多其產中國者以廣東雲南爲上四川山西江浙山東等省亦多產者中醫多用其殼西醫則用其汁(卽鴉片)或用鴉片內提出之質(卽莫非亞)「鴉片種類最上者爲土耳其產內分兩種一曰士麥拿鴉片產於土

乾血癆鎗子入肉危在旦夕者立服四丸黃酒送下汗出卽愈亦可外治此係中國軍中要藥新由東三省帶來南省向無購處現託本館寄售家居者宜備一份以防意外大丸每粒二角小丸每粒一角用法均詳仿單外埠函購一元起碼　醫學館啓

耳其亞洲屬地之該撒爾者成色爲最佳次則波亞弟閙阿米尼亞等處亦產之一曰君士坦丁鴉片多爲小塊徑略二寸重八兩至四兩形如豆亦有爲大而亂形之餅者較之士麥拿產爲有膠性二爲埃及國鴉片爲三寸徑之圓餅其質勻淨少帶紅色久存不變得空氣則軟其臭如霉品較士麥拿稍次三爲波斯國鴉片其色黑其質勻淨成條形每磅長數寸每條包於紙內以棉線縛之四爲印度鴉片大平原所產多白色雪山所產多黑色多爲平圓之餅每重一磅半色如鐵銹其臭大味極苦其作球形而有皮者俗呼之爲公班其作餅塊而無皮者俗呼曰白班功力之峻公班爲最若中國之產則名小土或作餅或作球重約四磅用罌粟花瓣一厚層包之」

形質　有兩種一其花作白色一其花作深紅色間有紫色雜色者高約三尺有家生者有野生者幹圓而直其面平滑有細粉淡綠如海水其端尖而白其葉大在莖之下花在幹之頂未開則低垂開時則直立萼瓣平滑而凹花瓣四出俱大而略圓其殼成橢圓形或球形其體大中徑二寸至三寸其上有星形子房口蓋之子胞衣在其邊排列其數等於子房口之數子胞衣面有多種子形如內腎色白或少帶櫻色西六月與七月開花八月至九月則殼熟花白色者與深紅色爲二類花白則種子亦白子殼如蛋如球其子房口之圓瓣不能自裂花色深白者西

人謂之睡性鶯粟種子色黑其殼略如球在子房口之下有胚珠微門能通至外此殼之汁即鴉片也凡上等鴉片其外質多深欖或略爲黑色其質或勻淨或爲小粒合成者其味苦而不變有香辣味其臭大而奇其質硬間有脆者剖面光而密易磨成棕黃色之粉有數種內有數種不肯乾英人所用俱爲乾者（未完）

映溪草堂筆記

奏請研究醫學

近者江蘇學政唐侍郎奏陳學務十條其末條爲研醫學以重衛生謹照錄於下一研醫學以重衛生也查醫學一道自漢唐以來講求日衆元時詔立醫學令生員習課定其優劣近來泰東西各國以醫學堂爲專門學校各府縣均設立外洋以衛生爲教育根本故有公衆衛生有個人衛生是古今中外靡不鄭重醫學誠以此關係人生之性命實屬體育之權輿近日中國習醫之士或泥於中或偏於西詎知中醫尙少實驗之功西醫不盡和平之法其弊惟均非合中西而並研究斷難盡善今欲廣開學堂需欵浩繁惟有先立醫學研究會似較輕而易舉應如何妥定章程擬請飭下順天府兼尹府尹及各督撫設法辦理提倡醫學先從省府州縣及繁盛鎮市官民合籌廣設醫學研究會使本地素通醫者肄習其間聘請精通中西醫術之

士在局互相討論盡心教授必於斯道大有發明將來大學專科之醫學未必不萌芽於此果使醫學昌明衛生有益亦卽强民之一端也奉　硃批政務處學務大臣議奏欽此

老壽之理　續上期稿

●軋連者別伽摩醫士也年一百四十歲卒於西歷二百零七年其自著書有云生平飲食甚少而土質之類亦少也○亥士了者侯爵之子也年一百歲性喜田獵午晚二膳必食蠣可見蠣亦可以延年○米德者英國人也年一百四十歲知醫愼飲食度日平穩淡泊自養人有云病從口入今飲食既愼病無從入口矣○布門者英國人也年一百十八歲生平不飲茶不啜咖啡常食饅頭山猪肉而醉心害性之品亦少入口○闔爾拿者英之倫敦人也年二百有七歲閱世甚深十二代英王事略一一能記之○有天主教總教主帝居英之蘇格蘭人多目爲聖人年一百八十五歲平日每席地而臥無幃帳之籠罩可免呼出濁氣積滯床褥之弊○鄭庚司者英人也年一百六十九歲人所目擊之事並考衙署册籍所載請作證誓等事凡一百四十九歲生子一百六十歲時赴倫敦見英王踰百歲時尙能泅水游過急流河面食物粗糲惟喜酸物酸能減養氣之感動又能通血令血液細薄得以暢行微絲管

故其功效甚大也〇梭里司者南美洲之伯問城人也年一百八十歲其地有醫士羣集詳考其年壽確有實據一百八十歲時猶在園上工作皮膚硬厚若羊皮紙髮白如雪每日一餐以半點鐘爲度常自言二十四點鐘中所能消化之物皆於半點鐘時食足每逢朔望必禁食終日惟多飲水平素所食者皆極能養身之料常喜啖冷能感養氣之壓力故百體消損之力遲而壽因以延惟過冷則反有損矣〇已上俱男子之壽者茲復將婦女之長壽者編錄於下以資攷證〇巴尼士他者英之維的島人也年一百有八歲末後六十年內日食乾餅蘋果牛乳淨水之類〇美那得者英之分次利人也年一百一歲食物不豐常活動活動則血氣流而土質易於導出身外〇安得孫者英倫敦附近人也年一百有二歲度日有方治家整肅日用節儉蓋起居動靜皆有常度而心性感觸亦多合理故得享其天年也〇麥弗孫者英之蘇格蘭人也年一百七歲素食牛乳菜蔬五官靈敏至將終之前三月猶靈活如常〇奴尼者英之阿爾蘭人也年一百三十六歲每餐必少食其夫之壽亦至一百二十八歲可見食少之法大益於養生也〇拜斯者英之薩勒省人也年一百有七歲平時不飲酒不貪食神常清爽體質強健

照以上所載則高壽之理以食少爲第一義勤動爲第二義但綜中國古書之言則

選六種銀四角湯氏危言銀二角西例便覽銀一角續左氏博議銀三角以上均不加郵費

有夜臥不覆首者有畢生早起者終身山居者有不嗜女色者有食黃精何首烏等無須火食者而以僕所見則大都清晨卽起不好逸喜詠略飲酒者爲居多數而亦有由於遺傳者凡兄弟父子中有並致高壽者是則由於天然之體質而非人力之所能爲矣

雪樵醫案

八九月中由遠道至滬以就診者頗居門診中多數凡遠道來者開方卽行旋里故服藥後之狀最難調查有蔡君少如者松屬之呂巷人也患病多時日食常少兩足浮腫晨退晚甚行步艱難每日至午後則倦怠殊甚夜寐不安氣逆易怒上則咳逆臥則盜汗淋漓臂肉惕瞤痰涎極多動嘔酸水歷治不效乃函詢治法余思種種病狀皆命火衰微之故蓋腦脉虛弱必得辛溫大劑以壯其元陽用桂枝加桂法加味方爲安桂桂枝附子白芍陳皮半夏棗仁桑皮防已茯苓等越兩月許復至滬求治言歷延諸醫無敢以桂附等進者服前方諸症俱大減但停藥多時則諸症復發矣診之脉弦略數苔白色膩且厚苔心有紅紋小溲白膩多尿底乃就前方加減令三服復診越六七日來則浮腫銳減惟胃酸及盜汗仍多余思酸水多之故因胰汁減少則胃酸偏旺必補其胰汁而後酸量乃可減因思中醫補胰汁之藥莫善於滑石蒼朮遂添二味而重其分兩又數劑後食量頓進胃酸頓少惟盜汗依然乃復加龍

骨牡蠣以歛之并謂之曰君欲返府必請開一長方而後可但此君頗爲疏嬾凡開一方命服三劑者必七八日乃能服盡其來診也必於薄暮最後竟不開長方而去據其鄉人之來診者言病已大愈且至杭州薄游而後返及本月又得其書則其病復發矣請再與方因寓書戒之言作輟無恒致不能乘破竹之勢犁庭掃穴殊可惜云

醫會函件　魏天柱來函言報中每期應出中西醫學題或醫理或葯理或設問答各會友欲論則論不欲論亦請各便如是則易有進步　貴報限於篇幅還祈放大或彷滬報例三日一期或七日一期　答曰出題現在尚難議及且不敢有此權至推廣一層尚有志未逮俟銷行漸廣當先行放大報紙一倍次改十日一期

屠君友梅函言第七條入社章程似未滿意會友入會必論資格夫資格由學問而生近地固所共聞遠埠何能驟見若嚴加考核而惟憑一紙書收一圓費即認爲入會之人萬一良莠不齊羣言雜沓恐非愼終於始之道鄙見以爲立會伊始先從素與貴報館通訊而其學識曾登貴報爲醫界所歡迎者延攬入會爲之基礎此輩皆識開通風氣而以勸導同學改良爲已任者也有續入會者由會友將其所著論說醫案等數則爲之介紹經同人認可登諸醫報再將入費里居寄至總會方爲入會之據如是則入會者聲氣胥同宗旨合一所論資格方爲切實而且勸各埠廣設分會而隷於在滬之總會綱舉目張有條不紊矣　答曰議論極是鄙人甚以爲然延攬之說業已照辦但此會不限方隅若必待介紹則各州各縣無第一入會之人矣若必有著作登報篇幅有限能登幾何且會友散居各處而本報月止兩行若由仝人公認非數月不辦此等處所似宜通融未知屠君以爲如何

產母恐不欲生良可痛恨昔余家有攻丁趙德隆者娶隣女未六月而產一男戚黨咸竊笑幸趙知妻素端方無疑問子後漸長聲音笑貌酷類德隆於是羣疑始釋又有孕終不產者元人說部所載南邑下砂四灶鹽丁顧壽五妻王氏始笄適顧子女已生其五而於至大辛亥復有孕及期臨蓐七日不娩後仍如故每囑家人死必焚我勿待盡須檢視腹中物以明何疾纔於至正庚寅十月腹驟動痛極而死越二日家人遵遺言以火化之取物視則胞帶纏束甚緊剖之乃一男胎其脇骨堅如鐵石計懷胎四十年其婦以甲戌生死年七十有七矣胎產常事有怪異若此者其故固不可解也

古云讀書不明其義不如不讀言恐反爲書惑也而在醫爲尤甚蓋古人方論惟言一症不能隨其傳變故可意會而不可拘執卽如虛損一症丹溪謂陽常有餘陰常不足主治在心腎以心主血腎主精精竭血燥火盛金衰而成勞怯故治以四物六味補益眞陰俾火自降而肺金清肅在東垣則又以脾胃爲本言土厚則金旺而腎水亦足故以補中益氣爲主後世咸宗李而以朱爲誤謂造化生機惟藉此春溫之氣若專用沉陰淸化之品則生生之氣索然是盖未知上損從陽下損從陰之義矣按金匱云脈大爲勞極虛亦爲勞脈大指損及心脾營血虧而氣分泄越宜歸脾建中益氣養營爲要極虛則言精血內奪肝腎陰不能自立宜以四物八味壯水化源乃知前賢立方本各有見後人不分陰陽不察脈理但言治損而茫不知其損之所在也嗟乎藥能治病卽能致病昔人有言不遇良醫不如不葯盖治病猶易治藥爲難耳有友僻居鄉曲每言其處苦無醫士無葯肆余謂果爾亦未必一非鄉之福也

凡治病必察虛實無盛盛無虛虛疎其血氣令其調達而致和平此素問審治之義也今之醫士每遇年老主

人輒投溫補而補之一字又爲人所樂聞不知老人脾氣既衰飲食入胃輸化不淸蒸變爲痰氣機阻遏氣有餘卽是火故治老人略同幼稺當以淸通爲主是卽經旨六腑傳化不藏以通爲用也徐靈胎曰千年之木往往自焚蓋陰盡火炎物理然也余謂積歲溝渠必多擁塞人能味此老人之疾非純以溫補爲法矣昔金壇王肯堂年逾八旬患脾泄經年不愈醫投溫補而轉劇延我邑李士村診之用巴豆霜下痰涎數升而愈此非李之明於辯症不能用非王之知醫亦不敢服耳張子和曰良工先治實後治虛麤工或治實或治虛謬工則實實虛虛惟庸工能補其虛不敢治其實也

昔有人乘舟遇風而患心疾醫者取多年船柁於手汗所積處剖末飲之而愈醫以意用初似兒戲往往巧發奇中有未易致詰者廬陵嘗舉此語坡公公笑曰然則以才人之筆燒灰飲學者當療昏惰推之飲伯夷之盥水卽可救貪食比干之餕餘卽可已佞舐樊噲之盾亦可治怯臭西子之珥亦可愈惡疾乎廬陵亦大笑余謂是固不可太泥古人用藥每取形質相類性氣相從以達病所亦有純以意運如弩牙速產杵糠下噎月季調經扇能止汗蛇性上竄而引藥蟬膜外脫而退翳所謂醫者意也殆卽此類本不當以常理格亦未可以必愈期如或執而不通適爲坡老所笑耳

今醫士每見身熱脈數輒投柴葛以爲邪散則安不知六淫感症固非一端見症雖畧相同治法則自有別盖溫邪忌表濕家忌汗前賢固有明訓王晉三古方選注集傷寒百十三方攻補溫凉無所不備豈僅以解表爲事哉卽足經論治表散亦不宜太過蓋病中大汗最能暗耗元陽致病後每多損怯嘗閱說部所載范雲仕梁爲治議時武帝有九錫之命期在旦夕而[illegible]適病疫乃召徐文伯診之欲求速愈文伯曰此甚易但恐三年後

動惟第十對乃最長者名迷走神經主心肺胃之知覺運動有三十一對從脊髓發出而分布於軀幹及四肢者曰脊髓神經每對各有旁支由支而條而線而絲愈外愈多愈細前後生根而互相交以散布於全身其前根之神經主支配運動絕無關於知覺後根之神經主支配知覺絕無關於運動其功用又適相反對傳知覺者自其端以達腦起運動者自腦以達其端

更有與脊髓並行而分布於內藏及血管者曰交感神經主支配肺之呼吸心之跳動胃之消食物腸之傳渣滓兩腎之秘溺者也

此五者皆神經之機能是以神捨去則全體之機能皆息矣

若夫根於外者謂人之生氣根系悉因外界空氣以成立如鼻孔咽頭喉頭氣管以及肺臟皆所以呼吸空氣是曰呼吸器然則其所生長化成收藏及統攝臟腑內外而令充周無間全體皆受其益者全賴肺吸天空之生氣所成立以存活故曰氣立若俄頃無空氣則其人氣即止息全體之氣化皆絕矣

內經云神有餘則笑不休神不足則悲氣有餘則喘咳上氣不足則息利少氣

(註)此神氣之病狀也有餘指邪實言不足指正氣言笑與悲皆呼虛之變態

由隔膜收束迅速而生音響者則爲笑聲與號泣故經云心糸急則笑肺糸急則哭糸卽筋膜細絲所以收束臟腑也然究笑與悲哭之原因或因心臟邪實或因肺臟正虛以致第十對通心肺之迷走神經功用異常故東醫名神經病邪實者多主死正虛者猶可生故經云實則死虛則生

若尋常或笑或悲現象於面部者皆由第七對顏面神經之作用盖顏面神經主面上喜怒悲憂之一切形容也

喘咳上氣與息利少氣者一因呼氣猛劇故從口內氣逆而搶上一因養氣缺乏故鼻孔吸短而不足以息也

內經云衣被不斂言語善惡不避親疎者此神明之亂也言而微終日乃復言者此奪氣也

(註)此神與氣一實一虛之病狀也故一則棄衣掀被妄言罵詈腦失其知覺之靈一則語音微細聲斷不續肺失其聲音之機勢輕者用藥得宜猶可救療故經云得守者生重則神氣已失其所守其人焉得生乎故經云失守者死

內經云靜則神藏躁則消亡

(註)此言神氣之或靜或躁爲百病生死之提綱蓋靜則精神內守眞氣從之

第三十九期

大清郵政局特准掛號認爲新聞紙類

光緒三十一年十二月望日第三十九期

醫學報

中外日報館代發行

每張取制錢十二文附送解剖圖一頁不取分文

本館開設上海西門內孔家弄底周雪樵醫寓內

正月朔停報一期

醫報館代辦各學堂書籍啓

今學堂漸多學生之貧富不一每人每年應用之書籍數倍於前其景況艱窘者將何以堪故本館同人於無可設法中爲節省之辦法自光緒三十二年正月起凡本埠大小各學堂所應用書籍皆可爲之代辦凡課本等書大致以照碼七五折取資雖所省無幾而積少成多亦可成一鉅欵似不無小補也凡各學堂之委辦者既可節省資財復免專辦之工夫等費當亦辦理學堂者所共表同情者也特將詳章列下○一凡一切課本大致照碼七五折間有來處較昂不能照此計算者亦須少加但總以較之學堂自辦便宜爲度○一凡本埠學堂託本館辦書者但須由郵局函告註明住址即當照單購齊飭人送到其有立時需用者須專人於午前函告當即日送到○一外埠各學堂亦可一律代辦請將銀洋寄來即當照購交民局或郵局妥寄寄費由學堂自給其交郵局者寄費照算○一購書之銀均於送書時原手帶回其不滿銀一元者可俟滿銀一元時再算委購較多者則歸月底清結○一既託本館辦書後如有更廉者聽憑另購若係相彷則請專託本館○一本館自印之書如西史綱目初二函（碼洋四元五角）中國江海險要圖誌（碼洋

醫學報

四元）續西國近事彙編（碼洋四元）史論啟蒙（碼洋一角五分）萬國輿圖（碼洋三角）等凡登諸醫報者概行七折○一送書之人酌路之遠近書之多少酌給廉價酒資由發票中註明不准多索違者請告知懲辦○一代辦書籍之時由光緒三十二年正月分起

本館緊要廣告○實用解剖學非圖不明茲承娟娟女史繪圖寄來已付之石印自上期起每期附送一頁○本埠友人屢向本館言願閱醫報者甚多而送報人每不按期送到殊爲憾事以後如有此情事請函告本館詳載姓名住址當由郵局寄上不加郵費全年報貲收洋四角半年一收○本報自三十七期起每期附刊毛對山醫話一頁何廉臣勘病要訣一頁不與他頁相連綴

本館告白○本報狥閱報諸君之意特於廿六期爲始仿照報格式分單面印雙面印二種單面印者每期二張售錢十五文雙面印者每期一張收錢十二文茲將外埠定報章程列下　自三十七期起至四十八期止郵費在內定雙面印者一份收洋三角三分二份收洋五角四分三份以上每份收洋二角三分十份以上每份收洋一角七分　定單面印者一份收洋三角五分二份以上每份收洋三角五份以上每份收洋二角五分十份以上每份收洋二角滿洋一元須寄郵局銀票不滿一元者可以郵票十分代洋乙角願定閱者照此章程寄資與本館直接可也空函定報概不答覆　補購一一期至廿四期計洋四角滿十份者三元本埠每份洋二角　補購廿五至三十六期單面印二角六分雙面印二角三分滿十份者單面印一角八分雙面印一角五分　本埠單面印每份二角雙面印每份一角六分　外埠訂購本報者以半年爲期而以十二期爲半年　遠近惠書如郵政不通之處信資自給　如遠近同志願代派本報者至少以十分爲率　第一第三第四第五期報業經重印每張售錢十五文

本報代派處　本埠　西門內穿心河橋東首大街大全堂藥店　西門外乾昌紙鋪

外埠　奉天東三省公報館　紹興寶珠橋何廉臣先生　又紹興派報處周德鈞先生　杭州清泰門內許衙巷張伴農先生　湖州所前街傳穉雲先生　又長興東魚巷朱子愚先生　又淘沙弄徐紫瀓先生　又和平鎮客民保甲局沈莘農先生　嘉興池灣池西學堂　揚州古旗亭東　皖南朱公館朱立哉先生　寶應縣城內縣橋西配記香棧姚蓀梁先生　香港上環乍畏街濟生堂藥店　松江屬南翔鎮石皮街張梅生先生　又五厙鎮朱伯升先生　又張堰鎮何獻臣先生　張堰西鄉何望達先生　蘇州元妙觀方爾丈內醫學公會林外耕先生　常州馬山埠長年約局屠友梅先生　安徽余椒圃書館　平望東溪河般像亭先生　常熟南門外豐樂橋達仁酒店陳敬其先生　崇明廟鎮江乾和余彩軒先生　姜堰郵政局施墨池先生　江陰北門外大街光孝坊口達昌恒廣貨號李子樸先生

周雪樵醫例

◎一門診自九點鐘起十二點鐘止分特別尋常二種特別號每號取銀一元尋常號每號取銀三角貧乏不計過午不候雙日門診仍在本寓○二出診亦分特別尋常二種尋常號西半城及西門外左近取銀一元東半城及英法租界取銀兩元南市美租界取銀三元英界過遠須同美界　特別號照此加倍　早診晚診加倍　以上診資統於掛號時先惠　出診時附診照診資減半○三號金門診三十文出診六十文○四輿金凡馬路可

通之處均坐包車每家取銀照診貲收取兩成城內用肩輿每家取銀照診貲收取四成〇五膏丸方不論門診出診概取銀兩元貲須先惠訂期取方〇六遠道診如在十里廿里外及數日程者另有細章至時面議　特別號解釋（凡富商顯宦危險症疑難症久遠症均爲特別類）　特別號利益（門診者但須醫在家中隨時可診不拘午前出診提早先赴隨帶要藥不取藥費）

會友題名錄（刋悞）

上期三君之下皆遺去收會費銀一元六字

沈寶枬號莘農江蘇溧陽縣人年四十歲現捐雜職當和平鎮保甲差素嗜醫學即局送診著有西藥試驗方東西書目表戒烟容易論小兒衛生篇等志在融貫中外醫理以求其是　收會費銀一元

論說

驚風說平議

常熟方仁淵耕霞甫來稿

僕秋間臥病。見兒輩讀醫學報紙、遂於枕上取閱。以消愁悶。而嘆此事實難、而雪樵周先生毅然行之。是非學問精純。讀書有得。則一言出口。指摘叢來。非比別項報紙、可以無稽之言唐塞、佩甚佩甚。而又嘆立言更不易。如三十一期報中。張君仿喻陳兩賢。力闢小兒驚風稱名之妄、以挽世俗頹風。改驚爲經。其識力固過人矣、後經魏天柱先生論辨。加以孫夢蘭先生書後。可稱盡善盡美。無可再議、而僕竊又有說者。夫改驚爲經。固有未妥。而易驚爲痙。本諸金匱。語有來歷、然考之古人、此證有兩。一名痙、而一名瘈、虛實不同、病情亦異。不得盡稱爲痙也。自後世瘈痙同呼、且風動痙厥、四字每蟬聯而下、混淆不分。名實之不辨極矣。姑即瘈痙兩字言之、痙者實症也、挾外感而來。或風熱、或風寒、或痰火堵塞、其六府機竅、致角弓反張、臥不著蓆、齒戛、目。竄、在小。兒。有。先、痙。而。後。發。熱、者。俗稱。急、驚。風。是。也。瘈者。虛。症。也。多久。病。見。之、或亡。血。或誤。汗。或吐、瀉。過。多。跌仆。出。血。太。甚。乃耗、其。津。血。陽。氣。致。木。燥。土。虛。經。絡。無、所。榮。養。則搐、搖、抽、掣、四肢。振。動、俗稱。爲。慢、驚。風、原因。各。異。治。亦。不。同。後。人、同。以、驚。風、呼。之。僕以諸名家反復推論。尙有未盡、故論次及之。非敢抨擊諸公也、讀吳鞠通溫病條辨後。言之頗詳。再考驚風之名、始於顱顖經。此書不知何人所作。宋翰林醫士錢乙。爲兒科高手。謂得力於顱顖，其書在宋以前。已擅用牛黃腦射金石之藥。其來已久。今日而欲闢之。恐難乎其難也。

僕按驚風之症。由於小兒之腦筋衣生有壞體發炎。爲小兒之腦症。中醫於腦之標症。無不以爲屬於肝。而名之以風者。其狀易驚。此驚風之名詞、所由來也。醫家病家。沿川千餘年、一旦改之。談何容易。故張君靜蓮。欲以音同之經易之。庶醫家病家。從之較易。但於症之由於腦。而不由於風、未曾顧及。自不若孫君夢蘭之改爲痙、而孫君之改爲痙、亦取痙驚同音之意。今方君以痙瘈並稱。而以痙爲未妥。則僕有調停之說焉。急慢兩症。雖分二狀。然因急驚而轉爲慢驚者甚多。故中醫二之。而西醫一之。仲景分傷寒爲六經。鞠通分溫病爲三焦。可見病所有傳變。而名詞無改易。大抵中醫之於病名。有綱有目。今欲易驚風之名詞。便於痙而不便於瘲。則綱痙而目瘲。亦何不可。

記者注

診斷學續第三十六期

醫師於榮養狀態之變化。最當注意。如皮下脂肪組織及筋肉容積減小者。即爲羸瘦。其甚者一見可知。（全身皮膚弛緩而無彈力最易撮舉）輕則非病人自訴。或旁人相告。則不能知。至漸次羸瘦者。每潛伏險惡疾病。倏然羸瘦者。多見于霍亂及小兒吐瀉症。在患吐瀉之小兒。數日之間。即於彼爾得氏靭帶之下部。及腋窩之周圍部。皮膚弛緩而生皺襞。又呈一種特異之老人樣容貌。蓋羸瘦之故。因於排泄之量。過于攝取物之量。故此外患消化器病。而飲食減少。或侵熱性諸病。而蛋白質分解旺盛。皆足以致羸瘦。其他各種臟器之結核。癌腫。重症糖尿病等。亦來高度之羸瘦也。

榮養不良而成高度羸瘦者。謂之瘦削。若更見體力及身體官能一般衰脫者。謂之衰耗。或云惡液質。

如上所述，雖大概可判定身體榮養之良否。然欲知其精細。必須時時秤量其體重。蓋慢性諸病（如結核慢性消化器病）之進退。與體重之增減。成反比例。故此等病之進退。可於體重之增減知之。其他急性病（腸窒扶斯）之恢復期，檢查體重。尤爲緊要。蓋由此可知他之慢性疾病有無繼起故也。又有體重之增減與病機之進退。成正比例者，如身體內外之水腫。（因腎臟心臟肝臟之疾患）及腫膿之發生等是也。

在患糖尿病者。雖食气增進。而體重亦減少。故不識明白之原因而體重漸次減少者。宜先行尿之檢查。以檢知此病之有無。』秤量病人之體量。裝有安樂椅子。所謂病人秤量器。極爲輕便。秤量之際。當脫病人之衣服。或稍穿最輕的薄衣。而每次秤量時。所穿之衣不可更易。且其衣之重量。必須減算。又每日秤量。必須定症乾血瘀鎗子入肉危在旦夕者立服四丸黃酒送下汗出卽愈亦可外治此係中國軍中要藥新由東三省帶來南省向無購處現託本館寄售家居者宜備一份以防意外大丸每粒二角小丸每粒一角用法均詳仿單外埠函購一元起碼　醫學館啓

一時刻。若在朝間二便通利之後最妙、

中等體格之體重由下式可得算定、

$天 = \left(\frac{甲乙}{240}\right)$ 基瓦

天體重。甲身長。以仙迷計。乙中等之胸圍、測于乳腺之高處。亦以仙迷計。

本草新詮

鶯粟　鴉片

鶯粟之子含有油質有潤皮性亦爲藥料中上品

鴉片所含之質多至十餘種香油類象皮料自散油等外另含甚奇之生物質十一種如莫非亞、那而荷第尼、荷弟以尼、那而西以尼、替巴以尼、阿比亞以尼、米故尼、假莫非亞、薄甫拉克西尼、拍拍甫里尼、米故以尼、等俟後專條詳之

採鍊　取汁之法最爲簡便但花瓣初落時於夜間以小刀劃破其殼則白色汁流出凝於殼外成滴次日取之則歛韌若遲取則乾其子粒能連合成塊若不連則成沙形之粒依此法取之之後運入通風之煖室自變欖色其臭大而奇凡長圓形之汁較球形爲多此印度取汁法也土耳其鴉片爲殼內結成汁之小粒相合

而成乘乾露乾時割裂其殼用蛤殼收其汁聚之於乳鉢中磨勻其汁最淨波斯國取法相同合而成塊華名曰土耳其土每重二兩六兩至二磅不等用鶯粟葉包之其新鮮者軟如泥剖之則有亂形而少濕之面色櫻如栗以指研之則平滑而光乾則黑而硬其臭奇其味苦用微鏡窺之如爲黃色小粒黏連而成則爲鴉片最淨者次則含有異質

西醫用以入藥其類甚多其屬於鶯粟者一爲鶯粟水蓋其汁在殼內其油則在子內取之之法將鶯粟殼二兩搗碎浸於蒸水一升半內加熱令沸至十分時則濾之再加蒸水補足一升有潤身安神之性如身體有腫有痛及生炎俱可以此水淋洗二爲鶯粟殼糖漿將殼搗碎去子三十六兩置沸蒸水二十升加熱十二小時濾去其水而重壓其殼使乾將所有之水熬至三升俟冷加正酒醇十五兩調入再濾之蒸出其流質中酒醇再熬其餘質至二升加上白糖四磅如取之合法爲最佳之止痛安神藥三爲鶯粟膏將乾鶯粟殼去子搗爲粉用此粉一磅酒醇二兩以沸蒸水二升浸之約念四小時屢調之再盛於濾器中連化盡藥質可得八升熬至一升再加酒醇而熬成膏合於成丸之用能止吐止痛安神可當鴉片之用四爲鶯粟油用鶯粟子榨出其油色淡黃無臭與香油同用有鴉片之長而無其毒每子二分能出油一分

映溪草堂筆記

懸賞購治癆瘵

巴西者南美洲大國也現其京都各議員公集佛郎克一兆枚（佛郎克爲法蘭西銀幣一兆枚約合華銀四十萬兩）募有能得治愈癆瘵之良法者卽以所集之貲與之尙未聞有能應募者

瘋狗咬驗方

瘋狗咬傷最爲惡毒而自古無善治以近世所傳畫五虎符之禁法加味人參敗毒散之湯劑爲最妙然毒輕者或有效毒重者不足恃也此外單方不可勝計而禁忌甚多如百日內不可聞金鼓聲一年內不得食肉之類防守頗難要皆法之未盡善者耳歲己丑寗波象山縣多瘋狗咬患遭其害者十死八九諸方無効適有耕牛亦遭此患而斃剖其腹獲血塊大如斗色黧紫攪之蠕蠕然動一方驚傳其事有張君者明醫術聞之悟曰仲景云瘀熱在裡其人發狂又云其人如狂者血證諦也下血乃愈今犯此症者大都如癲如狂得非瘀血爲之乎不然牛腹中何以有此怪物耶於是用仲景下瘀血湯治之任其毒之輕重症之發與未發莫不應手而愈轉以告人亦百不失一夫瘋狗之患自古而有其罹無妄之慘也或謂寃孽所致遭之者待

斃而已或謂腹中生小犬時至蝕臟腑以死非藥所可挽此皆苦於無法姑作此謬言以相吊耳張君旣洞悉其原又濟之以此妙方特付剞劂廣爲傳佈藥用生軍三錢　桃仁帶皮去尖七粒　地鼈虫炒去足七只右三味研末加白蜜三錢用酒一碗煎至七分連渣服之如不能飲酒者用水對和亦可小人減半孕婦不忌〇一空心服此藥後別設糞桶一只以驗大小便大便中必有惡物如魚腸猪肝之類小便如蘇木汁數次後藥力盡大小便如常再服則惡物又下不拘帖數總要大小便無絲毫惡物爲度不可中止留餘毒於腹中以致復發切記一遇此患無論輕重急宜服藥倘因循發毒未過週時者尚可治然進藥要速可日服二三劑〇一此症旣發切不可吃斑毛等毒藥蓋此時腹中惡塊已積大如斗不化其瘀血而反以毒攻毒必至悶亂而死戒之戒之〇一患發之期大都四十九日爲多近則二三十日遠則六七十日百餘日不等蓋受毒有輕重也〇一此症最毒不必飢膚骨肉受傷卽衣服鞋襪一被咬過雖毫無損傷其毒亦能傳其身余曾遭此患不過棉鞋略有齒痕次日服藥下惡物無算三劑方淨可知其毒之厲矣倘因害淺而忽之其後患可勝言哉〇一被咬者倘不明其狗之癲與非癲不妨服藥以驗之果是癲狗必下惡物若是好狗則大便略溏而已藥力和平决無妨礙仁人貴弭患於無形倘有家犬被

〇寄售對口菌

此菌生於古柩中對死人口而生故名其功甚偉能殺肺中至惡劣之微生虫凡肺癆病初將急宜服之本館目擊多人凡服此者無不調理得愈特爲代售每次一分開水冲服連服三四次如覺心中異常不適者則藥力達矣每藥一分取洋一元爲數無多有患肺癆病者請及早服之

〇醫報館啓〇原定至三十六期止者現已期滿請閱報諸君將三十七期至四十八期報貲寄來其報貲仍照舊章

瘋狗所咬即以此藥灌之既可救一物之命且能免數十人之患其陰德更大〇一此藥較他方爲靈便服者但忌食房事數月而已如鑼聲等可一概不忌〇一倘有疑此方碍於孕婦是未知立方之意夫桃仁春生得陽和之氣地鼈穀食得中和之性酒養陽加蜜以和陰大黃能推陳致新得蜜與酒化苦寒爲馴良共成去瘀生新之功則邪去正安於孕婦更爲有益況被犬咬者命垂頃刻豈可拘泥而自悞耶經云有故無殞願智者深思之

陽湖賀君國岐治友人溫病記

僕讀紹城何廉臣先生越醫傳派言醫風之壞壞在病家蘇泒之手段巧滑病家之性情迂執不禁廢書三嘆謂其切中時弊焉儆鎮章君爾善名士也與僕同窗於今秋重陽節得秋溫病咳嗽發熱便閉無汗延某醫診治誤爲秋涼挾積初用炮姜辛溫病人渴飲煩悶改用羚羊鮮斛遂轉溫瘧微寒壯熱鼻煤舌灰會友人浼僕偕探之盡窗誼也至則前醫書方甫畢案爲奉命無推加意斟酌八字章君含淚請僕診其脉洪滑而數苔灰中乾微寒熱甚煩咳無汗詢其便閉二旬少腹不堅知非陽明腑實症乃曰此風溫由衛入營陰液尚未盡涸淸營透衛可冀汗解脈證合參未萌

敗端決爲不死章君因懇立方而病家含糊不應至病人欲泣其胞弟始捧筆硯來意在陽奉陰違也余亦默揣其意請假館留宿親驗藥石而其弟不語余遂拂袖去越日二更後忽有叩門者方知病勢不退章君願服余藥而亡其家不忍拂其意故復邀余一診也余立金匱白虎桂枝湯合吳氏增液湯一劑忽四肢拘急唇青目瞪舉室悲哀將爲易簀余診其脈沉弦而伏肢不逆冷知邪正交爭欲戰汗而解如天雷將雨先以陰霾四佈也遂告病家曰此非厥乃正與邪拒是謂戰汗俗所謂寒戰是也若汗出則邪解神清矣奚哭泣爲約半時許漐漐汗出脈靜身涼余方喜邪退正虛任其熟寐靜養而病家疑信參半又聘新安某名醫至曰遲矣遲矣脈微欲絕陽爲汗越虛脫卽在目前病家驚惶無措似咎余大言欺人者余力辯曰陽越汗脫必懊憹神煩脈散氣喘邪不爲汗衰也今神倦欲寐乃邪爲汗衰正氣欲復之兆請細辨之前醫遂語塞余改用養陰潤腸之劑下結糞數枚後因不自珍攝食復數次調理月餘而痊陳脩園曰余每因熱腸而備嘗其苦僕實有類於是願普天同志見病家之迂執寧知機早去毋力肩鉅任也

不復能治雲曰朝聞道夕死何妨況二年乎文伯乃以火煆地布桃柏葉於上令雲臥之汗大洩翌日遂愈後二年雲果暴卒宜解之不宜過甚如此

治病不難用藥而難於辨症辨症既明則中有所主而用藥自無疑畏如明永樂中東宮妃張氏經阻閱十月疑有孕上命太醫盛啓東診之盛謂非孕進方多破血品東宮怒曰早晚望誕育豈宜服此卽屏退閱月病益劇復召診仍疏前方東宮禁盛於別室而後服其方盛家惶怖無地事恐不免而盛洋洋若不經意越三日家人忽聞門外呼殿聲甚喧出視則盛已紅棍前引獲厚賞歸矣詢之知妃服藥後下血數斗疾漸平復可見識病既眞下藥終無疑畏如盛者於醫無愧爲良矣

太素之脈析五運之微窮造化之理能决人富貴利達貧賤壽夭此無他至於理而止耳蓋人稟天地之氣以生故五行之氣隱於五臟通於六腑呼吸之間陰陽開合造化玅微靡不畢見嘗考太素諸書首重心脈心主也一身之動定繫焉凡人貴賤惟在輕清重濁其詞曰心脈分明緊秀洪自然祿位至三公清調三按俱無絕福壽綿綿紫誥隆蓋脈清則神清脈濁則氣俗得先天氣厚故神旺氣充脈必明秀而無雜亂至貴也大抵男子以肝木巽位爲主女子以肺金兌位爲先清如玉之溫潤應指分明不沉不濡調調不絕濁則粗燥無神息數混雜按之不顯如撒乾砂此貴賤之所由分也然脈分六部變應萬端其間陰陽聚散生尅無窮義奧同於易理非有宿慧者豈能參其機要哉

藜藿之軀不數服藥葯故易於見功膏粱之體未病先藥既病而葯難取效常見富人染病一日數醫醫者爭奇冀得偶中方藥亂投致多誤事有挽顯者詩曰堂深人不知何病身貴醫爭試一方大抵富人病多誤於亂

藥貧人病多誤於因循

躁則耗散其眞神氣乃去故人之神氣不可不謹養內經所以詳論攝生洋人所以首重衛生也

名論

許宣治云神氣清明病雖重可救神氣昏憒病雖輕必變○張醴泉云神氣爲一身之主神清氣爽神完氣足主清吉神奪氣移神疲氣濁主夭亡○錢仲陽云神氣不足目無精光面白顱解胎稟虛怯也此皆難育雖育不壽○喩嘉言云血以養氣氣以養神失睡之人神有飢色喪亡之子神有呆色氣索則神失所養耳○達摩祖師云神宜藏不宜露神宜和不宜滯神宜清不宜枯神宜發揚不宜輕佻神宜安靜不宜浮動○張醴泉云口鼻氣粗疾出疾入者外感邪氣有餘也口鼻氣微徐出徐入者內傷正氣不足也○朱心農云神識疲倦性情冷寂早有虛寒之象再加內傷之病必至中脫神識昏亂性情暴躁早有火鬱之形再加外感之病必至內閉

林佩琴云凡病者氣急不續則氣已散自汗如雨氣隨汗散大吐大利氣隨吐利而散遺尿嘔血脫精氣亦隨之而散○林愼菴云目光精彩言語清喨神思不亂氣息如常若此者雖脈有險象決無足慮以其形之神在也若目暗睛迷喘急異常或通身大肉已脫或兩手尋衣摸牀或無邪而言語失倫或無病而虛空見鬼

或忽然暴病卽沉迷煩躁昏不知人或一時卒倒卽眼閉口開手撒遺尿若此者雖脈無凶候必死無疑以其形之神去也○喻嘉言云人氣以成形耳形之中有營氣有衛氣有臟腑之氣有經絡之氣然環流不息通體皆靈者全賴胸中大氣一名宗氣爲呼吸之總持呼吸淸而徐者宗氣之盛呼吸短而促者宗氣之衰若呼吸往來振振動搖必死之症矣

要訣　得神者昌失神者亡氣聚則生氣散則死寒則神淸其氣必靜熱則神昏其氣必葷虛則神衰其氣必敗實則神旺其氣必壯

結論○

神爲感覺之靈中西一致惟中醫主心西醫主腦立說不同耳以余推求其理貯靈機者腦故腦爲主腦而用腦之靈機者心故心曰用心且泰西有心靈學泰東有心理學不然但發明心主噴血之功用可矣何必詳論心靈心理也哉善夫徐亞枝之言曰腦以靈機付心而心發之如人憶往事必目上瞪思索者正以心上取靈機於腦也迨思而得之是腦已將靈機下付於心而目不上瞪矣此則心用腦中靈機之明證也能如此推求則腦與心之界限淸而靈性之問題亦解決雖

第四十三期

大清郵政局特准掛號認爲新聞紙類

光緒三十二年三月朔日第四十三期

醫學報

中外日報館代發行

每張取銀一分二厘

本館開設上海西門內孔家弄底周雪樵醫寓內

本館廣告　本報自開辦以來外埠愈推愈廣遠至晉齊豫蜀惟本埠銷數尚未能云旺茲特再行由中外日報附送本埠一期嗣後有願續閱及補購前報者或囑送報人至中外日報館購取或郵告本館可也

本報售價表

本埠
零售單印　一分半
零售雙印　一分二
定半年　二角
補一至三十六　四角五分

外埠
單面印十二期一份三角五分
二份以上三角
五份以上每分二角五
雙面印十二期一份三角三分
二份　五角四分
五份以上每份二角三
十份單印　一元七角
十份雙印　二元
補一至三十六六角
十份四元五角

本報代派處　本埠　西門內穿心河橋東首大街大全堂藥店　西門外乾昌和紙鋪
外埠　奉天東三省公報館　紹興寶珠橋何廉臣先生　又紹興派報處周德鈞先生　杭州清泰門內許衙巷張半農先生　又三聖橋翁价藩先生　又忠清街謝旦初先生　湖州所前街傅穉雲先生　又長興東魚巷朱子愚先生　又淘沙弄徐紫璈先生　又和平鎮客民保甲局沈莘農先生　嘉興池灣池西學堂　揚州古旗亭東皖南朱公館朱立哉先生　寶應縣城內縣橋西配記香棧姚慕渠先生　香港上環乍畏街濟生堂藥店　松江颬南翔鎮石皮街張爾梅先生　又五厙鎮朱伯升先生　又張堰鎮何獻臣先生　張堰西鄉何望蓮先生　蘇州吉由巷醫學公會林先耕先生　常州馬山埠長年葯局屠友梅先生、安徽全椒圖書館　平望東溪河殷豫亭先生　常熟南門外豐樂橋達仁酒店陳敬其先生　崇明廟鎮江乾和余彩軒先生　姜堰郵政局施墨池先生　江陰北門外大街光孝坊口達昌恒廣貨號李子樸先生　泰州北門上眞殿公報社　南灣霸橋灣李嘯雲先生　太倉醫學會　無錫王海濤醫室

滅臭聖藥

西國所出加波匿克酸等非不可辟臭然特亂之耳彼臭雖已此臭依然猶以暴易暴也惟此淨身粉則能使一切臭穢均變無臭其力量之大不可思議此粉出於香港凡西國男婦皆喜用之每年銷數不下數十萬罇雖奇臭如阿魏猫溺等亦能使其臭立刻消滅凡有狐腋臭（俗名猪狗臭）者但用一次即可一月無氣息用至二三次即可斷根有不信者用以淨脚立以鼻嗅之即可知言之非僞眞中國前所未有之奇藥也凡婦女香閨斷不可少文明人愛潔亦不可少家有病人不可少地方汚穢及有狐腋臭者尤不可少用法但以粉二三厘入清水少許研化之搽擦臭穢處立刻便止每人每罇可用半年每罇取小銀叁角有願購者可函告本館注明住址附郵票五六分爲定即當專人送到躉購四瓶收洋乙元

上海西門內孔家弄醫學報館啓

周雪樵醫例

◎一門診自九點鐘起十二點鐘止分特別尋常二種特別號每號取銀一元尋常號每號取銀三角貧乏不計過午不候雙日門診仍在本寓○二出診亦分特別尋常二種尋常號西半城及西門外左近取銀一元東半城及英法租界取銀兩元南市美租界取銀三元英界過遠須同美界　特別號照此加倍　早診晚診加倍　以上診資統於掛號時先惠　出診時附診照診資減半○三號金門診三十文出診六十文○四輿金凡馬路可

通之處均坐包車每家取銀照診資收取兩成城內用肩輿每家取銀照診資收取四成〇五膏丸方不論門診出診概取銀兩元資須先惠訂期取方〇六遠道診如在十里廿里外及數日程者另有細章至時面議　特別號解釋）凡富商顯宦危險症疑難症久遠症均爲特別類）　特別號利益（門診者但須醫在家中隨時可診不拘午前出診提早先赴隨帶要藥不取藥費）

論說

答黃君承禧問

第一條議論極爲明通竊謂藥死物也所以能治病者以其功用言之耳人身有病其病所雖限於一處而每有牽連至全身者譬之外科之瘍癤所生僅數寸地也而惡寒發熱則波及全身故醫家用藥亦必全身受之而後能療其一處但藥之升發者入胃之後卽由胃之微絲管升騰於肺而汽而汗藥之利溺者入胃之後卽由胃之微管橫行入腎而爲溺至於輕重瀉藥則入大小腸此湯藥入胃後變化不同之情狀也故徐之才作十法張子和作汗吐下三法最爲明通中國醫學皆由閱歷而少理想其所爲理想者不過於閱歷中加以詮釋耳傷寒六經病狀始於內經仲景出而每經爲之治法然病有六經藥猶無六經也葉氏治溫病分衛氣營血四層治法其理略同然未可非之也盖西人於無形之物皆喜以有形者証明之如全體之爲模型也聽肺之有筒也診脉之有表也溺之化分法也傷寒溫病雖區分二類然一類中其淺深久暫之治法各各不同惟有以名之則按經用藥始無畸輕畸重之慮如傷寒一二日受之其症頭痛發熱腰脊強而脉浮則名之曰太陽經病而爲太

陽經治法陽明少陽等可以例推然分爲六經似細密矣而太陽一經中復有風與寒之不同故仲景制方亦有麻黄湯桂枝湯兩法則分之更細矣擴而言之則風寒暑濕燥火之六氣及氣分血分亦爲中醫命病之名詞盖人身受病後腔內病理究屬因風因寒因濕杳不可知惟因病狀之異而以六氣命之則用藥始有方針矣自本草經後無言藥入何經者時珍作本草綱目此類語尚少惟近人作本草備要從新醫方集解等書此類語乃多然肺主氣則所謂入肺者皆氣藥也心主血所謂入心者皆血藥也肝主筋則所謂入肝者皆風藥也脾腎二經可以仿此至於六腑之藥則多以功用言以胃主消化大腸主大便小腸主小便則雖未知臟腑之功用而其用心可以想見是藥雖歸經仍及乎全體也又有以五色五味分配之者其理想頗謬而亦有游移之詞以證其不足據者一爲臟腑表裏說如肺與大腸爲表裏則入肺之藥又可入大腸心與小腸爲表裏則入心之藥又可入小腸如瓜蔞杏仁肺藥也而亦可爲大腸藥生地木通心藥也而亦可爲小腸藥二爲補母瀉子之說如黄連瀉心火藥也而亦可以瀉脾火則兼瀉兩經火矣參朮補脾藥也而亦可補肺氣則兼補兩經氣矣三爲引經之說如黄連之功用本瀉心脾之火然與吳萸同用則爲左金丸而瀉肝火是黄連所瀉凡主三經瓜蔞降肺氣藥也而與青黛同拌則

爲降肝氣藥滑石甘草瀉肺藥也加硃砂則爲益元散而入心加青黛則爲碧玉散而入肝然則藥知臟腑之說古人已自亂其體例而亦知其不可通矣誠不如專以功用分類多爲子目之直捷了當也

東京同仁醫藥學校章程　續上期

豫科第一學期　每一禮拜二十八時爲度

醫學科學科目	軍醫學科學科目	藥學科學科目
日語讀法	同上	同上
日文譯解	同上	同上
文法	同上	同上
醫學術語	同上	同上
藥學術語	同上	同上
算學	同上	同上
體操	同上	同上

豫科第二學期　每一禮拜二十八時爲度

醫學科學科目	軍醫學科學科目	藥醫科學科目
會話	同上	同上
作文	同上	同上
日文讀法	同上	同上
日文譯解	同上	同上
翻譯	同上	同上
醫學術語	同上	同上
藥學術語	同上	同上
算學	同上	同上
物理學大意	同上	同上
化學大意	同上	同上
體操	同上	同上

本科第一學年第一學期　每一禮拜二十八時爲度

醫學科學科目	軍醫學科學科目	藥學科學科目
解剖學	同上	動物學
組織學	同上	鑛物學
生理學	同上	植物學
物理學	同上	同上
化學	同上	無機化學
日語日文	同上	同上

本科第一學年第二學期　每一禮拜二十八時爲度

醫學科學科目	軍醫學科學科目	藥學科學科目
解剖學	同上	動物學
組織學	同上	鑛物學
生理學	同上	植物學
病理學	同上	物理學
藥物學	同上	有機化學
日語日文	同上	製藥化學
	同上	定性分析法講義
	同上	日語日文

（此稿未完）

中權居士演說錄（續上期）

吳鞠通本葉氏之說而著溫病條辨其立論旣中葉氏之毒而其方遂有銀翹桑鞠淸宮增液一甲二甲三甲小定風珠大定風珠諸名目

鄙人今就以上所舉明以後之十家評之約可分爲三派薛立齋張景岳張石頑趙養葵爲溫補派

症乾血瘀鎗子入肉危在旦夕者立服四丸黃酒送下汗出卽愈亦可外治此係中國軍中要藥新由東三省帶來南省向無購處現託本館寄售家居者宜備一份以防意外大丸每粒二角小丸每粒一角用法均詳仿單外埠函購一元起碼　醫學館啓

徐靈胎黃載坤陳修園爲信古派

喻嘉言葉天士吳鞠通爲江湖派

薛張之溫補派如今之談脩道者信道書有一分陰不成仙之説專重陽氣而不知世法中人爲病求醫非爲仙求醫也

徐黃之信古派如今之理學老先生信古不化尊古人而於古人之一言一行無不尊之薄今人而於今人之一言一行無不薄之則惑矣

喻葉之江湖派如後世之名士自負極高動言得古人所未得發古人所未發然夷考其實其立言也大抵於便於一己之學説則尊之於不便於一己之學説則抑之其應世也如何可以得名如何可以得利計之爛熟而故作高不可攀之奇態鄙人目爲江湖派誅心也非厚誣也

要之金元四派明　淸三派各有短處亦各有長處苟有人焉能合七派而一之則中醫必大興再能採西醫之長以補其不逮則醫學必大備否則學説既有偏重則一悞生衆悞充其流弊不可言矣故鄙人於次章演説正悞

正悞　醫師之悞有六

一標榜　説一故事以顯其理（葉香巖天醫）葉香巖醫愈張天師之病張禮謝多物葉不受而告以次日准某時當乘船過某橋下張

頷之至次日某時張乘轎過橋命輿夫停輿橋旁而向轎下拱手人問何故張曰橋下天醫星過於是吳人咸呼葉爲天醫焉

二執拗　時醫不問何症往往立方皆書十二味藥而其藥貲必大約值若干錢一二日必用何藥三四日五六日七八日必用何藥皆有一定之規鄙人曾見蘇醫陸氏九芝有蘇談防其說一篇頗有意趣其言曰醫於病者三四日以前不敢用辛散藥防其虛也用大豆卷淡豆豉防其留戀也五六日用生地石斛防其昏譫也六七日用犀角羚羊角防其肝風動熱入心包也繼是則用珠黃散蘇合香丸至寶丹紫雪丹防其脫也病家贊醫師有先見之明而不知其症之所以轉變皆其藥有以引而致之者也

三顢頇　鄙人常見中醫之老於行道者習氣之顢頇極爲可笑亦極爲可憤前幾年杭有一極行時之醫鄙人姑隱其名某日有一作手藝之人來鄙人處求醫問之乃患胃氣痛者其人曰適在某醫處求治已挂有百號餘人比至診我時某醫不准我開口略一診脉卽言曰你之病始而瀉稀繼而瀉血近則紅白痢矣此方服兩帖可也我對以我非痢症某醫大聲曰不會錯不必多言

伏氣溫病篇

伏氣溫病。初起肢冷。脈伏。者。但看面。垢。齒燥。舌絳。溺赤。便是熱。深、厥。深。徑投涼。解。切勿遲疑。誤用溫熱。禍不旋踵。

伏氣溫病。肢冷。脈伏。溺澀。管痛。嘔惡。煩躁。徹夜。不瞑。口渴。舌絳。甚至神昏。讝語。下利。黃水。亦有利青水或紅水者者。急宜清營。分熱毒。如白頭翁湯及銀花連翹知母石斛梔子羚角犀角丹皮鮮生地石膏花粉麥冬等味。

白頭翁湯

白頭翁　秦皮　黃連　黃栢

伏氣溫病。喉中痛。起白點者。熱毒上竄也。宜仿仲景猪膚湯之意。一味。清潤如生地麥冬白芍元參丹皮貝母生甘草等味。若飲水。卽嗆。眼紅。聲啞。口出臭氣者。宜加龍胆草馬兜鈴板藍根青黛石膏銀花瓜蔞梔子黃栢犀角等味。外治用錫類散吹之最效。

錫類散

象牙屑焙　珍珠各三分　飛青黛六分　梅花氷片三厘　壁錢俗名喜子窠二十个用泥壁上

者木板上者勿用

西牛黃　人指甲男病用女女病用男分別合配各五厘　研極細粉密裝瓷缾內勿使泄氣

伏氣溫病。不可發汗。發汗則變証百出。爲難治。

若發汗已。血從上溢。或由口鼻。或由目出。此名下厥上竭。王氏犀角地黃湯主之。

王氏犀角地黃湯

犀角磨汁　連翹各三錢　生地五錢　生甘草八分

水二鍾武火煎至八分去滓入犀汁和服

若發汗已。身重。鼻鼾。語言難出。自汗。口渴。手足瘈瘲。邪熱瀰漫三陽。精液刧奪。神機失運。急宜淸熱。濡津。如白虎湯加西洋參百合竹瀝麥冬竹葉絲瓜絡之屬。

白虎湯

石膏　知母　甘草　粳米

映溪草堂筆記

男女五變再記

男女體質有五變之理本報筆記中已詳述之矣茲閱日本中外醫事新報內溫知

恭請入會

中國醫學會簡章已見三十六期報現以本館爲事務所請海內醫家連翩入會圖醫學之進步謀醫界之公益不勝盼切有願入會者請開具履歷及會費一元郵達本館可也

○本館寄售時務要書●西史綱目初二函銀四元五角江海險要圖誌銀四元富强叢書銀六元續西國近事彙編銀三元萬國輿地圖說銀四角史論啟蒙銀一角五分文選六種銀四角湯氏危言銀二角西例便覽銀一角續左氏博議銀三角以上均不加郵費

叢話載有兩則可以互証一日本慶長中一老僧攜一弟子至某處投宿其弟子忽腹痛一夜曉而視之則男根已沒入變爲女子老僧託諸所宿家而去後顏色體態均如女其家以爲其子婦產一子焉二江戶某家有婢其家在備中玉島隔數年化爲男又有阿州德島之民女年十五六歲時亦變爲男子由是觀之男女之能相變殆確有此理所奇者男根沒入原與陰道無異而卵囊之與女子絕不相同不知其如何變化也變女後并能生子則變化全矣未知未變之前與尋常有相異處否

診餘雜誌

婦女經來時發熱易致耳聾○凡妊娠有病但治其病則胎自安而時下諸醫有置病不治但安其胎者未見其能安胎也○產後小產後症多虛其實者十僅一二凡遇潮熱五心熱等症切忌苦寒之劑即以生地投之每有腹痛下利之變最妙加姜桂以反佐之○人之體質各各不同研究之最爲醫家要事如病有外感宜於發散此一定理也然其人平素體質偏於熱者無所往而不宜涼不必因有表邪也其平素體質偏於虛者無所往而不宜補不必因有外感也表邪外感但須兼治之耳而亦有一種體質雖有風寒不可略用表散藥者○去年嘗診一人咳嗽半年許臥不起者僅十日吐痰腥臭言語如常令嚼生黃豆而知味知非肺癰也然診之現代脉知病頗危決爲肺疽症果二日而逝世

雪樵醫案

中國醫藥之所以難者以同一症而治法不同也當其臨診時不可不知古法而又不可徒拘古法貴活潑潑地消息而變通之近治兩發斑症頗可記焉有一汪君者海寍人也來門診未嘗發熱而胸脇間發紅斑如絳雲一片詣醫治以爲心火用導赤黃連等降之而不愈余診其脉弦洪而有力苔色厚膩而畧黃斷爲胃火鬱極症而所以致鬱之由則因風寒之外束若投涼藥則表邪不能解投熱藥則內熱恐益熾初欲以風藥和解之繼思火旺如是其水必衰若不補水則火得風藥又恐其升而愈揚乃互用滋陰升散之藥方爲生地麥冬芍藥甘草乾葛升麻花粉元參當歸皆重其分兩令二劑後復診則紅斑之退已十之六七更減其分兩予之遂不復至去歲之秋西門外一陳姓婦滿身發斑細小而密時癢且痛醫謂肺火盛以涼肺藥投之不應乃延余診其脉殊沈細口渴嗜飲苔乾而絳余曰此肺火鬱也必於清火中參升散之劑否則火攻於內將變裏症用生地黃連麥冬甘草元參加桑皮花粉荆芥升麻白芷等兩劑而愈余以未延復診也頗疑之及近時以他病延診詢之始知其故然雖有肺火胃火之分而治法則大致相類可知中醫之分經分臟腑僅用藥一二味之異無甚重要也

之分泌故。

○耳爲靈妙之器械

在空氣中。此物與彼物相搏。在空氣忽然生波。恰如投石于水中。數多之波紋出來的樣子。如此其空氣之波。集于外耳之中。從耳道進去。而持動鼓膜。其持動之感覺。傳于耳中之聽骨。而屆耳中之液體。其時毛樣物及耳砂耳石。又震動而傳入于蝸牛殼之豎琴。豎琴輸之於聽神經。聽神經訴之于腦髓。而音感起焉。唉、此眞靈妙之器械哉。

○皮膚衛生

皮膚不潔。于衛生上有害。蓋表面上脫落的膚屑。留于皮面。與內出之汗。外來之塵。共積爲垢。閉塞汗管。遂致老廢物多留于體中。而有礙健康。所以善養生者。必時時沐浴其身。沐浴者。防感冒延壽命之第一良法也。

○長壽短命因職業而別

新智識

近據西醫之調查最長壽者牧師。最短命者醫生。牧師之平均年齡六十五歲。商人六十二。農人六十一。軍人五十九。法律家五十八。技藝家五十七。醫生五十五。

○療不眠病之簡法

凡患不寐症者。於將睡之時。食少許流動體之溫煖食物。即能熟睡。

○療牙痛之簡法

凡患齒痛者。用樟腦插入齒腔及耳中。又用硼酸八分。溫湯一合。調和含漱。極效。

○腦髓神經之數

第一對嗅神經。分布于鼻之黏膜。

第二對視神經。分布于眼球之網膜。

第三對動眼神經
第四對滑車神經
第六對外旋神經
（以上）附屬于眼球分布于筋肉

即木乃伊也然甚可貴雖在彼國亦不易得云據此徐子所言信有因矣

泰西醫士言善治跌撲損傷不知此技莫過於蒙古乾隆時越東俞孝廉澄北上墮車折斷脅骨四根蒙古醫生取驢骨易之束以帛半年而愈惟戒終身弗食驢肉又齊次風侍郎趨直圓明園墜馬破腦腦漿流溢僅存一息延蒙古傷科治之封羊腦以補之調藥末敷其外一日夜少甦然視物皆倒懸以鼓於腦後敲數十槌視物始正八閱月而平復今中外醫人恐未必有此神技也

元時有剛哈剌咱慶王在上都嘗因墜馬致兩目黑睛俱無而舌出幾至胸諸醫束手時惟廣惠司卿聶某言識此症乃以剪刀去其舌少頃復出一舌復去之并於兩旁各去一指許用藥塗之越夕而目睛如舊更無疾苦事見楊瑀山居新話謂聶某親與言之其剪下之舌尚存也按廣惠司乃回回醫人所隸聶某或曾見此症故能爲之治惜當日元誠先生曾未一詢其病由也

失血之症弱年易犯而治之頗難繆仲淳言其要有三一宜行不宜止行則血循經絡不止自止止則血凝發熱病日痼矣二宜養肝不宜伐肝蓋血藏於肝吐則肝失其職故惟養之使氣平而血有所歸伐則虛不能藏血愈不止也三宜理氣不宜降火氣有餘即是火氣順則火降血隨氣行自不溢出若欲降火必用寒涼致傷脾胃脾氣既傷尚能統血而安絡乎斯論甚明學者大可於此取則昔人言凡治血症服寒涼藥十無一生服童便百無一死因能降火滋陰消瘀甚速也余謂飲童便不如飲自便爲佳既可隨便飲使不失眞氣且得因之食淡而遠辛鹹夫淡食亦生新之一助也

醫者意也能知變而後能使草木每見同是一方或分兩有差或少加一引有驗不驗之異者蓋藥之輕重必

諒其病之淺深使適達患所過不及則不驗若夫一引之加似無關係然如千里行軍不可無一鄉導也宋徽宗夏月食氷遂病脾泄國醫進藥未效召楊介診之介用大理中丸帝曰服之屢矣介曰病因食氷臣以氷煎藥是治受病之原也服之果愈此正經言必伏其所主而先其所因其始則同其終則異矣

醫話卷叁　　上海　毛祥麟　對山

用藥惟憑氣味以扶偏制勝乃今藥肆所售竟有形似而實非者霉爛而氣味全失者倘非常品必親嘗而後用之葢投藥如遣將若未知其人之性情賢否而任之鮮不僨事憶昔在鄉近鎮有王某病火腑秘結便阻五十餘日余用更衣丸以未效而疑之幸病家細心服時留取數粒以示余嘗之味甚甘駭曰是丸僅用蘆薈硃砂二味取其苦滑重鎮今味反甘乃僞耳因書方令自合一服即通知鄉間葯肆其不可靠有如此者昔人言用藥有三忌謂從未經驗臭穢猛毒氣味異常也知此三者庶可驅使草木耳

無爲程生夏月露坐夜既深覺小腹重滯而微痛久則如有物攻群醫莫名其症近村有老儒能醫而不名程延以診視乃令市諸藥料以次熏腹至雄黃而腹鳴如雷曰此蛇臟也是必坐處有蛇窟夜深將出觸其所吐之氣致成此疾經歲腹膨如鼓至臍中出水則不可救矣遂以雄黃和酒令飲閱三日頓瀉綠水斗餘而愈按本草載雷丸之治應聲蟲與此相類葢物必有制因其畏而投之故能取效法雖異理自一也

世俗有云若要小兒安須帶三分饑與寒盖言衣絮弗使過煖飲食弗令過飽庶無蘊熱停滯之患是亦保嬰之一法也凡襁褓之兒內症多痰火外感多風熱每患口舌腫毒投以辛涼化毒自安近有推驚婆子指爲螳螂子言過一週即不救每用利刀剔兒兩頤以出血塊是惟江浙有之而吳中爲甚他處未聞有此患也然孩

第四十四期

大清郵政局特准掛號認爲新聞紙類

光緒三十二年三月望日第四十四期

中外日報館代發行

每張取銀一分二厘

醫學報

本館開設上海西門內孔家弄底周雪樵醫寓內

本報售價表

本埠		外埠		
零售單印	一分半	單面印十二期一份三角五分	二份以上三角	五份以上每分二角五
零售雙印	一分二	雙面印十二期一份三角三分	二份　五角四分	五份以上每份二角三
定半年	二角	十份單印一元七角　十份雙印二元	補一至三十六六角	十份四元五角
補一至三十六	四角五分			

本報代派處　本埠　西門內穿心河橋東首大街大全堂藥店　西門外乾昌和紙鋪

外埠　奉天東三省公報館　紹興寶珠橋何廉臣先生　又紹興派報處周德鈞先生　杭州清泰門內許衙巷張华農先生　又三聖橋翁价藩先生　又忠清街謝旦初先生　湖州所前街傅稺雲先生　又

長興東魚巷朱子愚先生　又淘沙弄徐紫瀓先生　又和平鎮客民保甲局沈莘農先生　嘉興池灣池
西學堂揚州古旗亭東院南朱公館朱立哉先生　寶應縣城內縣橋西配記香棧姚慕梁先生　香港
上環乍甸街濟生堂藥店松江屬南翔鎮石皮街張爾梅先生　又五庫鎮朱伯升先生　又張堰鎮何
獻臣先生　安徽全椒張堰西鄉何望達先生　蘇州吉由巷醫學公會林先耕先生　常州馬山埠長年葯局屠友
梅先生　安徽全椒圖書館　平望東溪河般隊亭先生　常熟南門外豐樂橋達仁酒店陳敬其先生
姜堰郵政局施壘池先生　江陰北門外大街光孝坊口達昌恒廣貨號李子樸先生　泰州北門上眞殿
公報社　南潯潯溪李嘯雲先生　太倉醫學會　無錫王海濤醫室

求醫告白

僕甲辰夏間感患溼氣兩足浮腫漸成筋痿後服生地黃湯而愈忽又腹中作瀉色如白痢粘滑異常痢後繼以燥糞細如筆幹瀉之先少腹左邊筋硬作痛筋粗如大指瀉後即平每日晨昏兩次萬不能忍多則三四次平時腹中汩汩作聲恍如風瀉之證前作腸澼腸風痰積休息痢主治終無效驗迄今糾纏兩載雖胃納如常而形神疲憊海上岐黃諸名家必能洞垣一方各抒卓見尚祈良方迅賜早得回春感紉鴻情謹當致謝　紹興沈伯常謹白

滅臭聖藥

西國所出加波匿克酸等非不可辟臭然特亂之耳彼臭雖已此臭依然猶以暴易暴也惟此淨身粉則能使一切臭穢均變無臭其力量之大不可思議此粉出於香港凡西國男婦皆喜用之每年銷數不下數十萬罇雖奇臭如阿魏貓溺等亦能使其臭立刻消滅凡有狐腋臭（俗名猪狗臭）者但用一次即可一月無氣息用至二三次即可斷根有不信者用以淨脚立以鼻嗅之即可知言之非僞眞中國前所未有之奇藥也凡婦女香閨斷不可少文明人愛潔亦不可少家有病人不可少地方汚穢及有狐腋臭者尤不可少用法但以粉二三厘入清水少許研化之搽擦臭穢處立刻便止每人每罇可用半年每罇取小銀叁角有願購者可函告本館注明住址附郵票五六分爲定即當專人送到躉購四瓶收洋乙元　上海西門內孔家弄醫學報館啓

周雪樵醫例

◎門診自九點鐘起十二點鐘止分特別尋常二種特別號每號取銀一元尋常號每號取銀三角貧乏不計過午不候雙日門診仍在本寓○二出診亦分特別尋常二種尋常號西半城及西門外左近取銀一元東半城及英法租界取銀兩元南市美租界取銀三元英界過遠須同美界　特別號照此加倍　早診晚診加倍　以上診資統於掛號時先惠　出診時附診照診資減半○三號金門診三十文出診六十文○四與金凡馬路可

通之處均坐包車每家取銀照診資收取兩成城內用肩輿每家取銀照診資收取四成〇五膏丸方不論門診出診概取銀兩元資須先惠訂期取方〇六遠道診如在十里廿里外及數日程者另有細章至時面議　特別號解釋)凡富商顯宦危險症疑難症久遠症均爲特別類)　特別號利益（門診者但須醫在家中隨時可診不拘午前出診提早先赴隨帶要藥不取藥費）

會友題名錄

蔣光煦字梓棻年二十七歲嘉興府石門縣人家世業醫幼讀素難諸經近更涉獵東西醫籍惟願醫界更新得收强種之效果焉　　收會費洋一元

俞本立字道生號立人年四十一歲江蘇金山縣監生候選直州同住金山屬之干巷鎮業醫二十餘年內外皆由師授靈素論略諸書罔所瀏覽西學生理病理亦嘗涉獵志在融會中西折衷至當著有醫餘吟草　　收會費洋一元幷捐助本館洋二元

論說

答黃君承禧第二問　問見四十二期

睾丸之物雖小。然未可言中實也。全體新論云。「卵內分十餘層。似葵扇紋每層有精管數十。狀如行蛇，合爲直管二十餘，行出卵外」。全體闡微云。「卵質色黃紅。中有三四百葉。大小不定。每葉即微精管纏積而成。管內生精管。列二百條。只一寸。約共八百四十管。每管長二尺。積管之中間有脉管廻管吸管腦筋衆微管。合成二十餘管名曰精管」則中皆微妙之機械至於由睪丸以至精囊其管甚長僅以二卵八百餘管而續之長幾百丈其行出卵外者又合爲十餘管而合爲一管行過交骨拱入尻骨盆附膀胱外至膀胱底而入溺管底則共長一百餘丈故泄精一次僅數分之一耳凡節慾者其精稠而厚凡縱慾者其精稀而薄此人身强弱之原理也至於精之製造法全體新論言赤血行至外腎卽由微絲管攝入衆精管而成精以藏於精囊內然人當泄精時每覺由腦而下而脊而陰莖者何也一則外腎藏精其司用則由腦而來方其泄時腦氣皆下注於陰莖二則腦氣下注周身之血亦隨以下行而腦中之血較少故泄後人必略困倦不便運用思慮三則卵精外泄其微絲管必更攝取新精以補其缺蓋斯時也血皆下注攝取新精莫便於此時也故雖日日縱慾而不虞其不給惟是縱慾與節慾具相異之點全在於精之薄與稠蓋新精攝入無不薄者必積貯於精管精囊之時久而後能變爲稠故節慾者有數效焉一精不屢泄則安居而變稠也二精不屢泄則無事更攝血中之新精以補其隙也三

則卵之所攝皆血之精汁。血之精汁。不爲卵攝。則存於全身之血內。而人之氣體。於以強矣。四則以精稠之故而外腎有變態焉。蓋節慾則微絲管之攝取新精也。其事簡而逸。其力亦足。而精稠。則體積較小。於是卵中層疊之葉皆成皺襞紋。故卵較小而囊亦歛。此節慾之效也。

（此稿未完）

本科第二學年第一學期每一禮拜二十八時爲度

醫學科學科目	軍醫學科學科目	藥學科學科目
病理學	同上	生藥學講義
藥物學	同上	定性分析實地演習
調劑實習	同上	定量分析講義
內科學	同上	調劑學講義
外科學	同上	衛生化學講義
眼科學		日語日文
日語日文	同上	

本科第二學年第二學期醫學每一禮拜二十八時爲度藥學每一禮拜三十三時爲度

醫學科學科目	軍醫學科學科目	藥學科學科目
內科學	同上	生藥學講義
外科學	同上	調劑學實習
眼科學	同上	藥品鑑定實習
診斷學	同上	日本藥局方講義
衛生學	同上	衛生化學實習
衛生法規	同上	定量分析實習
內科臨床講義	同上	實地製煉
外科臨床講義	同上	生藥學實習 顯微鏡用法
日語日文	同上	同上

本科第三學年第一學期　每一禮拜三十三時爲度

醫學科學科目	軍醫學科學科目
內科學	同上
外科學	同上
衛生學	同上
衛生法規	同上
婦人病學	
小兒科學	
皮膚科學	同上
內科小兒科臨床講義	同上
外科皮膚科臨床講義	同上
日語日文	軍隊內科學
	軍隊外科學
	軍隊衛生學
	日語日文

本科第三學年第二學期　每一禮拜三十三時爲度

醫學科學科目	軍醫學科學科目
婦人病學	
產科學	
耳鼻咽喉科學	同上
精神病學	同上
法醫學	同上
內科、產婦人科、精神病、臨床講義、	同上
	軍醫制度學
	軍醫勤務學
	選兵醫學

（此稿未完）

症乾血癆鎗子入肉危在旦夕者立服四丸黃酒送下汗出卽愈亦可外治此係中國軍中要藥新由東三省帶來南省向無購處現託本館寄售家居者宜備一份以防意外大丸每粒二角小丸每粒一角用法均詳仿單外埠函購一元起碼　醫學館啓

中權居士演說錄（續上期）

蓋此人患氣痛症其坐立不安太息呻吟之狀與患痢之狀正同且時當秋令正痢症大行之日故某醫悞會如是又聞一名醫其子有病而卽欲出門行道乃手書一方語家人頻頻與服匆匆登輿欲去其門弟子見方甚駭乃向其師言曰此力太險恐有不測師曰我臨症多矣此病必用此藥須頻頻與服輕則不效爾輩勿多言急登輿出診去比晚歸則其子已一息奄奄某醫尙責家人藥未頻與乃親手調數匙與之遂應手而夭蓋名醫之聲價極高延請不易臨症雖多而其所診治者多非初起之症同一症也有因服藥而轉致者有因居養之特異而漸成者名醫來如以一帖藥死之則病家以爲症本垂危某名醫尙不能挽救而原諒之如竟以一帖藥生之則不幾日送謝儀懸謝匾之舉來矣名醫以某症用某方而得謝匾已多故自信甚堅而不悟此症服此藥之死者多而生者少也故藥死其子而尙恨服藥之太晚云

四炫奇　醫家有五運六氣之說蓋猶儒家之有易象說也皆借以言理之學說非必確有其氣數之實況也乃有篤信運氣說之醫以爲某年眞應何運眞應何氣且有篤信大運氣之說者以爲前之若干年主何運氣後之若干年主何運氣

其酸腐癡呆之態狀令人見之發嘔

鄙人昔在湖北聞有一名醫因其母病乃延同道多人公議一方再三商審本年之主運爲何客運爲何主氣爲何客氣爲何何氣司天何氣在泉而老太太之體質何若用某藥須用某藥以制其太過書醫案則長篇累牘而藥之分兩亦互酌數小時而始定乃服之數日病反日漸昏沉諸醫共惑忽聞外有一時醫轎過諸醫不得已姑要之入某時醫入門見諸名醫同聚一處大駭曰諸位老先生在此何乃邀晚生是取笑也急欲退出主人挽請曰家母有病我與諸先生公議數方皆不效聞先生道甚行欲求一診以定吉兇時醫曰誠如是則晚生不敢辭然有一事先奉告晚生診後不開方僅用藥箱中之碎藥老先生勿責晚生之草率也乃入內略診其脉卽以藥箱後所懸之藥用手撕下若干令煎之煎成作綠茶色時醫先自飲二口以告名醫曰可持與老太太服之名醫無法乃送與其母服之少頃其母覺胸口寬快頗思飲食家人以告時醫曰可與以薄粥老太太服粥後精神頓爽欲起坐矣主人喜出望外深謝某時醫某時醫隨又在藥箱內抓碎藥四五味合一包而去明日老太太之病竟大愈諸醫不解所以乃羣邀某時醫來請敎其用何藥有如是之神效某時醫曰兄弟一知半解所見書甚少雖然竊觀

老太太之病乃尋常氣滯挾食症諸位如此珍重議方得無小題大做乎兄弟首用之一藥乃陳年之蘿蔔菜也後包之數藥乃古方二陳湯也一以解諸藥之毒一以除痰舒氣而已諸醫大笑而罷

五太關切　凡事固忌不關切然太關切亦有害昔者葉香巖爲吳門名醫一日爲其母醫病其症應用白虎湯葉在院中往來蹀走自語自言曰此症是白虎湯症又曰不可輕用忽又曰不能不用如此搗鬼多時不能自決爲一黠者聞知乃投刺請見告以醫學訪友葉延之入不遑他語卽先以母病告黠者略一診視卽向葉曰太夫人之疾乃白虎湯症宜速與服之否則將有不測葉曰英雄所見略同卽開白虎湯與服而效越數日去答拜並送謝儀多物而欲與之談道黠者曰謝物謹領若夫醫道則僕不解也僕所以知太夫人之病應用白虎湯者乃隔院聞先生搗鬼之語故借訪友之事以決先生之疑耳遂大笑而散

六循俗忌　自士人不知醫而醫學遂有專家於是醫道竟成一種市井生意矣旣屬生意則名醫自不及時醫之利市此所以今日之醫師往往書案則模稜滑巧開方則必列十有二味也迨至因循延悞變將不測於是或勸其吃洋煙或勸其求仙方許神願甚或勸其請狗眼送鬼以爲脫卸地步矣　未完

伏氣溫病篇

若發汗已。倐然昏。厥不醒。宜大劑犀羚茹貝知毋花粉元參銀花調局方至寶丹灌之。

本期已完

局方至寶丹

犀角一兩鎊　硃砂一兩飛　琥珀一兩研　玳瑁一兩鎊　牛黃五錢　麝香五錢

以安息香重湯燉化和諸藥爲丸蠟護

伏氣溫病不可。利。其小。便誤利。之禍不勝言。或脈象微。弱。神氣昏。憊、或心中。動。悸。溲、溺。疼。痛。急救。陰。液。尚有轉機。宜復脉去姜桂麻仁人參加西洋參知母花粉竹葉蔗漿之屬。

復脉湯原方

甘草炙　生地黃　麥冬　麻仁　桂枝　生姜　人參　阿膠　大棗

伏氣溫病。頭汗、淋漓。腹滿。心煩。徹夜。不瞑。面赤。足冷。舌絳。口渴。氣逆。莖縮。脈弦、洪。豁。

大左手尤甚。此眞陰素虧。値春發泄司令。心陽外越。內風鴟張。宜急以龍牡犀角珍珠鼈甲阿膠貝母竹瀝辰砂小麥花粉麥冬茯苓爲大劑投之外更重炭醋以歛陰。撲蠣粉以止汗。搗附子粉湧泉穴以引熱下行。

伏氣溫疾。服清解營陰藥已。脈顯。滑。數。苔轉黃厚者。邪由營分而達于氣分也。宜元參銀花生石膏知母梔子鮮斛蔞皮蘆根等味。

服前藥已。苔退舌淡。踰一二日。舌復乾絳。苔復黃燥者。以伏邪重不能一齊外出也。仍宜犀角元參生地丹皮知母銀花連翹竹葉等以清衛涼營

伏氣溫病。熱雖退。而頭面汗。多。嬾言。倦。寐。小溲。欲解不。通者。邪去而眞陰未復也。宜西洋參生地茯苓麥冬白芍金鈴子知母白芍鮮斛小麥紅棗等味。若軟。痰。不。能。吐。左偏頭。微痛者。用女貞子旱蓮草桑葉菊花川貝牡蠣竹茹海蛇皀莁羚角等物。

映溪草堂筆記

體質之研究

考察體質最爲醫家之要義上期診餘雜誌中已略述之矣試更舉兩則一世伯馮

仲梓廉訪任陝臬時得偏中之病左手足不便適吳子培太守解餉至西安因延診吳用附子肉桂各三四兩他味稱是計藥一劑凡兩斤許以大沙鍋煎濃以大碗牛飲日服一劑凡數十劑服之甚適然病則不愈也後歸姑蘇其門生有鄭樵朋大令者以醫名喜用石膏有鄭石膏之名來診用石膏黃連各二三兩他味稱是亦服數劑服之甚適眠食皆安而病則如故也前後反對至如此其極而體質能堪之亦異事也一則體質虛者偏溫偏涼皆不納略以少許溫藥投之則唇腫口渴舌燥矣略以少許涼藥投之則食頓少體不適矣嘗見一人素有痰喘自服枳實而病益劇一日而斃嘗治一婦得風眩症以祛風柔肝藥治之皆不效後以最上人參補之而愈然而又有不受補者止能以極輕靈藥敷衍之待其病之自愈

驗之方權商

四十期報中登有社友袁君堯官瘋狗咬方一則近得社友高君汝賢來書言伊三十年來於此方亦屢試屢效惟方中地榆一味恐是袁君筆悞高君之方則榆白皮一兩也并言榆白皮滑可利竅能下有形留著之物從小便出其汁極黏故香鋪中製香以之代膠地榆則止濇之品不合此方之用所論頗是敢以質之袁君　并言赤游風症之重者須先用瓷鋒輕手砭去紫血以泄其毒再以精猪肉切片貼其上乾則易之俟毒吸盡則自愈亦屢驗方也敢以質之朱君

第五對三叉神經。別爲三枝。第一枝眼窩神經。分布于眼球及鼻。第二枝上顎。神經。分布于上顎及齒牙。第三枝下顎神經。分布于下顎及口。

第七對顏面神經。分布于顏面之筋肉。

第八對聽神經。分布于耳。

第九對舌咽神經。分布于咽頭等。

第十對迷走神經。分布于喉頭肺臟心臟及胃與肝臟。

第十一對副行神經。分布于喉頭之筋肉。

第十二對舌下神經。分布于舌之筋肉。

右十二對之諸神經。有七言絕句，以便記憶。卽嗅、視•動•滑•三•外•顏•聽•咽•迷走•副行•舌。

〇人身之溫度

人之體溫。大概在攝氏表三十六度至三十八度之間。腋下三十六度六分至三十七度四分。舌下較腋下高〇•二五至〇•五。直腸膀胱較腋下高〇•八至一•一。其他諸內臟與血液之溫度更高。肝臟之底面則爲溫度最高之處。

〇三氏檢溫器較表

攝氏	列氏	華氏
三五、〇	二八、〇	九五、〇
三六、〇	二八、八	九六、八
三七、〇	二九、六	九八、六
三八、〇	三〇、四	一〇〇、〇
三九、〇	三一、二	一〇二、二
四〇、〇	三二、〇	一〇四、〇
四一、〇	三二、八	一〇五、八
四二、〇	三三、六	一〇七、六
四三、〇	三四、四	一〇九、四
四四、〇	三五、二	一一一、二

提之子肌膚嬌薄卽欲稍泄衍風熱以針略刺猶可切勿用刀割裂以傷血絡致不能乳食可不愼歟

世言以醋泥塗火燒瘡取驗最速其言恰非無本蓋北夢瑣言中載孫光憲家人方作煎餅一婢抱兒傍玩失手落兒火上遽以醋泥塗之至晚卽愈幷無瘢痕可見當時已有此說故能應手取效然則世俗相傳固不厭多聞也

桐城俞瀠香言其族子昔患水脹腹膨如鼓漸至手足面目皆腫危殆已甚自問無生理一日聞隣家葱煎豆腐甚香思食之因自煮一鍱食頗快口而小便覺爽遂連食數日溺更大通腫漸消腹亦漸小不半月而病愈俞謂水蠱重症而以葱腐獲痊殊不可解余曰凡人感疾皆由氣味相觸內阻流行之機感時雖微久能致命惟遇氣味相投之物一動其機雖痼疾亦或可瘳如內經言臨病人問所便卽是此理非臆說也

咸豐初黃巖葉某賈於滬一夕偕友小飲歸時已三鼓倏有旋風刮地起風過葉仆地不起同伴扶掖回寓逾時氣絕其友徐姓者嘗謂余曰葉年壯盛氣體素强何病之驟而死之速也余曰此殆非病或因驚散生魂耳問是時尙可救否曰按本草以腰刀鞘二三寸燒末服謂可救明年徐赴蘇郡泊舟黃渡晚餐方畢聞岸上喧啾聲往觀見一人倒地因詢其何病其家人曰本無疾苦黃昏出門欲往友家行未半里遽踣於此徐憶余言令以刀鞘試之移時漸甦頃卽起坐自言初至此鬨樹頭鳥聲亂噪陰風起林間使人毫髮皆豎忽來一巨人揮拳猛擊駭極狂竄正不識路繼聞前面鋒刄聲甚厲意巨人持械復來遂回身而走不知何以仍在此也觀此可見古書所載奇方異疾若治之得中固無不驗者然此理甚微頗不易解

嘗觀撫奇集載黑犬徧體無雜毛目如丹硃者名風夷能治飛頭之疾初不知飛頭何疾閱搜神記吳時將軍

朱桓一婢每夜臥頭輒飛去將曉復還又酉陽雜俎言嶺南溪洞中往往有飛頭者故有飛頭獠子之名頭飛一日前頸有痕匝項如紅縷妻子咸守之其人及夜狀如病頭忽離身而去將曉還復如夢覺云噫此固疾耶奇甚矣未識何由而得徧閱諸書無從考證耳

宋徐文伯入山採藥遇二老人鑿石取水自飲文伯渴甚欲乞一盂老人曰此玉液也非汝可飲過懇之授半盞方入口齒即相擊下咽覺冷不可耐一老曰何自苦乃爾遂摘樹葉三片使食食之即覺溫煖易常老人復授書一冊曰歸習之能療世人疾文伯暮年遂神其技嘗於路旁見一人倒地死腹大如甕文伯曰此人爲爆蛇擊死氣雖絕神未離尚可活也乃取藥丸納其鼻孔頃之腹鳴便泄而甦衆問所施何藥曰骨篤犀也按骨篤犀乃巨蛇角能解諸毒又明帝時有內侍患頭痛如破發即厥絕群醫以爲風文伯曰此腦蛆也以藥點兩眼角頃則鼻中出蛆無數乃取以搗汁入藥少許令服曰此腦髓所化非此不能補耳自後病遂不發

吐衂諸血症今人每宗仲景瀉心法不知其所謂瀉心者實瀉手厥陰足厥陰太陰陽明四經之邪火有餘也大黃峻利之品用得其宜取效固捷若施之體弱之人禍可立待梁武帝時姚僧坦以醫擅名值帝病熱欲服大黃姚言至尊年高不可輕用快藥帝不從幾殆其後元帝得心疾群醫擬進補心之品姚言脉洪而實蓋有宿妨非大黃不瘥劑進立愈觀此知大黃之用必有把握未可混施

華亭費秋谷母驟腹痛頻危者再聞天馬山有道人能醫乃親往延治途遇一老翁同憇於亭問何適費以延醫對翁於囊中出一方曰此孫思邈所得龍宮方也服之當有效費於怱迫間不辨何藥即市歸進母一服而愈後以方示人蓋即千金方溫脾湯也是方寒熱並用補瀉兼施信非凡手所能定按唐段成式酉陽雜俎思

第四十五期

大清郵政局特准掛號認爲新聞紙類

光緒三十二年四月朔日第四十五期

醫學報

中外日報館代發行

每張取銀一分二厘

本館開設上海西門內孔家弄底周雪樵醫寓內

本報售價表

	本埠	外埠		
零售 單印	一分半	單面印十二期一份三角五分	二份以上三角	五份以上每分二角五
零售 雙印	一分二	雙面印十二期一份三角三分	二份　五角四分	五份以上每份二角三
定半年	二角	十份單印一元七角 雙印二元		
補一至三十六	四角五分		補一至三十六六角	十份四元五角

本報代派處

本埠　西門內穿心河橋東首大街大全堂藥店　西門外乾昌和紙鋪

外埠　奉天東三省公報館　紹興寶珠橋何廉臣先生　又紹興派報處周德鈞先生　杭州清泰門內許衙巷張半農先生　又三聖橋翁价藩先生　又忠清街謝旦初先生　湖州所前街傅稺雲先生　又

長興東魚巷朱子愚先生　又淘沙弄徐紫璈先生　又和平鎮客民保甲局沈莘農先生　嘉興池灣池西學堂　揚州古旗亭東皖南朱公館朱立哉先生　寶應縣城內縣橋西配記香棧姚慕梁先生　香港上環乍畏街濟生堂藥店　松江屬南翔鎮石皮街張爾梅先生　又五庫鎮朱伯升先生　又張堰鎮何獻臣先生　張堰西鄉何望達先生　蘇州吉由巷醫學公會林先耕先生　常州馬山埠長年藥局屠友梅先生　安徽全椒圖書館　平望東溪河殷豫亭先生　常熟南門外豐樂橋達仁酒店陳敬其先生　姜堰郵政局施墨池先生　江陰北門外大街光孝坊口達昌恒廣貨號李子樸先生　又布政巷醫學研究會　泰州北門上眞殿公報社　南灣覇橋灣李嘯雲先生　太倉醫學會　無錫王海濤醫室　東台小海場祥記鹽局袁堯官先生

求醫告白

僕甲辰夏間感患溼氣兩足浮腫漸成筋瘻後服生地黃湯而愈忽又腹中作瀉色如白痢粘滑異常痢後繼以燥糞細如筆幹瀉之先少腹左邊筋硬作痛筋粗如大指瀉後即平每日晨昏兩次萬不能忍多則三四次平時腹中汩汩作聲恍如風瀉之證前作腸澼腸風痰積休息痢主治終無效驗迄今糾纏兩載雖胃納如常而形神疲憊海上　岐黃諸名家必能洞垣一方各抒卓見尚祈良方迅賜早得回春感紉鴻情謹當致謝

紹興沈伯常謹白

淨身粉暫缺

去年由香港寄來淨身粉數百瓶業已銷罄而香港急切不及寄來現已函催速寄外凡有購此粉者須先行登冊俟寄到後再行以次寄出本埠定購者當專人送到

上海西門內孔家弄醫學報館啓

周雪樵醫例

◎一門診自九點鐘起十二點鐘止分特別尋常二種特別號每號取銀一元尋常號每號取銀三角貧乏不計過午不候雙日門診仍在本廨○二出診亦分特別尋常二種尋常號西半城及西門外左近取銀一元東半城及英法租界取銀兩元南市美租界取銀三元英界過遠須同美界　特別號照此加倍　早診晚診加倍　以上診資統於掛號時先惠　出診時附診照診資減半○三號金門診三十文出診六十文○四輿金凡馬路可

通之處均坐包車每家取銀照診資收取兩成城內用肩輿每家取銀照診資收取四成〇五膏丸方不論門診出診概取銀兩元資須先惠訂期取方〇六遠道診如在十里廿里外及數日程者另有細章至時面議　特別號解釋）凡富商顯宦危險症疑難症久遠症均（為特別類）　特別號利益（門診者但須醫在家中隨時可診不拘午前出診提早先赴隨帶要藥不取藥費）

會友題名錄

馮銘字箴若年五十九歲江蘇常州府江陰縣人內閣中書銜就職訓導考取副優歲貢生住江陰城內布政坊巷現創醫學研究會著有雜作數篇俟後錄呈社友

收會費洋一元

沈乾照字韻濤號詩波年三十一歲安徽泗洲人寓寶應縣小南門內僻處偏隅新知闇僿現有同志數人擬組織醫學研究會事甫萌芽尚未成立　收會費洋一元

論說

答黃承禧第二問　續上期稿

然節慾誠效矣。而亦有能絕慾與不能絕慾之分焉。蓋精中有三物。一曰精液。其色空明。初薄後稠。中有膠質。二曰精珠。計四千粒。共長一寸。三曰生元。形如蝌蚪。計五百條。共長一寸。而三者之中。以生元為重要。其頭部作扁桃形。其尾部作細絲形。其在精液中。顫掉迴轉。無一瞬之休息。其動也。先尾後頭。蠕蠕而進。方其慾動時。則陰莖陰囊之空隙。無處不充以血液。於是陰莖勃起。熱度頓高。而生元為血熱所薰蒸。

亦蠕動而不能息由陰囊至陰莖皆爲生元所遨游棲息之地必眞能絕慾者其血內精液始不爲陰囊所吸取而生元亦靜而不動伏而不出則體質乃强若慾火屢動則有二弊焉血中精液屢經吸取而不出則有精滿之患而夢泄之患作矣生元屢動而密佈於精道則白濁白淫之患作矣故不能絕慾者無寍夫婦交合之爲愈此西國名醫公認之言也若縱慾不已者則與絕慾者有反比例精入精道不能久而卽出則其質薄（試取精液而煎以火則立稠可知精稠之故必居陰囊久爲人身熱度所薰蒸而後能稠但人身平均之熱度不如火之熱度故必藏之多日而後能稠）一弊也新精屢泄則囊內之微絲管亦屢屢吸取血內之精液以補之於是周身血內之能力減而有倦怠昏瞀之虞二弊也血爲食物之精汁精爲血中之精汁而生元則尤爲精中之精汁其精稠者其生元壯而健其精薄者其生元幼而弱旣幼且弱則其蠕動迴轉之能力不足於是有陰痿之患三弊也陰囊器械屢屢用之如機器之易壞如器皿之易敝而百病於以叢生矣四弊也故縱慾者其全身必虛弱其顏色必蒼白心神必不鎭靜而外界之物易觸其怒耐之不能耐也抗之又無力也亦有

全體震慄下肢瘦削每一動作則汗出津津及陰痿等事者皆濫用生殖器之結果也至於手淫男色等則其弊尤甚與縱慾又有不同蓋男女交合精泄之後其精道豁而空於是婦人陰電直射而入弭縫其空隙而流行於全身與男子原有之陽電相吸相引相愛相感於人身有極大之能力絕大之變動故婚娶之男女與未婚娶男女其聲音體態迥乎不同此陰陽電交感之作用也此類陰電由人身熱度製造而成故流行全體沆瀣一氣無枘鑿之患若手淫遺精者則精出之後所補其空隙者僅天空之生氣耳人身之呼吸空氣惟肺爲能之今乃以陰莖代肺以未經製造之空氣侵入千熬百煉之精道中能無異族敵國之患乎若夫男色則泄精之後所補入精道者皆穀道中糟粕惡濁之氣較之天空生氣又不同矣　（此稿未完）

東京同仁醫藥學校章程　（續前稿）

第十一條　本學校爲査考學業長進之度、施行考試、

第十二條　考試分爲三類一曰定期考試、二曰臨時考試、三曰卒業考試、而定期考試、於每學期、每學年終時行之、臨時考試、隨時行之、卒業考試、畢業之時行之稽察學業之進否、以甄別優劣、

第十四條　凡經卒業考試、合格及第者、授與文憑、以爲卒業執據、

第九章　進學、退學

第十五條　凡願進本學校肄業者、必須保人連結、開具左記樣式文件、並履歷書、一併呈送本學校

惟至官派學生、由清國出使大臣、列記姓名保送本學校、亦聽其便、

進學願書　（樣式）

竊某願進

貴學校肄業、伏乞准予進學、如蒙

允准、除遵照在學章程恪守勿違外、如有關本身一切情事、必須由保人自理、不敢煩

貴學校、玆保人連結、另開具履歷書、一併呈送、專此謹稟、

明治　年　月　日

原籍淸國某省府縣鎭邑村

官商旗民

現住址東京府市　郡區　町村番地

本人　姓　名　（蓋印）

年歲（年月日生）

原籍

現住址

保人　姓　名　（蓋印）

東京同仁醫藥學校長　某閣下　（此稿未完）

中權居士演說錄（續上期）

病家之悞有二　一議藥不議病醫師來診病病家或有一知半解之人往往不以病者之隱情相告而先以病者之體質素虛爲言於是步步監視似頗關切而醫師遂不敢放胆用藥矣且有專指方中一二味藥以何可與服爲言者而醫遂益顧忌矣

更有一種半吊子不知由何處染來一種油滑話鄙人往往聽見此輩說此病是熱症然萬萬不可服涼藥者試問實在是熱症不可服涼藥然則涼藥當用於何症乎

夫傷寒論所言發熱不惡寒之溫病在表當用葛根黃芩黃連湯一入裏當用承氣下之而仲景原文尚有急下之之語蓋胃熱薰蒸亡液最速急下其邪所以保液也譬之兵亂之秋以軍令行政事實有不得不然者

今以當急下之症而不用下藥且不用涼藥則胃熱極矣其元氣強者則有發疹

發瘖而解者其元氣不强或胃熱過亢者則有發斑發狂而至不可救者此皆議藥不議病之大害也

二維信鬼神說病家於病重之際往往求神問卜或拜經懺或拜斗念經或請狗眼送鬼終日喧鬧使病者輕症加重重則死矣

振興之方　鄙人以爲振興中醫之方有四一設醫學專官二設醫學專門學堂三設醫學標本儀器四集會討論刋彙講錄其第一條設醫學專官乃屬政治上事鄙人不敢詳論第二第三兩條設醫學堂設標本儀器院乃本處富紳力所能爲義不容辭之事第四條集會討論刋彙講錄乃專請現在業醫之諸位老夫子公議商辦之事

忠告　前四條乃指事而言然事在人爲人心之不同如其面故鄙人復分別個人主義而忠告焉

一告現在業醫之老夫子鄙人敬問現在業醫之諸君將欲爲名醫以救人民之疾苦爲心乎抑將欲爲時醫因循悞人以圖一已之發財而已乎

發財爲人心中所必不能免之事鄙人不敢如理學先生之迂腐動輒强責人以不可想發財

（未完）

實用解剖學（續第三十七期）

第三　食管

部位在第五頁頸椎至第十一胸椎體之間。上端聯于咽頭。下端連接于胃。其形爲扁平索狀之膜管。區別之爲頸胸之二部。

(一)頸部在氣管與頸椎之間。偏于左側而進達于胸腔。

(二)胸部在縱隔洞內。沿胸部動脉幹之右側而下。稍稍向前方。而入于橫隔膜之同各孔。以連接于胃。

構造由纖維膜筋纖膜及粘膜而成。

(一)纖維膜。爲鬆疎之結締織。含有許多之彈力纖維。

(二)筋織膜。由內輪狀外縱走之二層而成。

(三)粘膜。附重層扁平上皮。藏小黏液腺。

第四　胃

部位橫隔膜之下際。列左季肋部。稍在肝之下面。其形爲梨子狀之膜囊。區別之爲二面二緣兩端及二孔。

(一)前後二面頗滑澤平時稍稍平坦。其大部云胃體。

(二)上緣小而帶弓形。謂之小灣。

(三)下緣大同呈弓形。謂之大灣。

(四)左端頗膨脹。謂之胃底。

(五)右端不甚膨脹。謂之幽門部。

(六)上孔連合于食管。謂之賁門

(七)下孔交通于十二指腸。謂之幽門。于此有輪狀之隆起。謂之幽門瓣。以防止食物之逆流。

構造由漿液膜筋織膜及黏膜而成。

一)漿液膜。爲腹膜之一系。被覆于胃之表面。

(完未)

臟腑校勘記

乙巳先耕氏林大蘷纂

素問爲中醫最古之書。後人遵守若不能增損一字。按八十一篇中。惟靈蘭秘典。論臟腑最爲簡括。然以理想釋臟腑。較之實習者。則有間焉。醫學改良。當先從臟腑始。

心者君主之官神明出焉

古以神明爲出於心。實不知其出於腦。腦爲藏神之府。古人亦未嘗不言及之。與泰西腦爲神經之說恰合。則經文當改腦者君主之官。神明出焉。意義方合。按心爲運血循環之器。但運血養腦。與供全身之用。而心藏神之說。全球實難公認。中醫以腦爲最貴之物。而獨遺之。實醫林中一大缺憾也。

肺者相傳之官治節出焉

肺爲呼吸器。可爲心之輔助。一身之治節有關。蓋心主運血於全身。循迴血管迴流於心。斯時赤血皆變爲紫。賴肺經呼炭吸養。變換生新。庶全身皆治。設呼吸一

病心血受壞立刻見危矣經所謂相傳治節須將此義發明舊註無甚足取

肝者將軍之官謀慮出焉

舊義肝於五行屬木木中生火以爲剛藏故曰將軍西醫考驗肝體其色青紫紫者迴血管多靑者因肝生膽汁有輸入膽囊之用若人之謀慮則屬於腦肝不能當此職今人所謂木體人形瘦色靑多怒多慮者即泰西所謂腦氣筋類人也此段經文亦不無可議觀下節論膽

膽者中正之官決斷出焉

膽附於肝膽汁輸入小腸以搾化食物肝膽二物實爲一家今人有決斷者謂之有膽膽不受其功也蓋不知腦力勝者必有決斷非關於膽之大小也試以畏怯之人剖視其膽恐膽亦與人無異是決斷當屬於腦不能屬膽可知矣　（完未）

映溪草堂筆記

百歲法新發明

英國大醫學家名静士疏逸者著一百年長壽法極反對冷水浴及飲牛乳者亦衛生界之一助也

一勵行睡眠凡八點鐘

二睡時右脇宜在下

三切不可感冒而寢室之窗宜敞勿閉

四床與壁切不可相黏

五早起浴時其水必與體溫同度

六朝食前宜運動

七食物宜少而調理宜甘

八凡成年以上者勿飲牛乳

九宜戒酒

十每日宜於好空氣之處運動

十一切不可與猫犬同室人之病源多由彼等傳來

十二若能享田園生活者最佳

十三宜避三個字飲水濕地穢水也

十四切不可長憩惟片休即宜執業

十五制限慾望嚴避忿怒

水族生理學

美國卜技利大學堂生理學敎習笠君去年研究生理謂水族內之微生物雌類所有之精珠雖未經雄類精蟲交姤而一經化學製造居然生機暢遂惟事雖成就而尚有缺點四

一則以天然生者速人事製造者緩

二則天然生者生卽能游泳於水上人事製造者則沉伏於水下

三則天然生者獲生者較得多數人事製造者萎多而苗少

四則天然生者精蟲入於精珠內卽生外廓以護覆之而人事製造無有失其自然保抱力

於是窮思極慮而近日所有四缺點皆已挽救已登報告白矣

接骨法新發明

古醫學家皆有接骨法然接後不能運動如常且血脈不流通易致他害法國醫士山卜內近發明新理能將所接與未接者無異接時不覺其痛而且極速蓋接骨關係最大凡入醫院者有四分之一皆爲機器車馬所傷

邈嘗隱居終南時逢大旱有西域僧奏請於昆明池結壇祈雨凡七日池水驟縮忽有老人夜詣思邈室曰弟子昆明池龍也今胡僧利弟子腦詭言祈雨實欲殺我望先生憐而救之孫曰余知昆明龍宮有仙方三千首爾授我將救汝老人曰此方上帝不許妄傳今事急何敢悋孫得方遂別撰三千卷每卷入一方致後世莫辨老翁所授蓋卽眞方也

醫學十三科惟針科效最速然非精其技者不可輕試經云形氣不足陰陽俱虛刺則重傷其陰陽老者絕滅壯者不復矣東垣曰脉浮數而發熱咽乾舌赤時作渴者熱在外也灸則災害立至據此知虛寒忌針實熱忌灸未明虛實者針與灸其可妄使哉唐狄梁公性閑醫藥尤精針術顯慶中應制入關路由華州闤闠之北稠人廣衆聚觀如堵梁公引轡遙望有巨牌大書能療此疾酬絹千疋就觀之有兒年可十四五臥牌下鼻端生贅大如拳石根蔕綴鼻纔如食筯或觸之痠痛刻骨雙目爲贅所繩目精飜白痛極欲絕公惻然久之乃曰吾能爲也其父母洎親屬叩顙祈請公令扶病者起卽於腦後下針寸許乃詢針氣已達痛所乎病人頷之公遽出針疣贅應手而落病頓失其家人且泣且拜遂奉縑物公笑曰吾哀爾命之危非鬻技也不顧而去然行針之法必達乎陰陽分別穴道倘失毫厘則差以千里如公者始可行其伎矣

咸豐初鄭作夫都閫奉檄征皖南左額受鎗傷時賊勢方熾鄭枕戈露宿以至腫勢日甚醫者謂是破傷風邪已內閉不能治有一老兵取桑條數十莖以火燒其中取汁和酒令服遂愈此法曾見之方書不意其奇驗果如此然則應驗諸方醫家亦不可不諳也

齊諧記載江夏郭坦有兒於病後忽能食日必需米斛餘閱五年家至罄坦乃驅使自覓食兒因飢不可忍乃

取圃中韭啜之覺盡二畦旋覺悶極因而大嘔陡出一物狀如龍撮飯着物卽化爲水而其病頓愈物則恰莫能識云及覩閻閭僧睡餘偶筆言秦有化穀蟲長僅數寸於穀篭中投其一不二三日穀盡化水始悟郭兒所嘔或卽此蟲是必採藥時未經洗凈悞吞其子致有此患韭能解蛇蟲諸毒故得療此異疾

諺云走馬看傷寒蓋言轉眼變更治之不容稍緩也若令晨服藥一劑明晚再服中間已隔兩晝一夜經絡已傳藥力有所不及則難取效矣故古方有日三服甚則晝夜服六次使藥不間斷始能制病若危急之症死生於旦暮之間用藥尤當不失其時近日有一等醫人日則高臥晚始出診以爲延者衆而深夜猶不得安息一至病家過作匆忙之態聊且疏方告其病情則閉目不答似厭其言之多也嗟乎病者求醫望之甚切早延夕至一日虛過以致鞭長莫及此誰之過歟其心安乎哉

有友病疝嘗問方於余余按前人治疝各有所偏立方不無錯雜仲景以寒爲名故主溫散調營補虛不入氣分之藥而子和又以辛香流氣爲主謂肝得疏泄病將自愈也巢氏言陰氣內積復加寒氣蓋由營衛失調而致成無擇亦言女血因寒溼而爲瘕男氣因寒聚而成疝是以疝屬寒者固多然此病亦有起於溼熱者蓋溼熱在經鬱遏既久外復感冒寒氣收束絡脈不行所以作痛若專作寒論恐未盡然近惟葉氏有暴疝多寒久疝多熱之議發前人所未發後學似當深味今友患此有年且多目疾維古疝病治肝[illegible]以辛甘化風爲治而附其說於此

經云溼多成五泄水溼侵脾固多注下然因風病泄者亦習見焉蓋腸有風則飧泄胃有風則濡泄肝爲風臟故厥陰症每多作瀉今之俗工不察病情以爲健脾導溼治瀉之要用藥大都香燥不知肝爲剛臟必甘柔酸

第四十七期
大清郵政局特准掛號認爲新聞紙類
光緒三十二年閏四月朔日第四十七期

醫學報

中外日報館代發行
每張取銀一分二厘

本館開設上海西門內孔家弄底周雪樵醫寓內

四十九期後改定價目表　凡定四十九期至六十期者連郵費在內另行列表於下請外埠各代售處照下表寄費先定

本埠
一份以上　每份小洋二角
十份以上　每份小洋一角四

外埠
一份　大洋三角二分
二份以上　每份大洋二角六分
十份以上　每份大洋二角

補報
一至三十六　本埠四角五分　外埠六角
三十七至四十八　本埠單張一角五分　雙張二角　外埠單張二角　雙張二角四分

滿銀一元請寄郵局洋票其不滿一元者可以郵票代之

本報代派處　本埠　西門內穿心河橋東首大街大全堂藥店　西門外乾昌和紙鋪

外埠　奉天東三省公報館　紹興寶珠橋何廉臣先生　又紹興派報處周德鈞先生　杭州淸泰門內許衙巷張伴農先生　又三聖橋翁价藩先生　又忠淸街謝旦初先生　湖州所前街傅稺雲先生　又長興東魚巷朱子愚先生　又淘沙弄徐紫璈先生　又和平鎭客民保甲局沈莘農先生　嘉興池灣池西學堂　揚州古旗亭東皖南朱公館朱立哉先生　寶應縣城內縣橋西酡記香棧姚慕梁先生　香港上環乍畏街濟生堂藥店　松江府南翔鎭石皮街張爾梅先生　又張堰鎭何獻臣先生　張堰西鄉何望達先生　蘇州吉由巷醫學公會林先耕先生　常州馬山埠長年藥局屠友梅先生　安徽全椒圖書館　平望東溪河殷豫亭先生　常熟南門外豐樂橋達仁酒店陳敬其先生　姜堰郵政局施墨池先生

江陰北門外大街光孝坊口達昌恒廣貨號李子樸先生　又布政巷醫學研究會　泰州北門上眞殿公報社　南潯霸橋灣李嘯雲先生　太倉醫學會　無錫連元街王海濤醫室　東台小海埸祥記鹽局袁堯官先生　徽州歙縣水南柘林程鳴原先生

本館告白　三十六期至四十八期報費倘有未寄來者請即寄來否則本期之報概行停止并催繳以前報費　本報自兆印單張雙張以來外埠閱報諸君多願購兩張之報以便裁訂者自四十九期起概用兩張以一面印報一面印告白較四十八期前可多報一頁價仍照單面印例

本館告白　中國醫報皆旋起旋仆其支持較久者以本報爲最此皆閱報諸君之愛力代派處諸君之熱心及捐助諸君之雅惠銘感不忘但閱本報者每人每年所費有限而代派處於本報事既煩瑣利益甚微均爲公德起見務希將半年報費交代售處先寄定閱半年以免本館周轉爲難凡未經函定及報費未交者概行停寄統希鑒原爲幸

滅臭聖藥已到每瓶三角四瓶一元速來購取

周雪樵醫例

一門診自九點鐘起十二點鐘止分特別尋常二種特別號每號取銀一元尋常號每號取銀三角貧乏不城計

◎過午不候雙日門診仍在本寓○二出診亦分特別尋常二種尋常號西半城及西門外左近取銀一元東半及英法租界取銀兩元南市美租界取銀三元英界過遠須同美界　特別號照此加倍　早診晚診加倍　以上診資統於掛號時先惠　出診時附診照診資減半○三號金門診三十文出診六十文○四輿金凡馬路可

通之處均坐包車每家取銀照診資收取兩成城内用肩輿每家取銀照診資收取四成〇五膏丸方不論門診出診概取銀兩元資須先惠訂期取方〇六遠道診如在十里廿里外及數日程者另有細章至時面議　特診不謝釋）凡富商顯宦危險症疑難症久遠症均爲特別類）　特別號利益（門診者但須醫在家中隨時可別號拘午前出診提早先赴隨帶要藥不取藥費）

會友題名錄（上期秦薛兩君下均脫去收會費洋一元六字特此更正）

陳奎堂字永璣別號鋤經年三十歲浙江山陰監生世居上海大東門外老太平弄開設元成藥材行素喜醫學研究内難諸書壬寅春連殤二女遂從師耑究兒科著有鋤經兒科要言二册願以力圖自強開通新智識爲義務　收會費洋一元

論說

答黃君承禧第三問（續上期）

故古人治痰飲每以健脾胃法而效者蓋釜底抽薪法也健脾之藥性多香燥如香砂等類其功用能生胰汁胰汁生則消化自力而蒸騰於肺之汽少矣汽少則痰飲有耗而無生所謂絕其化源也然則中醫所言五臟六腑支節經絡皆有痰飲者其皆不足據乎曰是又不然中西醫之論痰也有廣狹義焉西醫之言痰專言痰也而内臟之與痰相混者則有膿與明汁膠漘之分焉中醫之言痰兼此三者言之也所謂廣義也何爲膿蓋内科外科止分可見不可見其理相同也内臟各症始爲生

炎炎者猶癰疽之紅腫也次則生膿而潰而歛但生膿而潰必有出路上則由痰中咯出如肺炎心炎肝瘡等症是也下則一由大便出如胃炎腸炎等症是也而肝瘡之症亦有由大便出者腔涎丹所下恐多爲此類何爲明汁蓋人身之血內分兩種一爲血絲一爲明汁其色黃而白稀者清稠則濁試以血少許滴於碗內則紅血成團而凝結外有黃水流出卽明汁也凡內臟生炎之症其明汁必多薄者成衣厚者成皮亦有隨痰吐出者亦有隨溺滲出者凡人身百體血行署滯卽有明汁滲出雖支節經絡莫不有之何爲膠瀦非痰非飲如涎如沫有起小泡者有黏膩異常者大抵以胃腸爲多其味則或苦或腐其形則或稀或稠在胃時有隨嘔吐而出者而所以不覺酸味者蓋胃敗已久酸汁不生故胃炎等症反嗜酸味也其在腸者則多由肛門瀉出其病因有二一曰炎一曰虫紅白痢之膠瀦炎故也虫症之膠瀦則多見於糞內至於肺癆等症則痰飲之內每含有內皮者亦含有土質者特非痰之大種類耳而中醫則概以痰飲目之同異之點實在於是

晉撫恩行司道設立醫學館並飭籌欵札

為札飭事照得醫學為民命所關強種衛生俱繫於此晉省知醫者少以省垣之大而病者或無醫可延其一二託業於此者則又根柢不深惟恃其淺嘗之技記問之能以僥倖於一試因之自誤而誤人此醫學不講之故也考宋時元豐紹熙間嘗為醫者特設專官命題考試近年日本維新首立醫科設各種專門醫學而英國醫院更棋布星羅合計三萬四千人內卽有醫院一所遠觀往古近鑒鄰邦知醫學堂之設在今日誠不可緩而晉省為尤亟惟是庫儲極絀籌欵維艱現經本部院酌定辦法擬於省城設立醫學館聘請教員切實指授先招考學生二十名入館講習作為試辦漸次再圖擴充因查　調任部院張曾行司歲籌的欵六千兩飭冀寧道推廣省城育嬰堂此固為仁民要政而於幼稚最關切要者如種牛痘愼寒暑調飲食皆非得知醫學者不可是醫學實與育嬰相表裏應卽將育嬰堂牛痘局附入醫學館內似尚簡捷易行所需該館開辦經費應另籌辦並由司再籌常年的欵銀六千兩以期持久合亟札飭札到該司卽便遵照辦理並將遵辦籌欵情形詳覆查考毋延此札

中權居士演說錄（續上期）

又葉天士爲吳醫吳人好以虛弱二字告醫於內傷症應用消導之藥病家心有不喜用滋膩藥又恐助邪乃用地黃炭菊花炭之類名爲滋陰實乃消導此又一事也

更有一可笑之事葉天士有一老友嘗戲謂葉曰君善醫能醫我窮否葉曰能友問用何法葉曰君闢地一方揀青果核種之俟發新芽速來告我友如其法行之比發芽急來告葉葉乃於所開方內用鮮嫩青果葉七片囑其向某人去索久之以錢買又久之出重價始得而吳中之他醫疑葉得秘傳亦仿其法用此葉爲引於是其老友竟致小康矣此又一事也

一心病除疑　古人有杯弓蛇影之事其事乃一人在某家飲酒其座上懸有一弓其影落於酒杯內如蛇之影飲後心疑酒中有蛇形恐受其毒遂自覺腹中如有物動而病乃告諸某某某曰君悞矣是曰乃在弓下飲酒其影乃弓所映之形也於是某疑心除而病立愈

又有一人爲常犬咬傷心疑爲瘋犬自覺腹有動物漸痛漸重一醫知其疑心所成乃用絨線剪碎預藏便桶中俟其人大便後叫人查看告以瘋犬之毒物今巳瀉去矣於是其人疑心去而其症立愈

〇三黃寶蠟丸寄售●此係跌打損傷之聖藥凡跌打損傷藥箭刀傷青蛇毒虫瘋狗咬傷努力成癆瘀血凝滯痰迷心竅及破傷風婦人產後惡露不行瘀血奔心致生怪症乾血癆鎗子入肉危在旦夕者立服四丸黃酒送下汗出卽愈亦可外治此係中國

軍中要藥新由東三省帶來南省向無購處現託本館寄售家居者宜備一份以防意外大丸每粒二角小丸每粒一角用法均詳仿單外埠函購一元起碼

醫學館啓

更有假病暗病之事如人有因事不遂心或緣事託故規避裝做假病又如少婦上有悍姑幼子家有晚母以及童養之媳失寵之妾愆期之女皆多有說不出之隱情全賴醫師以意默照

凡以上所引種種變態苟非天賦穎悟之醫必將刻舟求劍悮人自悮至死不悟矣

告士人　鄙人　願吾國之士人人人皆習普通醫學

告藥業　鄙人願藥業　諸君捐助藥物標本全部於藥業會館中闢一室分儲諸物任人縱覽以資初學醫者之攷查若再捐買西國臟人圖全副尤爲功德無量

告紳富　鄙人　願　諸位紳富速速捐辦醫學堂

告學堂堂長　鄙人　願高等學堂速速添設醫學科中小學堂速速添設生理衛生科

告女子　鄙人　願　衆女士速速創辦傳習收生之學堂並學醫治小兒初生病以及急驚風病如　諸位女士能卽時創辦　鄙人　願就一已之所知每月赴其處演說數次

普告補劑重劑之害杭人於冬月畧屬小康之家必配服補劑而於行病之時則

每以醫師之用藥分兩重者爲有胆量此二者爲害甚巨特爲　諸君剴切言之生理學家謂食物之油質須有定量多食補物過其定量則餘出之質生網油附於食管各處易生氣急痰喘之病植物學家之用肥料必視其草木能受太陽光之多少以定之謂多用則反促其生機器學家於轉軸等處但略潤之以油而不敢多注因油太注多則機反受損此就新學說而言者

景岳發揮書中載一醫案云塘棲鎭某富翁因其子於來年娶婦慮其身弱也乃於先一年之冬配全鹿丸一料預使其子服之比交春竟發背癰而死

考中醫古無訓人久服藥之說自明時薛立齋創久服之說然但用古傳六味丸八味丸歸脾湯諸方藥皆平穩補攻互用久服尙無大害至張景岳悞解內經精不足者補之以味一語而創用全鹿入藥勸人久服而後人受其毒最烈鄙人聞有一小說載張景岳入輪廻世世爲鹿誠有慨乎其言之也

故鄙人奉勸　諸君不可無故服藥藥者爲病而設非日用之物也如因身體太弱非補不可者可用飲食以補之然苟服慣補食服後須多行動始得其益否則反有大害凡藥業招單上所述某某藥之功效如何多係彼業中人爲利市起見

不可全信

重劑之說本指藥性而言非謂分兩重也譬如用茯苓一兩與肉桂一分同煎則此劑只有肉桂味無茯苓味又如用白朮一兩與巴豆一粒同煎則此劑只有瀉力無補力觀此可以悟矣

今醫有以大胆自負者用藥必主若干兩然一帖藥僅需一二杯藥汁而已若所開之藥爲不甚出汁之藥尚可下咽倘係多出汁之藥則此一二杯之藥汁無異濃醋胆汁如何入口設使彼醫師親口一嘗亦必自嘆荒謬矣

自述　鄙人於二十年前有一胞弟爲杭醫悞治而死　其次一年堂兄復患傷寒症亦爲杭醫悞治幾不起鄙人日日接見醫師間亦翻閱醫書忽見醫書中有一說與堂兄之症候頗類而是日醫師所開之方正與其症相反鄙人乃稟商　家慈家慈言症已至此醫師所開之方服如未服甚或病反加重爾既見書中之方對症可試與服之遂照方與服竟隨手而大效於是鄙人乃發心學醫購書借書且讀且閱五年之間未嘗間斷復發願代人醫病十年不取看資隨請隨到凡此十五年之所學習所閱歷自問頗有心得之處今日限於時期容再另期暢申其旨此鄙人奮發學醫之原因也

鄙人於中醫既有心得曾發願編集醫學大成近年因公私冗煩未暇從事今日先將條例述出請諸君賜正

鄙人擬編著普通醫書一部凡古人所用一切奇僻費解之名辭一概删去另定極顯明易解之名辭其篇目務取淸醒其語句務取質實使閱者一覽卽明使聞者一聽卽解今擬一式如後

如風症則以風字爲題而分冒風傷風中風三名卽以冒風爲風之輕症傷風爲風之略重症中風爲風之極重症其用藥之法改湯散之名爲法如輕風症用微辛輕解法略重症用辛溫平解法極重症用溫散透表法

其定名務使名實相符今姑舉風症爲式其他一切症候皆仿此法定之

卽按所定之法於各症之中各選擬一方註明此方以何法爲主義以何性藥爲君以何性藥爲臣爲佐使

多立類表俾後學易於揀閱並可以仿其法隨時擬方名其書曰醫學通書

仿綱目體將各病症分類立綱編目集錄古今名醫諸說逐條加以眉評並於諸說之後加以按語總評以爲專門學醫者叅考之用名其書曰醫學綱目

求醫告白

僕甲辰夏間感患溼氣兩足浮腫漸成筋痿後服生地黃湯而愈忽又腹中作瀉色如白痢粘滑異常痢後繼以燥糞細如筆幹瀉之先少腹左邊筋硬作痛筋粗如大指瀉後卽平每日晨昏兩次萬不能忍多則三四次平時腹中汨汨作聲恍如風瀉之證前

作腸澼腸風痰積休息痢主治終無效驗迄今糾纏兩載雖胃納如常而形神疲憊海上岐黃諸名家必能洞垣一方各抒卓見尙祈良方迅賜早得回春感紉鴻情謹當致謝

紹興沈伯常謹白

本館附啓　茲承友人寄來論病書數函尙希沈君將舌苔脉至詳告以便醫家定方

仿史記列傳體兼用宋元學案明儒學案體將古今名醫各立一傳並將其著作中緊要論識分條錄出務求宏博逐節加以評論名其書曰醫學史

醫學通書爲醫者非醫者人人必備之書

參考之醫學綱目醫學史爲專門醫所用之書合此三書定其名曰醫書大成此鄙人擬編集醫書之大意也　（巳完）

沈君伯常病論

自沈君將病狀登之敝報後遠近寄來論病書凡四函皆有精理登之於後更希沈君將苔脉兼症渴否等情詳細聲敘爲盼　本館附誌

社友黃君還甫來書云○昨覽沈君伯常求醫之報云自甲辰夏間患濕足腫成痿服生地黃湯痿愈而變白痢痢後燥糞如筆幹瀉先少腹左邊筋硬作痛筋粗如大指狀每日晨昏兩次多則三四次腹中汩汩有聲前作腸澼腸風痰積休息痢主治罔效迄今兩載幸胃納如常而形神疲憊特求本局會友擬方竊思是證乃肝主筋肝藏血筋得血而能濡血衰則筋瘀而痿痿愈成痢淸晨肝陽下注黃昏中氣幷墜故瀉痛作於晨昏之際仍是肝失疎泄血不歛氣氣滯則痛況肝之脉隸近衝衝氣扛突應筋硬遂痛仿仲聖當歸生姜羊肉湯之變旨以養肝衝之血舒血中之氣佐

以寬腸服後宜乎快利則腹痛盡除阻滯盡去庶幾得燥屎而自愈矣是方須服十餘劑再當調理以善其後是否請　諸君酌之

全當歸　二兩　密炙枳殼　三錢　延胡索　三錢　生白芍　一兩　密炙廣木香　一錢半　粉葛根　三錢　製香附　三錢　炒菔子棉布包八錢　老生姜去皮　三錢　引　鮮橄欖　三枚去尖　青葱管　三莖後下

社友和平沈莘農來書云○前在長興得見伯常君年三十許云曾患心悸知其肝熱太旺而用心大過也後聞兩足漸痿不能行動想係肝熱上升于腦以致腦脊筋有餘于上不足于下故足痿耳閱案知服地黃湯而愈似與仲師防已地黃湯治腦熱同意按生地黃清血熱卽所以清腦熱腦熱一清足痿自愈也唯肝陽既不上升于腦又被過抑于下以致移于腸病此今病之所由來乎（今云瀉之先少腹左邊筋硬作痛筋粗如大指瀉後卽平者）乃大腸下廻內有風也（腹中汩汩作聲恍如風瀉者）乃小腸內有風也以予度之其風乃由肝內而生移入大小腸者請以書証之書曰肝主風又曰吐血治脾痢疾治肝又腸者肝之使也又西醫肝經之胆汁入小腸由大腸而出又曰肝經有病上升則入于腦下陷則移于大小腸以此言之

似爲肝陽鬱結于下化而爲風不得上升外達之病也其本在肝其標在腸似用白頭翁湯合五磨飲方用白頭翁　二錢　秦皮　三錢　黃連　五分　黃柏　五分　加甘草　五分　刺夕藜　二錢　可服七八劑又檳榔沉香木香烏藥靑皮水磨各一錢五分另服可也夫白頭翁湯本治熱痢下重余嘗借治肝熱下血屢效白頭翁秦皮治肝經不得暢達之品甚爲合宜黃連黃柏本以淸熱今既病久熱必不多故分兩比原方減輕也五磨飲舒氣藥本尋常煎服不應若照方磨服其功乃顯于方雖未能必效而其爲肝病則可自信也　（未完）

雪樵醫案

社友褚頤庵素工醫學然體弱多病四月初因酬應故每至深夜歸復遺洩一次遂感風寒而病徧體壯熱而心則惡寒不已痰聲咯咯吐不能出延某名醫診之因其熱也治以甘涼淸熱之輕劑兩投不效而神思昏沈似睡非睡手指蠕蠕動略聞聲息輒驚寤兼以咳嗆氣逆延之再診方亦如之褚君殊不愜意因不服然中夜而氣逆上衝痰塞喉間竭力不能出其狀甚苦家人大恐使人速余往余已臥因念會友誼急赴之診之則人事尙淸兩脉滑數熱高百〇三度唇色焦黑苔黃略黑有裂紋鼻息粗濁已五六日不進粥口甚渴而不嗜飲惟蘆根湯尙可進耳素有癮以烟進亦無力能吸診竟曰此熱痰膠肺絡以初時而論本宜理中湯等溫之今則熱入於

胃痰膠於肺上壅神經兼以吸烟之人癮必不足故病劇至此乃用急救之法以麼啡亞及綠養氷化水射入胸皮少頃逆氣卽平遂疏方用蘇子降氣湯加黃連黃芩瓜蔞與之然不能多進徐徐灌之至次日午後始竟復診唇黑較退逆氣較平但痰出甚艱必頓咳數四始略有黃痰吐出復以空針射之就前方更加胆星枳壳竹瀝姜汁次日復診則熱度全退逆氣已平咯出之痰共至數碗略能進粥且知飢知味惟苔根垢膩作黃黑色而厚兩脉亦和余大喜過望曰痰既出胃復醒病大減矣所以苔色如是者腸有燥糞已逐漸下移也復就前方減其分兩而加重瓜蔞以與之褚君平素畏藥至是因病已退竟停藥一日則病勢復進臥則喃喃囈語其家復邀余診之具以告且詢其故診之熱復高一度許脉復滑余曰此停藥故也君之病非能自愈者今甫退能停藥乎所以寐則喃喃者一則腦筋爲熱痰震蕩未能復故二則連日雖睡而實未嘗睡多日不睡精神必倦怠故作此狀也必無害但藥則不能不服耳復以前日未服方與之又兩劑則食大進痰漸少臥亦熟脉緩而和苔色漸淨惟餘枯黑色少許而已余曰可矣再服數劑可勿藥矣

肺癰之症有甚易愈者有不易愈者此蓋體質之分或病之種類異也健行公學有朱生者患此症咳嗆不止惡寒發熱痰味腥臭三四尺外卽聞之不可以鼻余以千金葦莖湯投之兩劑而全愈亦一奇也

恭請入會

中國醫學會簡章已見三十六期報現以本館爲事務所請海內醫家連翩入會圖醫學之進步謀醫界之公益不勝盼切有願入會者請開具履歷及會費一元郵達本館可也

隨僕行郭外見隔溪一女子耘於田王熟視良久顧僕曰汝可跣足涉溪以泥水塗面突前緊執女手作摟其下水之勢任伊號哭不可捨去僕曰百步外有耕者聞聲來救恐難脫身王曰有我在無害也僕如其言女大駭極聲呼救其父持挺狂奔而來王急止之曰是若女耶將發痘非此一驚無活理三日後必見點以驗我言其父雖未深信然素慕王名姑俟之至期果然亟延診視且問故王曰此腎經症也猝然震駭可使轉入心經今無妨矣遂爲定方不兩旬而愈或曰二症皆發於腎經一則因驚致死一則因駭得生何皆言之驗也余曰葉子年幼質弱感氣既重正不勝邪毒終不能外達故發卽死村女身大氣旺一發卽透透則生驚者皆欲觸其速發也然惟葉之能決其必死於初發之時王能取法於未發之際是非三折肱者其能如是哉

古人嘗以水火治病其效甚速如熨灸之類今尙有之以水療疾者世所罕見也按後漢時有婦人臥疾經年諸藥無效華佗令坐石槽中用冷水灌頂云當百始及半已冷顫欲死灌者懼而欲止佗弗許灌至七十覺有熱氣繼而氣若蒸釜水如沸湯滿百灌乃使溫牀厚覆而臥醒來病若失矣又南史載將軍房伯玉服五石散因以至疾常覺寒慄雖夏月必披裘徐嗣伯診之曰伏熱也須以水發之然非冬月不可迨至十一月水滴成氷平旦令伯玉解衣坐石上取新汲冷水從頂澆之盡二十斛口噤氣絕家人啼哭請止嗣伯怒叱盡水百斛伯玉始能動背上彭彭有氣俄而起坐曰熱不可忍乞冷飲嗣伯以水一升飲之疾頓愈自後肢體常煖冬月猶服單衣時珍曰此皆伏熱之證火鬱則發之必於冬月者蓋冬至後陽氣在內平旦亦陽氣方盛之時折之以寒使熱氣鬱遏至極而激發之朱眞神靈驗篇云有人患風疾掘坑令解衣坐坑內以

熱湯淋之良久以簟蓋之汗出而愈宗奭云四時暴泄肢冷腹痛令坐熱湯中浸至腹上頻頻揉擦生陽諸藥無速於此二者皆以水療疾冷熱雖殊其理一也

蜘蛛之毒甚於蛇蠍余嘗見友家一婢左臂爲蛛所嚙腫如甕痛極悶絶或令以羊血冲酒灌之使醉昏睡一日夜腫始退偶閱劉禹錫傳信方載判官張延賞爲斑蛛傷頸初不覺越宿首大如斗有二赤紋繞項下至心前幾至不救有方士取大藍汁入麝香雄黃以蛛投之卽化爲水遂以汁點咬處兩日悉平本草言蜘蛛能制蜈蚣蛇傷其性毒可知古方有蜘蛛散取能定幽暗之風以治陰疝吳門王晉三古方選注云蜘蛛有毒人咸畏之而長邑宰林公瑛山海衛人壯年調理方多用之久亦無害言有毒者或南北地異所產不同耳

物理相制多有不可解者顧但知其相制處亦可救一時之急隣有幼孩爲群蜂所螫頃刻腫甚或令擣芋艿傅之而消按沈括筆談言處士劉陽居王屋山時見一蜘蛛爲蜂螫墜地其腹如鼓欲裂徐徐行入田間囓芋梗以瘡就磨之良久腹頓消然則以芋治螫或亦本於此耳

乾隆初郡城某紳患腹痛發必昏厥勢甚危篤四方醫士延聘殆盡諸藥畢投竟無一驗乃榜於通衢有能治者酬千金時逢歲試士子咸集郡中金邑有周生者性好博塲後興發薄資盡罄招覆案發周不與同寓亦大半散去周坐困旅邸欲歸不得忽夢亡師某謂曰汝已得取不負此來周曰昨已出案門生無分先生尙未知耶某曰汝案在紅箋上周方欲再問某遽起曰速取看案周醒以爲妄想所致晨起無聊遂至貢院見案傍果有紅箋視之乃某宦招醫帖也因思正無歸計姑就之倘有機會亦未可料遂貿然往略一診視

第四十九期

大清郵政局特准掛號認爲新聞紙類

光緒三十二年五月望日第四十九期

中外日報館代發行

每張取銀一分二厘　再版

醫學報

本館開設上海西門內孔家弄底周雪樵醫寓內

四十九期後改定價目表　凡定四十九期至六十期者連郵費在內另行列表於下請外埠各代售處照下表寄貲先定

本埠

一份以上	每份小洋二角
十份以上	每份小洋一角四

外埠

一份	大洋三角二分
二份以上	每份大洋二角六分
十份以上	每份大洋二角

補報

一至三十六	本埠	四角五分
	外埠	六角
三十七至四十八	本埠單張	一角五分
	本埠雙張	二角
	外埠單張	二角
	外埠雙張	二角四分

滿銀一元請寄郵局洋票其不滿一元者可以郵票代之

本報代派處　本埠　西門內穿心河橋東首大街大全堂藥店　西門外乾昌和紙鋪

外埠　奉天東三省公報館　紹興寶珠橋何廉臣先生　又紹興派報處周德鈞先生　杭州清泰門內

許衙巷張半農先生　又三聖橋翁价藩先生　又忠清街謝旦初先生　湖州所前街傅穉雲先生　又長興東魚巷朱子愚先生　又淘沙弄徐紫瀲先生　又和平鎮客民保甲局沈莘農先生　嘉興池灣池西學堂　揚州古旗亭東皖南朱公館朱立哉先生　寶應縣城內縣橋西配記香棧姚慕梁先生　香港上環乍甸街濟生堂藥店　松江屬南翔鎮石皮街張爾梅先生　又張堰鎮何獻臣先生　張堰西鄉何望達先生　蘇州吉由巷醫學公會林先耕先生　常州馬山埠長年藥局屠友梅先生　安徽全椒圖書館　平望東溪河殷豫亭先生　常熟南門外豐樂橋達仁酒店陳敬其先生　姜堰郵政局施墨池先生　江陰北門外大街光孝坊口達昌恒廣貨號李子樸先生　又布政巷醫學研究會　泰州北門上眞殿公報社　南潯覇橋灣李嘯雲先生　太倉醫學會　無錫連元街王淑濤醫室　東台小海埸祥記鹽局袁堯官先生　徽州歙縣水南柘林程鳴原先生

周雪樵醫例

一門診自九點鐘起十二點鐘止分特別尋常二種特別號每號取銀一元尋常號每號取銀三角貧乏不城計◎過午不候雙日門診仍在本寓○二出診亦分特別尋常二種尋常號西半城及西門外左近取銀一元東半及英法租界取銀兩元南市美租界取銀三元英界過遠須同美界　特別號照此加倍　早診晚診加倍　以上診資統於掛號時先惠　出診時附診照診資減半○三號金門診三十文出診六十文○四輿金凡馬路可

會友題名錄　以下會費一元俱收訖

繆祖善字厚傳號義安年四十四歲世居蘇城內閶邱坊巷吳縣人習醫十餘載雖於醫理精深未能夢見然志在研究力矯時醫

傅巖字穉雲年二十七歲居湖州府所前街內科外科均有師承酬世有年近更參用西書西藥西器以輔中醫之不逮

余驚振字彩軒徽州婺源縣監生年三十歲自幼業儒後作賈崇明公餘潛心醫學自著有六淫縷析二卷女科要畧一卷以未就正高明未敢刊行

汪開宗號鑫畊徽州婺源縣附貢生奬保五品年四十歲少聞詩禮長習軒岐授徒鄉里者十年游幕淮揚者七載診治求變通之法戒以空談醫書取中外之精期於實用近歸故里友人江少翁兵部勸以問世懸壺竊謂中國今日言自强必以醫學起其點必以兵學觀其成誠以研求衛生或則保於未病或則拯彼沉疴而後能製造出强毅之國民以自立於天擇物競之世界而非學校與女學大興則仍無基礎

也男吸洋烟女纏小脚敗壞黃種此其罪魁二病不除自强無日雖有良醫何從措手爰集同志立戒烟戒纏足二會冀澄清社會少年之病源焉敢附會尾冀聆妙論以獲益於交通後有疑義新知再當函質中西醫界之偉人

江福鱗字玉卿號閣臣安徽徽州府婺源縣監生五品職員年十九歲祖官農部伯列兵曹本邑戒烟天足二會列名會員以冀開通風氣近就師範學校時讀衛生家言知中西交通以醫事爲强國之起點讀中醫內難傷寒金匱以及歷朝各大家其中獨到之名言極效之方法誠不可謂其無裨而考究未精試驗未到之處往往託虛無縹渺之言不如西醫之實驗遠甚急宜設法改良之學無中西惟求其是此私淑醫學會之本旨也

論說

中西醫淺論（續上期）

一曰西醫富而中醫貧也、西國之醫。非徒診治也、凡治療之藥。皆發自醫生。其診病也。器具之繁。莫甚於婦科。刀針之繁。莫甚於外科、其於內科也、寒暑有表、聽病有筩。量肺有尺。診脉有表。驗喉照骨有鏡。盆以空針水節電機化溺等器。亦應有盡有。故每診一症。灼知內臟之情形、醫欲酬世、非數千金之力不能辦。中醫則惟兩指。耳。次則輿馬。衣服。外科。眼科。等。或猶自帶藥餌。若內科、則書方外。無他事、焉。內臟。病理、不能言也、藥品是非、不能識也。藥之製炒。則聽之藥肆。藥之煎熬。則聽之、僮僕所謂司命者。如是焉耳矣。改良之道。有三事焉。一多爲器械陳列所。凡東西醫所有器械。悉陳列其中。二爲器械傳習所。凡一切器械之性質功用以次宣講。三爲理化傳習所。將已有之西藥。現有之華藥。以次考求其原理化分其原質。証明其治病之理。而製之爲藥水。勒之爲新書。此今日者刻不容緩之事也。

一曰西醫誠而中醫僞也。西醫之於病、其可治與否。可以立斷。即有不能斷定者。或翻書焉。或俟研究焉。絕少妄語者。及至治病、以爲最大之義務。病危則一。日。三。四。次。

不俟病家之延請也。及治之不效。或延同道會診焉。或登告白。使遠近醫家考求其理焉。中醫則不然。於病之較重者。必於脈案中置危險等字樣。愈則尸其功。不愈則卸其責。其論病也。口如懸河。而荒唐滿口。書方之後。一切不問。生死聽之。甚有前如是治而死者。後亦如是治而死。絕不變計也。此類習慣。已成風尚。宜徐爲變之。

一曰西醫有權而中醫無權也。西人病時。凡起居服食。無不惟醫之是命。其家貲富者。咸有家醫常川診視。其少次者。亦必擇一醫而常延之。不輕更易也。至有病則醫生者復終日奔走於其前。若不治而死。理應剖割。則病家亦不敢違也。（西國購棺須由醫生簽字若不簽字則棺不能購故有權可以剖割）中國病家。於衛生之理。茫無所知。其延醫也。以耳爲目。至病重則延醫愈多。甚有病勢少愈。而仍復更醫者。故至病殆。而無一人尸其咎者焉。此等習慣。若不能除。則醫之長必不可以盡也。

此六者。皆其最粗淺者也。而不同之點。至於如是。有志改良者。宜於此先加意焉。而後可求其進步也。

本館告白

中國醫報皆旋起旋仆其支持較久者以本館爲最此皆閱報諸君之愛力代派處諸君之熱心及捐助諸君之雅惠所致不忘且閱本報者每人每年所費有限而[illegible]

人體寄生虫及黴菌之圖解　（續上期）

有鈎絛虫無鈎絛虫及廣節裂頭絛虫

寄生於人體之著名者有三種。卽有鈎絛虫。無鈎絛虫。及廣節裂頭絛虫是也。其中最大者爲廣節裂頭絛虫、長一丈五六尺至三丈。無鈎絛虫次之。長一丈二三尺至二丈四五尺。有鈎絛蟲長六尺至一丈七八尺。無論何種。均以與頭部接續多數之節片而成。頭部者於宿主之腸壁。以吸盤與鈎爲附着之作用。（無鈎絛蟲惟有吸盤爲附着之效用耳）有鈎絛蟲有吸盤及鈎。無鈎絛蟲惟有吸盤。廣節裂頭絛蟲、有二吸盤。各種均無口腸等特別之消食機。由體之全表面、吸收管養。各節片之搆造相等且均扁平。有鈎絛蟲及無鈎絛蟲。均於長成時少延長。自其最後者漸次脫落。故最長之節。常於最後之處。獨廣節裂頭絛蟲無長者。其始膨脹于橫經。故各種長成之節片。殆以全卵充足於中而成枝狀之形（是其卵巢之形）此時從母體脫落。出於宿主之體外。待外圍一破有卵卽散亂此卵爲有鈎絛蟲及無鈎絛蟲所成者。(介于牧草之中。)直爲牛豚所食。入其胃中。蓋此等之卵。外圍有石灰質。故不受牛豚等胃液之作用。於此處脫殼而出。穿其胃壁。入于血管與血液仝流。達於毛細管之部及肉而止。人類食之。入於腸內以頭部吸其壁而附着之。漸次發育。新有鉤絛蟲。從豚肉中來無鉤絛蟲。從牛肉中來者也。廣節裂頭絛蟲之卵。非不可入于水。此時有六鈎與氈毛。故可游泳于水中。若鮭鱒等食之。卽入于其肉而爲幼蟲。

腸旋毛蟲(學名)(Trichine Spira is Cwen)

腸旋毛蟲者。最微之線蟲也。雌者長一分二厘。雄者長七厘餘。大凡占居于哺乳類之腸中。其子蟲甚微。寄生于筋肉之內。人若生食此蟲所宿之肉類。則其肉消化於胃中。而該蟲自肉中出。入於腸中而漸次長成。於是雌者孵子。發育多數之子蟲。子蟲則破胃壁及腸壁。入循環系。遂共血液環行。而入於筋肉內。以石灰分爲包囊。含蓄內部鮮明之液。卽卷身而安眠。患者於是非常發熱。因而致死者不少。該蟲與豚肉內尤多。故生肉決不可食。須注意烹調而後可下咽也。

十二指腸虫(學名)(Dochmius duodenalis dub)

十二指腸虫。雄者長三分。雌者長五分餘。而爲線虫齒牙。並以口吻吸着人身之十二指腸之壁。穿透黏膜。吸血液而棲息。若該虫繁殖。則患貧血。以致衰弱日甚。顏色蒼白。呼吸迫促。心悸不寧。頭痛耳鳴等。遂至於死。其卵殼甚脆弱而無色。由大便排出。其卵混合於不潔之水。或附着於蔬菜類而再入於腸中。故尤宜注意。

驚風解及治法論

和平沈莘農稿

三十一期報張君靜蓮以驚風二字易爲經風三十六期報孫君夢蘭又以經風二字易爲痙均以驚風二字不切病情也今細思之竊有一解姑書其說以就正焉

驚風者言見症如受驚之狀病原於內風發作取以名病頗爲貼切後人指驚字爲病原指風字爲外風故不可解

凡人受意外大驚有猝然僵仆不省人事或至口眼歪斜手足抽搐面青手冷移時始甦者（然皆當時發作不能逾時發爲驚風也）小兒有一病亦猝然僵仆不省人事或口眼歪斜手足抽搐者與受驚之狀相似故卽以驚字名之猶羊癲風蛇皮癬均以形似得名也是驚

者乃指外現之病狀非指受病之原因也

凡中風風癲頭風羊癲風發酒風等病西醫均謂之腦病中醫均謂之風病其實一也唯此風字當作內風解方與腦病相合（謂血虛肝旺上冲于腦所謂肝風內動風性上行是也）觀仲景治中風侯氏黑散內用菊花爲君兼有白礬治顚狂防己地黃湯內重用地黃至二斤風引湯除熱癱癇內疊用石羔滑石寒水石紫石英赤石脂白石脂龍骨牡蠣等均淸肅歛戢與西醫平腦相類其爲內風可知矣並不用麻黃湯桂枝湯其非外風可知矣小兒驚風亦內風也按小兒體氣如春月之草木萌動茁壯生氣勃勃肝陽最旺內風易動所以驚風之病較多產後血虛於下則肝陽易升於上所以驚風亦多西醫謂小兒之氣盛於頭若一受熱則血上升聚於腦發爲抽筋等病正與內風之說相合是驚風之風字乃指病情由於內風而言非指外受風邪也明矣

驚風既係內風則治法自宜歛戢淸肅與外風之宜發散者正相反無徵不信請還質之仲景證之西醫焉

仲景云痙爲病胸滿口噤臥不着席脚攣急必齘齒可與大承氣湯按此卽腦熱於上用釜底抽薪之法也

又曰風引湯除熱癱癇方用石羔滑石寒水石赤石脂白石脂紫石英龍骨牡蠣甘

軍中要藥新由東三省帶來南省向無購處現託本館寄售家居者宜備一份以防意外大丸每粒二角小丸每粒一角用法均詳仿單外埠函購一元起碼

醫學館啓

草大黃桂枝乾姜方下自注云治大人風引小兒驚癇瘈瘲日數發醫所不療除熱方按仲景全書唯此處明言小兒驚癇瘈瘲重用石質降藥少佐姜桂以橫散之的是內風治法與西醫平腦藥相類西醫內科全書腦部門內凡腦積血症一時神識昏迷手足抽筋者宜減腦內積血爲主輕則用迦略米以瀉之重則用巴豆油以急瀉之（即仲景大承湯之意也）又用平腦藥鈥溴以服之（卽仲聖風引湯之意也）由是觀之尚可指爲外風而用發散辛竄之藥哉

雖然食驚痰驚嚇驚並非內風又何謂也答曰第十對長腦筋分支入肺入心入胃三經若肺病痰閉心受驚嚇胃有停食皆能由第十對腦筋累及於腦變爲驚風治當豁痰定心消食而驚風自愈是病因雖不同而其關於腦則一也按四十二期報勘病要訣條下論詁語屬於腦病然有心肺胃三經遺累所致者與此正同

映溪草堂筆記（續稿）

城市衛生

人聚而成市愈聚愈衆內圈既密外形亦日見膨脹而其間房屋之鱗次櫛比幾無空氣實爲衛生之害倫敦紐約等城從前未留隙地致今日難於改變嗣後將興之埠必先爲園囿此事大有關係於幼孩若不及預備之舊城則電車路通可常至城

外空曠地亦極便云

按西國女子作工其幼孩亦可攜至工廠工廠中有空地用保姆以守護之此亦一善法足以邺貧寒婦女也又美國南方各城有房屋樹林相間而造者又有街衢極闊樹蔭茂美者皆後起之良法以衞生爲地方政治上之要理較野蠻國道路汚穢不治人畜沿路溲溺眞有天堂地獄之別

睡死病虫

非洲有睡死病一睡則不醒近攷得此病有虫似蠅非蠅虫身又有微虫噛人則傳染血中達腦則爲睡死病一千九百二年英國派醫士至非洲研究得之其初調查之法則某武員於所屬地搜集各類虫豸并詳記所得於圖旋見此蟲而疑之以之試驗果確惟患此病之期限尚未可知因既噛之後其蟲之行遲速不定且亦未得能治之藥焉又彼處土人亦不甚信有微蟲之事多以爲鬼神之祟

光色治病

西國有以聲治病之法亦有以光治病之法故知各色之於人甚有激動近意大利顚病院內每間繪以一色凡狂暴者入藍色間逾一二小時卽愈尤甚者則入紫色間一日而愈倘有憂愁煩悶之輩則入紅室不過三小時亦可愈

迷人新法

歐人近出一最奇最妙之迷人法名曰（協那斜岑）用手指或某小物示於人目前自能令人迷睡當被迷時若以言語問之亦能對答如流惟以利物刺之彼亦不覺然此法非人皆能被迷也亦必其人心願乃能施之否則終難成事近美國紐約某小學堂有一學生名專順年十二歲性懶而無心向學其父母聞此法能變人腦質故邀能用此法之醫學士意大利人晏尊尼柯爲之試驗專順果被迷如在夢中該醫士呼之曰從今而後汝若能勇志於學將來定必爲學堂之首選專順醒後盡改前非一意於學此後考試必居首選數月後其懶性又復作棄學如故其父母又邀該醫士再施其術惟專順不肯故屢施之而不能迷也因此法必要本人心願也

社友黃鎬京醫案一

謝某寧郡鄞縣貢生年六十二有志功名乃赴鄉試遝紹至蕭時已晚矣渡江不及就宿旅邸忽欲便登厠俄頃仆倒遂不省人事喉中痰似拽鋸而厲主愴惶莫措道遇余告急余隨往視

案診脉兩寸關沉遲而細舌白有津症乃風痰裏膈寒邪直中肺脾腎年巳六外幸尺部尙存根脉不脫急以三生飲涌吐其痰勉希萬一

生川烏 一錢 生附子 一錢 生南星 一錢 水煎一大鍾 大參二錢 水煎濃計半鐘各半和勻服之服未盡劑病人吐痰涎鐘許神識如常語言如舊復診脉象寸口轉浮而細關尺沈遲不脫復議人參理中二劑諸症悉除

何嫗年四十二酷暑貪凉徹夜當風而臥一旦寒熱交爭翌午抽痙大作人事不省睛脫舌伸形如縊死無片時坐臥其抽搐之時力如猛獸而四五役夫攫之不定兩足跳躍邀余診之脉無可按症無可辨以索綑住其手足卽用鐵秤鎚燒紅淬醋薰鼻須臾得安診脉擬方

案脉象兩寸浮弦左關弦勁時値暑令大氣開泄腠理不固通宵貪凉風入肝心經言風病喜變又云肝生筋痙病在筋思過半矣急以搜逐筋絡之風非蟲蟻迅速不能追筋入絡

桂枝尖 一錢半 防風 二錢 炒穿山甲 三錢 鮮石菖蒲 一錢
鈎藤勾 四錢後下 羌活 二錢 全蠍尾 一錢 炒地龍 二錢 製川烏各半 一錢半 引桑枝 三尺 水碗半煎至二鐘服一劑其痙卽止二劑諸患皆除

○平人之屎量

平人之屎量。在二十四時間。平均約一千五百立方仙迷。亦由飲食中水分之多少。並汗分泌之多寡。身體之勞動等而異其量。若無上記之原因。而屎量忽然增減者。可作病論。

○白血球之數

平人之白血球。大約一立方密迷之血液中。有七千至一萬之數。

○衣服之衛生

冬服貴能防外寒而保體溫。夏服貴能收體溫而不導太陽之熱。毛織之類。濕氣不易感受。製衣服最宜。絹布亦可。但價高而不宜於常服。麻布最能導熱。且易受濕氣。故不宜爲衣服。衣服之色。夏宜白。白則熱光反射。冬宜黑。黑則熱光吸込。此亦衛生者之所必究也。

○皮膚之感覺

入身於表面上所包之皮。曰皮膚。皮膚者。眞皮與表皮相合而成。表皮在上層。眞皮在下層。眞皮之中。有血管及神經存焉。故寒煖痛癢。皆感覺之。表皮無此。試以針制於其上。(不及眞皮)並不覺痛苦。無他。以血管神經不注於茲故也。

○筋肉之衛生

筋肉如機器然。不用則生鏽。故常運動。則筋肉發達。肥大而緻密。不運動則痿小而柔軟。鬆疏如綿。雖然。運動太過。不特有害於身體。而且有性命之憂。如筋肉破裂。或血管受傷。以遊戲而致傷生者。亦時有所聞。故運動於未疲之先。能卽休止。斯則善於遊戲矣。

○敎室之衛生

學校之敎室。時集生徒於其中。半皆孺子年少。發汗比壯年爲尤甚。故不潔之物。充塞於空氣中。又或有從病家而來。或從不潔之處而來。甚則有傳染病者。均未可知。且粉筆之粉。隨塵飛颺。往往刺戟鼻道喉頭之黏膜。而爲疾病之基。此皆研究衛生者所宜設法防禦也。

第五十期

大清郵政局特准掛號認爲新聞紙類

光緒三十二年七月朔日第五十期

醫學報

中外日報館代發行

每張售銀一分五厘

本館開設上海西門內孔家弄底周雪樵醫寓內

四十九期後改定價目表　凡定四十九期至六十期者連郵費在內另行列表於下請外埠各代售處照下表寄費先定

本埠	
一份以上	每份小洋二角
十份以上	每份小洋一角四

外埠	
一份	大洋三角二分
二份以上	每份大洋二角六分
十份以上	每份大洋二角

補報		
一至三十六	本埠	四角五分
	外埠	六角
三十七至四十八	本埠單張	一角五分
	本埠雙張	二角
	外埠單張	二角
	外埠雙張	二角四分

滿銀一元請寄郵局洋票其不滿一元者可以郵票代之

本報代派處　本埠西門內穿心河橋東首大街大仝堂藥店　西門外乾昌和紙鋪

外埠　紹興寶珠橋何廉臣先生　又紹興派報處周德鈞先生　杭州清泰門內許衙巷張半農先生　又三聖橋翁价藩先生　又忠清街謝旦初先生　湖州所蘭街傅穉雲先生　又長興東魚巷朱子愚先生　又洶沙弄徐紫璈先生　又和平鎮客民保甲局沈莘農先生　嘉興池灣池西學堂　揚州古旗亭東皖南朱公舘朱立哉先生　寶應縣城內縣橋西配記香棧姚慕梁先生　香港上環乍堤街濟生堂藥店　松江屬南翔鎮石皮街張爾梅先生　又張堰鎮何獻臣先生　張堰西鄉何望達先生　蘇州吉由巷醫學公會林先耕先生　常州馬山埠長年藥局屠友梅先生　安徽全椒圖書館　平望東溪河殷豫亭先生　常熟南門外豐樂橋達仁酒店陳敬其先生　姜堰郵政局施墨池先生　江陰北門外大街光孝坊口蓬昌恒廣貨號李子樸先生　又布政巷醫學研究會　泰州北門上眞殿公報社　南灣新橋灣李嘯雲先生　太倉醫學會　無錫連元街王沺濤醫室　東台小海塲祥記鹽局袁堯官先生　徽州歙縣水南柘林程鳴原先生

醫學報愆期原因

前因本館總主筆周雪樵爲某觀察邀往山西業已立約本擬將報停止將諸君定報欵全數清還嗣以學界醫界諸君再四挽留以項蓮生朱雅南兩先生之言最爲肫摯周君情不可却已決計不赴山西照常出報特此廣告

滅臭聖藥

西國所出加波匿克酸等非不可辟臭然特亂之耳彼臭雖已此臭依然猶以暴易暴也惟此淨身粉則能使一切臭穢均變無臭其力量之大不可思議此粉出於香港凡西國男婦皆喜用之每年銷數不下數十萬罇雖奇臭如阿魏貓溺等亦能使其臭立刻消滅凡有狐臭（俗名猪狗臭）者但用一次即可一月無氣息用至二三次即可斷根有不信者用以淨脚立以鼻嗅之即可知言之非僞眞中國前所未有之奇藥也凡婦女香閨斷不可少文明人愛潔亦不可少家有病人不可少地方污穢及有狐腋臭者尤不可少用法但以粉二三厘入清水少許研化之搽擦臭穢處立刻便止每人每罇可用半年每罇取小銀三角有願購者可函告本館注明注址附郵票五六分爲定即當專人送到躉購四瓶收洋乙元

醫學報館啓

周雪樵醫例

一門診自九點鐘起十二點鐘止分特別尋常二種特別號每號取銀一元尋常號每號取銀三角貧乏不城計◎過午不候雙日門診仍在本寓○二出診亦分特別尋常二種尋常號西半城及西門外左近取銀一元東半及英法租界取銀兩元南市美租界取銀三元英界過遠須同美界　特別號照此加倍　早診晚診加倍　以上診資統於掛號時先惠　出診時附診照診資減半○三號金門診三十文出診六十文○四輿金凡馬路可

周雪樵醫例

一門診自九點鐘起十二點鐘止分特別尋常二種特別號每號取銀一元尋常號每號取銀三角貧乏不城計

◎過午不候雙日門診仍在本廨〇二出診亦分特別尋常二種尋常號西半城及西門外左近取銀一元東半及英法租界取銀兩元南市美租界取銀三元英界過遠須同美界　特別號照此加倍　早診晚診加倍　以上診資統於掛號時先惠　出診時附診照診資減半〇三號金門診三十文出診六十文〇四輿金凡馬路可

上海醫務總會成立紀

比年以來中國羣學逐漸萌芽故各省各埠學界則有學務總會商界則有商務總會散已渙之人心結龐然之團體小試之於拒約而旅美者受惠無窮羣策羣力之可用見一斑矣李平書先生顧賓秋先生有鑒於此見中醫之淩夷腐敗而亟宜整頓也見外醫之風牆陣馬而急宜抵制也於是有醫務總會之組織邀集醫界名士凡三十一人發起此會無何投約之簽名入會者凡二百餘人爰於六月初十日假張園安塏地開第一次大會午後四點鐘醫界咸集搖鈴開會由顧賓秋先生宣布會塲規則由周雪樵先生朗誦總會草章聞者無異詞乃由李平書先生演說總會宗旨周雪樵先生演說總會權利聞者皆拍掌贊成繼此而演說者復二人一王君知方一馬君景眉也次由余君伯陶演說經濟問題末則使會員投票公舉議員凡得三十一人而散及十六日復假黃春甫先生第開第一次議員會議定會內事宜四條

一會所暫借英租界西興橋北仁濟善堂會中陳設擬多懸解剖精圖次辦中西書籍次辦診病治病器具次辦東西國要藥研究其功用服法次購中藥標其名目

一會員凡入會者須由本地紳商介紹以品行端方心氣和平學有根柢爲合格凡

入會者先繳會費銀三元其捐助常年經費之有無多少各聽其便
一職員舉總董五人專司會內籌欵之事爲李平書陳蓮舫黃春甫蔡小香余伯陶舉評判兩人專司醫家病家爭執之事爲門桂珊汪啟綬舉調查兩人專司糾察會員品行之事爲方希周馬景眉舉會計兩人司會內收支各欵爲顧賓秋黃雨田二人舉書記兩人司會中公牘書函等事爲沈靄餘郁聞堯
一會期每一星期日開常會一次以午後七小時至十小時爲率風雨不移每年開大會二次會所會期臨時布告
既議定相約星期日常會而散於是醫務總會乃成立成立之後應辦事宜一爲編纂教科書二爲開設醫學堂三爲工程局衛生事宜四爲醫院俟籌有的欵次第舉行此中國醫界空前絶後之舉也執筆人樂爲記之
按常會第一次業於廿三日晚舉行繳有會費者凡五十餘人但仁濟善堂於醫會事務所尚不相宜擬行租屋三幢爲會所坐落之處以交通便而塵囂少爲合格俟相定屋宇再行布告

醫學報目錄　下注一二三等字樣即指一二三等期而言便尋檢也

論說

醫學報　一

本館々告白

中國醫報皆旋起旋仆其支持較久者以本報爲最此皆閱報諸君之愛力代派處諸君之熱心及捐助諸君之惟惠名戲下忘旦閱本報者每人每年所費有限而代派處於本報事既煩瑣利益甚微均爲公德起見務希將

醫學報

新智識

周維翰　孫吉態

軍中要藥新由東三省帶來南省向無購處現託本館寄售家居者宜備一份以防意外大丸每粒二角小丸每粒一角用法均詳仿單外埠函購一元起碼

醫學館啓

會友題名錄

名人醫案

醫學報

雪樵醫案

醫學報

一

答問

人體寄生蟲及黴菌之圖解

肝臟技斯特馬。(按技斯特馬蟲名)學名(Distomum skalhulalum lhv)

肝臟技斯特馬長四分。雌雄兩性之吸蟲也。其體扁平。而頭部及腹部。各有一吸盤。

寄生于人之肝臟內。惟吾東洋人之肝臟。此蟲寄生甚多。而因此起病。患于消化器。久不復原。卽由衰弱而至于死。故一方之病。往往各有其因。其所由來。雖未能明晰。大抵因飲生水而入人體者也。

肺臟技斯特馬學名 (Distomum ringeri cobbols)

肺臟技斯特馬。長二分。雌雄兩性之吸蟲也。其體扁平。而頭部及腹部。各有一吸盤。寄生于吾東洋人肺臟之內。此蟲若寄生于肺臟內。則陷于肺患。屢至咯血而死。然其吸痰中多混合其卵。此蟲之居處。則人所未知者也。

毛頭蟲　學名 (Trichacekhalrs diskay, vao.)

毛頭蟲一名鞭蟲。雄者長一寸五分。雌者長一寸七分。其卵自人體出。混合于食物。再入于口。經胃至腸。以盲腸爲其常住之區域。而以其纖長如絲之部分。穿入腸之內壁。與大便同出體外者甚鮮。此病于熱國多。而寒國少。寄生于人體者。其數至多不過十數條。故其病患雖不顯著。然刺激于神經系統。則起腦病。

（未完）

第五十一期

大清郵政局特准掛號認為新聞紙類

光緒三十二年七月望日第五十一期

醫學報

四馬路古香閣書坊代發行

每張售銀一分五厘

本館開設上海西門內孔家弄底周雪樵醫寓內

四十九期後改定價目表　凡定四十九期至六十期者連郵費在內另行列表於下請外埠各代售處照下表寄貲先定

本埠	
一份以上	每份小洋二角
十份以上	每份小洋一角四

外埠	
一份	大洋三角二分
二份以上	每份大洋二角六分
十份以上	每份大洋二角

補報

一至三十六	本埠七角 外埠八角五分
三十七至四十八	本埠單張一角五分 本埠雙張二角 外埠單張二角 外埠雙張二角四分

滿銀一元請寄郵局洋票其不滿一元者可以郵票代之

本報代派處　本埠西門內穿心河橋東首大街大全堂藥店　西門外乾昌和紙鋪

外埠　紹興寶珠橋何廉臣先生　又紹興派報處周德鈞先生　杭州清泰門內許衙巷張半農先生　又三聖橋翁价藩先生　又忠清街謝旦初先生　湖州所蘭街傅稺雲先生　又長興東魚巷朱子愚先生　又淘沙弄徐紫瀓先生　又和平鎮客民保甲局沈莘農先生　揚州古旗亭東皖南朱公舘朱立哉先生　寶應縣城內縣橋西配記香棧姚慕梁先生　香港上環乍畏街濟生堂藥店　松江屬南翔鎮石皮街張爾梅先生　又張堰鎮何獻臣先生　張堰西鄉何望逵先生　蘇州吉由巷醫學公會林先耕先生　常州馬山埠長年藥局屠友梅先生　安徽全椒尚書館　平望東溪河般豫亭先生　常熟南門外豐樂橋達仁酒店陳敬其先生　姜堰郵政局施墨池先生　江陰北門外大街光孝坊口達昌恒廣貨號李子樸先生　又布政巷醫學研究會　泰州北門上眞殿公報社　南潯覇橋灣李嘯雲先生　太倉醫學會　無錫連元街王湘濤醫室　東台小海場祥記鹽局袁堯官先生　徽州歙縣水南柘林程鳴原先生

醫學報愆期原因

前因本館總主筆周雪樵爲某觀察邀往山西業已立約本擬將報停止將諸君定報欵全數淸還嗣以學界醫界諸君再四挽留以項蓮生朱雅南兩先生之言最爲肫摯周君情不可却已决計不赴山西照常出報特此廣告

本館告白

本報第六第七前已告罄業經重印補發惟十二期之內將次告罄者甚多每期重印其價不貲不得已止能加價凡欲補購第一期至十二期者取洋四角外埠郵費在內至售罄之時須暫行登冊俟重印後補寄

本埠售報向歸中外日報館今歸四馬路古香閣醬坊發行本埠閱報諸君及送報人請問古香閣購取可也外埠函定請寄本館

周雪樵醫例

一門診自九點鐘起十二點鐘止分特別尋常二種特別號每號取銀一元尋常號每號取銀三角貧乏不城計◎過午不候雙日門診仍在本寓〇二出診亦分特別尋常二種尋常號西半城及西門外左近取銀一元東半及英法租界取銀兩元南市美租界取銀三元英界過遠須同美界　特別號照此加倍　早診晚診加倍　以上診資統於掛號時先惠　出診時附診照診資減半〇三號金門診三十文出診六十文〇四輿金凡馬路可

周雪樵醫例

一門診自九點鐘起十二點鐘止分特別尋常二種特別號每號取銀一元尋常號每號取銀三角貧乏不誠計
◎過午不候雙日門診仍在本寓○二出診亦分特別尋常二種尋常號西半城及西門外左近取銀一元東半
及英法租界取銀兩元南市美租界取銀三元英界過遠須同美界　特別號照此加倍　早診晚診加倍　以
上診資統於掛號時先惠　出診時附診照診資減半○三號金門診三十文出診六十文○四與金凡馬路可

會友題名錄

陳鷺字振飛年三十六歲江蘇金山縣學附生現住金山松隱收會費銀一元

論說

造就看護婦說

治病之藥病人與平人服之孰效曰病人效。雖然病人與平人。臟腑同也。服食同也。胡爲乎有效有不效曰人至有病其食少其胃弱其全體之感情速其效宜也。然則。不但服藥效飲食亦何獨不效即起居寢處何不與病情病理有密切之關係乎而世之治病惟責之醫家一人醫家去後則家人婦子無一知醫理者而日夕與病人相周旋寢處不合法寒煖不知宜飲食不知節醫家之功一而病家之過十縱有盧扁能愈病乎而今之醫家則除開方診病外無他事焉不知病勢之變幻早晚不同晝夜不同與軍情之瞬息百變者無異而惟恃一日一至之醫一日一服之方治神鬼不測之病有能愈之理乎況乎中國社會崇尚煎藥病之安危係乎一劑而有宜於多煎者有宜於少煎者有宜於多水者有宜於少水者有宜於先入者有宜於後入者道地之合與否非所知也藥品之宜新宜陳非所辨也製煉之合法非法非所解也其司之者非僕媼則婦孺而以安危之絕大關係付之不知不識之人庸有幸乎是以英法各國最重看護婦凡有病無不僱此婦以專司病人者中國風氣未開不惟無此人卽有亦不知僱用宜就醫家之團體造就此等人才而復由醫家爲之推薦不惟病人獲益於醫家之名譽亦相關非淺也然不用看護夫而用看護婦者何也曰婦人之心思較男子爲細婦人之性情較男子爲靜於看護之事非男子所能及故各國內科醫院多以婦人充之蓋經驗之法也今將其造就之制列下

一看護婦之資格　文理通順年歲須三四十以上　以衞生學爲重要科　次則病理學　次須識藥若焙製等法則帶書査看足矣

二看護婦之義務　專司病人飲食寢處事　與醫家相商治法及隨時施治之法別擇藥品　審察煎劑　體察病情

三看護婦之權力　病人之飲食居處宜悉聽其命　藥非經其別擇煎非經其審察不得混服　醫之淺陋者有辭退之權有不令病人服其藥之權

四看護婦之造就　宜爲本科簡易科兩法本科以二年卒業簡易科以一年卒業延衛生生理教習一人病理教習一人　藥學教習一人　每日教授六點鐘計衛生學三點病理學三點藥學一點　卒業之前須實驗二三月　修金膳金宜仿師範學堂制概從優免但宜具志願書不得中途退學

人體寄生蟲及黴菌之圖解　（續）

或脉持異常及腹痛等。而驅除之竟無効劑云。

蟯蟲　學名（Oxgnris vermicnlaris,e.）

蟯蟲者。多占居于小兒直腸之線蟲。雄者長二分五厘。雌者長五分餘。而其饒多時。由于其運動不絕而覺癢。甚至夜不能寐。因其刺戟。往往發直腸炎。其卵與大便共被排出。或附養于衣服及手指等。而入于口中。至于胃卽孵化。自七日至十日。生長完備。復由肛門排出。故衣服及手指等。須注意洗滌也。

蛔蟲　學名（Ascaois lumbricoides,e.）

蛔蟲者。狀如蚯蚓之圓蟲。雄者長約五寸。雌者長約八寸五分。多棲息于小兒之小腸。其時鼻孔覺痒。瞳孔散大。或左右不同。吐液之分泌增加。而消化不良。睡眠中爲齘齒。或感臍部疼痛。及腹痛等症。特于有神經素因之人。起返射之痙攣舞蹈病。比斯的里性發作。則起精神病。而該蟲至于胃之時。起嘔吐而隨之吐出。入于氣管。則頗危險。第罕見之。其卵與大便共自肛門排出。或再由口中而入。則孵化而長成。卽猫犬等家畜類。亦見有同類之蟲。

虱　學名(Bediculus)

頭虱者。卽俗稱毛蝨也。雄者長一分之二分之一。或三分之一。雌者稍大。其體色因人種皮膚之色而異。凡一雌者約產卵五十。卵以二星期長成。而孳生於人體之有毛髮部分者。不特頭髮有之。其附着而吸收血液之時。則覺劇痒。用哀台爾性油。或

本館告白

中國醫報皆旋起旋仆其支持較久者以本報爲最此皆閱報諸君之愛力代派處諸君之熱心及捐助諸君之雅惠銘感不忘但閱本報者每人每年所費有限而代派處於本報事旣煩瑣利益甚微均爲公德起見務希將

擦潑利拔爾撒姆於毛髮、可驅除之。衣虱則大于頭虱二倍、腹部扁平而闊大。凡一雌者約產卵六七十。以衣服爲常住之所。時時吸着人體之皮膚。使感劇痒、毛虱當頭虱之大半。凡頭部以外有毛部。皆有之。吸着皮膚。則覺苛痒。往往穿入人之皮膚中。或寄生于髭眉之間。用水銀軟青以驅除之。最爲見效。用哀台爾性油亦可。

毛囊蟲　學名 (Demodeafolliculorum, Sim.)

毛囊蟲。即寄生于人類毛根之細蟲。非目力所能見。而有面皰之原因者也。(按面皰生于顏面之小瘡)

疥癬蟲　學名 (Sarcoktes scabiai, deg.)

疥癬蟲者。至細微之蟲也。非目力所能見。以顯微鏡窺之。則見其體爲扁平而圓形。雄者第三對之脚端備長硬毛其他第一第二第四對之脚有長莖及吸盤。雌者之形。較大於雄者。第一第二對之脚備吸盤第三第四對之脚備硬毛。而與行具螯。縱橫入于人之皮膚內穿細溝以爲棲息。其雌者產多數之卵。卵子孵化。則以四面脫皮而老成。漸漸繁殖。有時見患此症者之皮膚。小泡凸起。充滿透明液之圓形。此皆疥癬蟲所釀成者。而其肉必爲該蟲所棲息。是以人若鄰近患者。則忽傳染。卽其液附着皮膚之故也。而以潑利拔爾撒姆擦之。或以溫湯浸其局部。搽擦之。則該蟲卽盡滅。又經兩日。再行前法。卵亦共滅。疥癬可期獲愈矣。

腸窒扶斯菌

此菌二十二年前海培爾特氏發見之。其後依古弗氏之研究。而確定爲窒扶斯病之病原。如圖所示。就此黴菌之培養者之一部。（右半）以普通染色法染之。一部（左半）以鞭毛染色法染之。更照之于顯微鏡而放大者也。實則長凡一厘之二百分之一。幅凡一厘之五百分之一。此黴菌凡患窒扶斯病者其脾臟及腸管必有之。因而其所排泄之大小便中。及爲其所汚之衣服器具。在於水土中。乘機侵入人體。致罹此病。故病者之排泄物。及其所用之衣服器具。當悉除去。又其所居之室內。亦不可不用清潔法以清潔之也。

虎列拉菌

虎列拉病最流行時。在歐洲則自西歷一八二九年至一八三七年之間。在日本則自安政五年至萬延元年。(即西歷一八二二年至一八五八年之三六年間)又明治十一二年。又十八九年又二十三四年又二十七八年及三五年等時也。距今二〇年前。印度患此症時。古弗氏適至其地與多數之病者相接而歷歷經驗之。遂發見此黴菌。嗣以患他病者皆無此菌。乃確定爲此病之原因。此黴菌在病者之下痢便吐瀉泄及腸內積滞腸壁組織等。當其流行時。即河水海水。亦有此菌。凡附着于食器等者。得暫保其生命。形似(孔馬)(歐文之句點即ノ)故又稱之爲(孔馬拍爾斯)長凡一厘之二百分之一。幅凡四百分之一。在屍體之腸內。自四五日至二星期間尙得生存。在排泄之便中。雖經一月。亦得不死。此等病全由于飲食而傳染者。水尤爲傳染之媒介物。故必煑沸而後可飲。在歐洲上下水道完全之處。絕不見此症者。殆以此也。此黴菌若遇極弱之酸類(養氣及硫酸等)不能即死。故脾胃健全之人。設嚥下此菌。由于胃之鹽酸作用。雖可不發此病。然胃弱之人。及暴飲暴食之結果。胃之鹽酸作用。過于薄弱時。猝入于腸。即誘起此虎列拉病。故在流行時。當勿暴飲暴食。并以圖脾胃之健全爲要。

赤痢菌

赤痢病之原因于黴菌。日本明治三十年。志賀醫學士所發明。此菌棲息于水中。若不加意煮沸。則飲用之際。黴菌即乘機而入於人體。繁殖甚盛。自三日至八日。病即發生。食思漸減。發熱腹痛。同時斯下赤色之便。漸至羸弱。患者之比例。百人中殆有十人至二十五人不起。而患者之大便中。含有多數黴菌。由池溝河水流出。而次第傳染于四鄰。故有全城市或一方悉罹此病者。此最當注意之病患也。是以患者之吐出物及大便。須施消毒之品。以撲滅之。倘健全之人。不改飲用生水之陋習。則能免赤痢之害。患者未之有也。

肺炎菌　學名 (Diklococcus knenmoniac.)

肺炎菌者。係弗林愷爾氏所發明。此菌若侵入于肺。則倏起寒慄。一時間胸部覺如刺之苦痛。發甚劇之咳。因此吐出鏽色之痰。又因之覺身體倦怠。體溫達于四十度。頭痛脈速。顏面潮紅。輕者三四日方能全愈。稍重則需二星期。然往往因此而發他病。不能卽愈。據比爾斯氏之說。自十一月迄四月之間。寒氣逼人。受此菌之侵襲爲最多云。（按原圖圖解言十二月至五月從陽歷也）

映溪草堂筆記

總會記事

自醫務總會成立後每逢星期之晚開常會於仁濟善堂六月二十三日開第一次常會到者六七十人由李平書先生布告成立情形繼由僕演說公德爲一切社會之原素終由蔡小香先生演說至三十日第二次常會因天雨到者較少由僕首先演說醫家宜研究體質之理及無名草藥治病之神急宜考察繼由蔡小香先生布告而散及本月初七日會友之繳會費者堅索宜加蓋經手私肥雷殛火焚之戳故

由顧君賓秋演說歷述所辦各事止有賠貼斷無自肥之理次由僕演說大旨言東西國醫生必中學堂卒業後方得入專門醫學校故為醫生者一切科學無不知其原理中國則不然醫家程度每有出初等小學生之下者即如雷殛火焚斷無殛私肥焚私肥之理因暢言雷與火之原理及電氣之能治病水火之能化分化合煎劑即化學之理并言醫家最要事必破除迷信而後可期醫學之發達聞者多拍掌稱善惟旁坐一老者連連搖首謂鬼神安可不信嗣由王君演說言生今之世不宜再有迷信如老先生所言者次由蔡小香先生演說會事復由僕演說迷信為醫學之障害因推闡仙方及神經病之理并言中國惟重鬼神故病人屍骸無肯交醫解剖者故中醫於臟腑以訛傳訛致醫學亦無進步云

記胃癌症

金君心葵寶山之羅店人也家富而勇於任事為其地之鄉董疾二三年初起苦噎繼則嘔吐醫家謂之噎膈或以旋覆代赭湯投之或以香砂六味湯投之旋愈旋發纏綿不已日食漸少人亦漸瘦至本年五月初十日忽大作且吐血其色殷紫成塊食入即吐延僕往治之時為十八日至則其家以水盛所吐血中有大者三四枚如猪肝長四寸許首尾皆尖中闊一二寸以手摘之韌而軟且鬆此外皆涎沫色如鹹

肉汁之浮起者疏密不等及診脉則金君音尙高惟粒米勺飲皆不能入入卽吐雜痰飲而出脉左右絕異左絃洪而右沈細苔根白膩而厚以筒聽之左肺之下近心尖處無聲息以寒暑針含之熱度如常大便七八日不解小便如常余曰此肺臟己壞之症也所吐皆肺之壞質其體必腐爛指心尖下一寸許曰其當此地乎爲今計當先止其吐惟內必有伏熱於左脉及苔根色知之用川連半夏瓜蔞朴花鬱金等而以麝香五厘令生服閱一二十分鐘乃進藥人靜其至戚某密詢病狀余曰病不可治也明日當辭歸耳及明日吐少稀能食半不吐其子堅留不釋至第三日熱外作於前方加淸熱劑然食入益少且脉頗亂余欲辭歸而其子堅不許一面治後事幷延一日本醫生至診竟曰病不可治也是名胃癌症在賁門之口其先必生瘤今則瘤爛而潰矣繪圖點出其病所則與僕所指者相離一寸許幷言初時尙可剖腹割去其患處今則不能以藥鎭其吐不效曰止能行保命法矣保命法者以鷄湯牛乳從肛門中射入延其數日之命也及客漸少僕與筆談曰醫言賁門之口神經極敏銳故食入即覺而吐血之色所以褐者雜有胃內鹽酸故也僕詢以病旣屬胃何以吐出之物必挾痰飲則此君亦不能詳答蓋痰飲專爲肺液意者潰爛之處與肺密切勢必延及於肺肺中痰飲下流於胃故有此現象歟及明日日醫卽辭去堅留

不可自此病日重聲亦益低僕凡留五日而歸聞其夫人割臂肉療治竟不效至六月初一日而逝世按胃癌之症中西醫無此病名惟東醫有之大都有瘤穿潰之所致其類症頗多僕數年尙見一舌癌症俟後詳述

社友黃鎬京醫案

斯粮儲夫人由天津至滬素有肝鬱忽一日變作異常余適在申往南頭海運局晤金翰翁談及巧遇敝東斯太太今患奇症命如懸縷諸醫不敢擬方可否代請一診余曰此處羣醫聚彙之所焉敢擅治而金君再五相邀余因義不容辭祗得詣館而診案

頭汗如珠口張目陷脘痛欲絕莫忍口不能言四肢冷如汲鐵其痛或得暫停自述心下有痞如盤按之益堅忽爾痛甚肢冷汗熱氣促而厥脉象兩手沉遲而絃細舌薄而滑此厥陰寒證名曰肝厥急以回陽理中去朮加桂治之

大參　二錢另煎和藥　桂枝尖　二錢　炮姜　二錢　炙甘草　一錢半
吳茱萸　三錢　全蠍　一錢半　製附塊　四錢　加煨姜去皮三片　大棗四枚擘

藥以冷服一劑緩服服以三句鐘而畢遂痛停汗止肢溫厥去

（未完）

對山醫話卷四

上海　毛祥麟對山

神農以赭鞭鞭百草盡去其毒而後辨其氣味察其寒溫著本草經三卷後雖積漸增加然至漢末亦僅傳三百六十五種至明東壁氏彙集諸家輯綱目一書多至一千八百九十二種而歧誤亦多余謂古書簡而多闕今書繁而多訛近惟澂水吳氏之從新去取適中便於檢閱宜爲人所膾炙然屆今甫百年而品味已多變異甚至有是名而無是物肆中遂以他藥代在醫者但知某藥治某病泛取而浪用之貽誤尙有窮乎余不揣固陋嘗欲明出處辨氣味詮眞僞去所無補所闕更勒一書名曰本草時宜以切於用然必考證詳確而後筆之故二十年來僅得七十餘種今年逾周甲慮不能竟其事倘得假吾數年庶於是書無憾云

人參在古本草云生上黨山谷及遼東形長而色黃狀如防風產百濟者形細而堅白氣味薄於上黨此皆言黨參也瀕湖李氏輯本草綱目廣搜諸品而未及於參至我　朝澂水吳氏訂從新一書始分人參黨參爲兩種知明時尙無人參百濟新羅高麗等國來中土互市者皆上黨之類按談苑載邵化及爲高麗國王治藥言參質極堅用斧斷之香馥一殿又澥海續編云遼東有䊢參色紅澤體實有心味甘微苦斷之有金井玉闌紋人啣之走氣息自若則都指人參而言矣時以中國未行故不入內地　國初始見用其名乃著於時嗣後採者多而產漸少入山每無所得至棄其業道光初近山農戶取子種之僞充山參遂以亂眞漸至眞者幾絕醫家以是物多僞亦將棄此勿用是亦參之一厄也今甯古臺參久已罕見惟船廠爲上鳳凰城次之鳳產質嫩而糖重故價亦較賤但昔以光圓短熟爲佳今則以糙熟兼均爲貴是又參之小變嘗觀甌北集云曩閱　國史我　朝以參貿高麗定價十兩一斤迨定鼎中原售者多而價漸貴然考康熙甲午

杳悔餘謝揆愷功惠參詩有十金易一兩蓋是時參價不過十換乾隆十五年余應京兆試慮精力不支以白金一兩六錢易參一錢二十八年因病服參則其價貴已過半三十年來何啻更增十倍云云按今之市價雖不甚相懸而物產則遠不如前矣余嘗悉心辨別始知是物眞僞固非難識在今之醫士尋常草木尚不深求氣味況非習見之品有終其身未嘗一覩廬山面目者猶何可與言哉究之眞非絕無特其價過昂識者亦罕故非富貴家素講服餌者鮮克知其味矣然於痘科產科及元氣欲脫之症實有起死回生之力斷非他藥所能代也憶昔某戚婦每產血必大下服參則止道光壬辰復娩時次參甚行某貲兩許意十倍服之功力足以相抵及服崩血愈甚氣竭欲脫急市山參一錢服之即止按參之功用固在諸藥之上行之中土百有餘年活人無算自爲奸民私種以致魚目混珠遂百疑於世而弗用可不惜哉

經云五穀爲養五蔬爲克蔬者疏也所以佐穀氣而疏通壅滯也時珍曰凡草木之可茹者爲韭薤葵葱藿五菜然菜固不止於五說原蔬植三百有六十綱目僅收一百五種餘俱不可考今民生日用之常更不及十之三四耳按蔬品惟蒜胡荽苜蓿漢時得之西域唐貞觀中泥婆羅國又獻菠薐菜渾提葱至今傳種不絕近通泰西諸國其蔬菓携入內地土人竟種植之市以獲利而華人亦有以之充饌者今略摘數種辨其氣味以備考證卷心菜俗名哈喇菜葉捲如球色青經霜後微紫去數層內葉嫩黃脆美俟其自放其大如蓋氣味甘平利腸清胃大抵似菘而味不及耳花菜來自花旗故名葉缺刻如細芥色淺黃味甘淡潤肺化痰性亦和平筍色白細長形如玉簪味淡微辛中實無節固非竹類土人因其形似筍芽故名之耳然南菘北植即化蕪菁今隔數萬里重洋而仍不失色味是亦不可解也

第五十二期

大清郵政局特准掛號認爲新聞紙類

光緒三十二年八月朔日第五十二期

醫學報

四馬路古香閣書坊代發行

每張售銀一分五厘

本館開設上海西門內孔家弄底周雪樵醫寓內

四十九期後改定價目表　凡定四十九期至六十期者連郵費在內另行列表於下請外埠各代售處照下表寄費先定

本埠

一份以上	每份小洋二角
十份以上	每份小洋一角四

外埠

一份	大洋三角二分
二份以上	每份大洋二角六分
十份以上	每份大洋二角

補報

一至三十六	本埠七角
	外埠八角五分
三十七至四十八	本埠單張一角五分
	本埠雙張二角
	外埠單張二角
	外埠雙張二角四分

滿銀一元請寄郵局洋票其不滿一元者可以郵票代之

本報代派處　本埠西門內穿心河橋東首大街大仝堂藥店　西門外乾昌和紙鋪

外埠　紹興寶珠橋何廉臣先生　又紹興派報處周德鈞先生　杭州清泰門內許衙巷張半農先生　又三聖橋翁价潘先生　又忠清街謝旦初先生　湖州所蘭街傅稚雲先生　又長興東魚巷朱子愚先生　又淘沙弄徐紫璈先生　又和平鎮客民保甲局沈莘農先生　揚州古旗亭東皖南朱公館朱立哉先生　寶應縣城內縣橋西配記香棧姚慕梁先生　香港上環乍甸街濟生堂藥店　松江屬南翔鎮石皮街張爾梅先生　又張堰鎮何獻臣先生　張堰西鄉何望達先生　蘇州吉由巷醫學公會林先耕先生　常州馬山埠長年藥局居友梅先生　安徽全椒圖書館　平望東溪河殷豫亭先生　常熟南門外豐樂橋達仁酒店陳敬其先生　姜堰郵政局施墨池先生　江陰北門外大街光孝坊口達昌恒廣貨號李子樸先生　又布政巷醫學研究會　泰州北門上真殿公報社　南潯霸橋灣李嘯雲先生　太倉醫學會　無錫連元街王海濤醫室　東台小海塲祥記鹽局袁堯官先生　徽州歙縣水南柘林程鳴原先生

醫學報愆期原因

前因本館總主筆周雪樵爲某觀察邀往山西業已立約本擬將報停止將諸君定報欵全數淸還嗣以學界醫界諸君再四挽留以項蓮生朱雅南兩先生之言最爲肫摯周君情不可却已決計不赴山西照常出報特此廣告

本館告白

本報第六第七前已告罄業經重印補發惟十二期之內將次告罄者甚多每期重印其價不貲不得已止能加價凡欲補購第一期至十二期者取洋四角外埠郵費在內至售罄之時須暫行登冊俟重印後補寄本埠售報向歸中外日報館今歸四馬路古香閣書坊發行本埠閱報諸君及送報人請問古香閣購取可也外埠函定請寄本館

周雪樵醫例

一門診自九點鐘起十二點鐘止分特別尋常二種特別號每號取銀一元尋常號每號取銀三角貧乏不誠計◎過午不候雙日門診仍在本寓○二出診亦分特別尋常二種尋常號西半城及西門外左近取銀一元東半及英法租界取銀兩元南市美租界取銀三元英界過遠須同美界　特別號照此加倍　早診晚診加倍　以上診資統於掛號時先惠　出診時附診照診資減半○三號金門診三十文出診六十文○四輿金凡馬路可

周雪樵醫例

一門診自九點鐘起十二點鐘止分特别尋常二種特别號每號取銀一元尋常號每號取銀三角貧乏不城計
◎過午不候雙日門診仍在本廊○二出診亦分特别尋常二種尋常號西半城及西門外左近取銀一元東半
及英法租界取銀兩元南市美租界取銀三元英界過遠須同美界　特别號照此加倍　早診晚診加倍　以
上診資統於掛號時先惠　出診時附診照診資減半○三號金門診三十文出診六十文○四輿金凡馬路可

會友題名錄

戚衛生號根孚年四十五歲世居華亭浦南亭林鎭家世業醫志在融會中西實事求是務盡醫生之天職以伸濟世之苦衷而於衛生一道尤爲致意收會費洋一元

更正　四十八期會友題名錄内詹君鴻恩之履歷所云附監生實係監生非附監生附字誤加

論說

論由精成胎之因　節譯美國霍力克原書

生人之始。原於一珠。寄蛋黄以爲舍。初僅一滴之蛋白質。與植物之微生物同。且不僅肇始然也。自是以後以至於某界限。限以内生長生育。直與動植各物無異。過此以往。乃漸差别。故在是界以内。悪知夫將來爲魚歟爲鳥歟。爲四足獸歟。爲乳哺獸歟。固未能預决其爲人也。生珠含蛋既熟即自分裂外散。惟已孕以後。向日生珠所居。已易爲肧胎之宅。精珠入内。即分數排列。自二而四而八。以極於無窮。夫此無窮新珠。即爲造肢之用。同時蛋黃亦復分數排列。自二而四而八。以極於無窮。而適配於分珠之數。每一分珠。即取蛋黃所分之珠。以爲配偶。所需補質。咸取於是。此胎吃外質之第一階級也。若爲乳哺獸類。方蛋白自叭喇管入子宮之時。蓋巳逐漸變狀。故蛋黃以內。即含有無數之小顆粒。向者蛋白所居。幾已盡爲所佔。是時每一顆粒。內含粒珠。而與本顆相系。但每一顆粒相距之界。不甚切密。其外亦無包皮。未幾包皮生焉。包皮以內。盡爲蛋黃。而珠居其中點。由是每顆粒之外皮。彼此相合。而成一公共之包皮。至此儼如一球。名之曰泡。泡之中心。反成空虛。清流質居焉。其後以次改變。泡之外層。有一圓點。字曰子點。此由分珠相合而成者。色暗。爲不透光之質。子點四圍。生有薄膜。字曰子膜。日益加厚。分爲兩層。初甚相類。久之各自殊異。極所成就。乃以大分。至是子點成長圓形。又變爲梨形。梨形之界。中成白點。界以黑線。是名原迹。傳於外皮。而實爲人生肇始之第一步。若四圍黑圈。亦爲將來成人之要者。未幾圈形改變。狀如琵琶。日益加粗。而原迹之線。反爲所掩。原迹之上端。至此分爲三支首之合體。于是基焉。其下端爲將來脊背之屬。其於成骨之處已有徵迹。使後爲魚鳥歟。則預爲脊背之體。儼如細珠成串。無復齊整。下等生物有自胚胎以迄身化而不成背脊者。猶是初時之細珠串而已。若子膜兩層之界。生有多珠。以爲將來血管之用。黑圈四旁腹膜生焉。是爲脇骨。而此腹膜日益環束。二端相交成胸前骨。中空如洞。胸所居也。腹膜餘覆成腹。下層漸皺而成腸。自茲以前。精珠所需皆於蛋求之也。

（未完）

人體寄生虫黴之菌圖解

肺結核菌

凡肺結核症。皆原因於此細菌。距今二十年前而始發見者。爲負盛名之古弗氏。其次同氏則培養之。肺結核乃爲從古存在的傳染病。其傳播至廣。對於世界各人種而逞其猛毒。依某君之統計。則全世界死亡者十分之二。因此而斃死亡之中。若僅就大人而計算。則占三分之一以上。更就患者總數而言之。當占大多數。卽依屍體

醫學

解剖之結果。則成人者十分之四至十分之五。童子則十分之六以上。皆罹此病。特日本人死亡之數。則在十分之五以上。誠可寒心。是雖由于不注意及不衞生。實因日本人肋骨之不發達者甚多。自不免肺之虛弱。故易犯之。特共宜注意。如上圖所示。取肺結核患者之咯痰而染之以色。爲欲明晰其事。故以顯微鏡放大而現之。圖中赤色者卽是也。其原長凡一厘之二百分之一。幅凡一厘之七百分之一。於人體以外。則在于患者之住宅滊車等之塵芥中。有時牛乳等之中。亦往往見之。而雖乾燥之。亦永久能保其生活。與塵芥共飛散于四方。入于人之呼吸器而成傳染病。故痰壺不可不常以水濕之。又患者之宅。當以清潔爲主。被汚于其排泄物之物。則以廿倍之石炭酸。又千倍之昇汞水。然後可消去其毒。其尤宜注意者。不可接近于患者。一則身體之諸部。呼吸尤不可不常使健全。一則罹于气管支病肋膜炎等之後。特易犯此病。故最宜留意。

（已　完）

配斯特菌　（按配斯特卽黑死病）

本館告白

中國醫報甞旋起旋仆其支持較久者以本報爲最此甞閱報諸君之愛力代派處諸君之熱心及捐助諸君之

西歷千八百七十九年。德國負盛名之病理學者鳥伊爾諾氏發明黑死病。乃因一種之病菌而起。既而法人愛爾藏氏在香港。就其當時流行之黑死病。深加研究。而檢查其原因之菌。遂于被脚起的海巴腺內。約一種之菌。即爲所稱之愛爾藏菌。是確爲黑死病之菌也。此病本流行于污穢之區。其侵入于人體內者。多從皮膚及黏膜之創口。有時與塵芥混合而從呼吸器入于肺。前者所謂腺黑死病。後者所謂肺黑死病。又或有稱爲腸黑死病者是經胃而犯于其腸者也。此菌在患者之體外者。羅黑死病之人又　等之排泄物及血液。其他存在于是等之物。而被污的衣具塵土襤褸等之間。故在流行時。則極宜以清潔法爲主。又身體之諸部。雖無創傷即細微的創口。或逆剝等。亦當纏帶。又塗克洛奇翕防其從外部侵入。又當竭力驅逐鼠虱及蚊虫等。如上圖所示着色于此菌。而以顯微鏡現之者也。其實長凡一厘之二百分之一。幅凡一厘之四百分之一。

實扶的里亞菌

此黴菌在二十年前。由利列爾氏發明。而後確定其爲實扶的里亞病之原因。其爲害之主要部分爲鼻腔咽喉氣管支等。至于直接傳染。則由患者之咳嗽噎接吻等。而黴菌侵入于健康者之口鼻黏膜間接傳染。則因附着於患者使用之器具。室內之床壁。及看病人之毛髮等。少則與塵芥飛散。而入于健康者之口鼻黏膜。小兒之咽喉部。生白色之義膜。幷發劇熱。多爲此病。宜及其毒尚未劇烈之際。延醫診治。如血清注射。對于此病。可奏奇效者也。此菌形狀不一。有楔狀。長圓柱狀。棍棒狀等形。而兩端之大小。均不同。其原長凡一厘之二百分之一。幅凡一厘之五百分之一。

因佛爾恩撒菌（按因佛爾恩撒菌卽風邪之類）

凡患流行性寒冒者。其呼吸器黏膜之黏液中。必有此菌。隨咯痰而排泄于體外。又在繼本病而發之化膿性腦膜炎之膿中。亦往往見之。其他有於患者之血液及脾臟內發見者。其形爲短小之桿狀。兩端鈍圓。覿于標本。有孤立者。有一個排列者。有多數連續而爲連鎖狀者。其大者爲人類之病源。桿伏菌中之最小者。比之結核菌幅略相等。長當其三分之一至四分之一。本菌抵抗力最弱。特遇乾燥則死亡極速。故塵埃中及乾燥咯痰之粉末。當不致傳染。然本病時時流行。其結果令童叟續發肺炎腦膜炎等重症。奪多數之生靈。至其預防法中最要之條件。凡可起普通寒冒之原因。務遠避之。

國朝名醫考 并引

焚寇餘生述

名醫之稱難矣哉。有不以醫名而實精通理者。醫有名盛一時而於醫理寔未深究者。有當時卓卓共信爲名醫。而身後無著述流傳。不久湮沒者。有雖有著述而原板遭兵燹。無人翻刻。遂失傳者。元明以前無論矣。　國朝至今垂三百年。名醫輩出。不勝僂指。然海內醫學。當以吳中爲最。醫之著名於時者。亦以吳中爲最盛。或謂地脉使然。而實亦由於邦人士講貫攷覈之所致也。寒家舊有吳醫彙講一書。係長洲唐笠山大烈先生纂輯。都凡四十一人。先生自著亦計在內每人各係以小傳。略采其生平緒論。并著述何書行世。惜其書止於嘉慶辛酉。而後續者無聞焉。然吳中名醫。猶得見梗概者。實賴此書之存。其他各行省非無名醫。而無人薈萃著錄。卒亦莫得其詳。今先就本書中擇其尤者節錄其概。而他省未列入及晚出者。酌補若干。依次排列。略識顚末。見聞謭陋掛漏實多。尙賴精是業者。博攷群籍。廣采前聞。俾殫精醫學者不至後世無傳焉。是所望於同志諸公。

喻昌

字嘉言江西南昌人崇禎中以選舉入都卒無就遂肆力於醫著有醫門法律厲意艸尙論篇　按喻本明人四庫採其書列入國朝之冠謹遵其例

張璐

字路玉號石頑吳江人著有張氏醫通一書行世

張登

字誕先吳江人璐之子著有傷寒舌鑑一卷採入四庫

張倬

○三黃寶蠟丸寄售處此係跌打損傷之聖藥凡跌打損傷藥箭刀傷靑蛇毒虫瘋狗咬傷努力成癆瘀血凝滯痰迷心竅及破傷風婦人產後惡露不行瘀血奔心致生怪症乾血癆鎗子入肉危在旦夕者立服四丸黃酒送下汗出卽愈亦可外治此係中國

字飛疇登之弟著有傷寒兼證析義一卷采入四庫

王子接
字晋三長洲人吳縣葉天士即出其門牆著有絳雪園古方選註三卷附得宜本草一卷采入四庫

魏之琇
字玉橫錢唐人著續名醫類案六十卷以補江瓘名醫類案所未備採入四庫

王家瓚
字雲林號緘齋吳人著有雲林醫彀康熙時人

唐大烈
字立三號笠山長洲人選授蘇州府醫學正科著吳醫彙講凡屬醫門佳話發前人所未發可以益人學識者無不輯入惜止於嘉慶辛酉後人如能放其例而續之不朽盛業即在此矣

陳嘉璴
字獻傳號緘齋吳人住虎邱山塘著人身一小天地論義旨宏遠

傳存仁

字學淵號約園吳人住葑門外狹河著管見芻言

唐學靑

字迎川吳縣醫學訓科著爛喉丹痧論

周桂

字思哲號香林吳人著瘟疫贅言

顧彭年

字祖庚號雁亭吳人著脉訣正訛三焦論贅言認疫治疫要言

管鼎

字象黃號凝齋世居蘇城婁門內平江路之管家園著古今元氣不甚相遠說四時皆有傷寒說

徐鏞

字叶壎號鈺臺江南人弱冠入諸生卽棄舉業專攻歧黃學著四大家辨及論續景岳書不可專得其溫補之益足爲膏粱針砭

周自閑

字省吾住常熟宴淸橋輯醫論會通運氣二則其末利節數篇附入吳醫彙講內

映溪草堂筆記

醫務總會記事二

醫會因借仁濟善堂諸多不便决計自租房屋以便陳設因將星期日常會暫行停止上月廿一日由李平書余伯陶兩先生邀陳蓮舫黃春甫蔡小香顧賓秋四先生及僕相叙於三馬路之旅泰番菜館適黃春甫先生言伊有宅一所在六馬路頗合會場之用計四樓四底及上下四房同人均爲合意估計常年經費須每月銀百元由會董五人各二十元分任次議開辦費李平書先生首捐銀百元次由陳蓮舫先生蔡小香先生各捐洋一百元余伯陶先生捐洋五十元籌款既定平書先生謂僕曰第一次職員會公舉君爲幹事以方有山西之行不能强也今旣作罷矣會中應有庶務董事二人綜理一切非君與賓秋君不可會董皆一致贊成僕雖才力不及然義無可辭也相約俟會場租定後延司事一人僕人二名常川駐會幷略議應用器具而散

舌癌症

六年前嘗見一人其年六十許家頗富裕然連遭不得意事心緒殊惡劣其人體質向偏於熱口舌時生瘡目常紅且多淚口渴嗜飲易於煩躁至六月舌心生瘡歷久

不愈至七月中忽舌衄血由舌中出如絲如縷亦歷久不止服甘凉清心之劑尙合然不能愈後至九月請馬氏醫診之斷爲虛用參耆等補託之連服至十餘劑舌衂大作有血塊由舌心出動盈盆碗舌尖生霉點以漸腐爛百計無效日漸委頓而舌亦爛至一半血仍不止每大衂一次則舌必短少許至十一月延日本醫診之曰此名舌癌症雖見於舌然血塊由肺胃而來其胸腹間內臟必壞問胸腹間有疼痛處否病人言不覺因以含嗽藥及止血藥與之亦無效至十二月中而逝世按此類之病見於前人醫案者絕少凡業醫者急宜考求東西醫書以補其缺

社友黃鎬京醫案

次日飲食稍進其症漸除至半月後偶食油膩閉氣等物而變他病腹大如鼓二便下血面目俱黃脉大而實舌黃而燥此即從前之血癥未消乃瘀血發黃可導而下之以大黃䗪虫丸並服三錢一日十餘日血止黃退而痊

莪朮二錢　猺桂心八分　桃仁三錢　益母艸五錢　茜艸根二錢

炮姜八分　三稜二錢

杜紅花二錢　煅瓦楞子四錢　延胡索三錢　海螵蛸三錢引藕節三枚

（未完）

古人春食涼夏食寒以養陽秋食溫冬食熱以養陰此四時之宜以合陰陽而安六腑然天生果品亦應候以益人如春生梅酸歛以平肝木夏生瓜甘寒以清暑熱秋生梨甘涼以肅肺金冬熟杞甘溫以益腎水此即經言五果爲助五味五色以應五臟也

方伎之流以法取童女初行經水謂之紅鉛多方製鍊以惑人而尤盛行於明末有術士製一粒丹用乳調勻使人仰臥從鼻灌之美其名曰進大藥朝貴多趨之李可灼紅丸之案即此物也按婦人月水鹹熱有毒服之傷腦術士之言豈足信哉觀瀟了眞金丹詩亦可悟矣

竹根木屑賢者洗意世固無棄物也惟醫亦然苟明其意凡物皆可療疾如徐嗣伯嘗以棺中死人枕治尸疰石疣及多見鬼物均應手取效或問三病不同何皆用枕而瘥嗣伯曰尸疰鬼氣也伏而未起故令人沉滯以枕治之魂氣飛越不附體矣石疣甚僻蟲性轉堅非藥石可遣因亦以鬼物驅散之至眼痛而見魍魎者邪氣入肝也以邪引邪固當用枕鈎之三者不相同而適相似得其意之所在而治之故皆驗也大抵自宋以前未嘗用此嗣後靈鞋尸席與自經死繩咸用以治病而本草亦收之耳

藥有雷丸之名本草謂與雷斧雷楔皆霹靂擊物時精氣所化若埋於向陽之處數年後即大如卵堅如鐵矣按雷火本地中濕蒸之氣鬱久勃發隨地起升泄爲陰中之陽雷丸得其餘氣故能除胃火散皮中結熱然久服則令人陰痿蓋亦性陰所致元至正間邑農家有老嫗爲雷擊死頃之復甦口中含藥一丸吐以示人比隣僉某意爲神丹奪而吞之遂患喉痛物格格然若不化後因怒咳隨痰以出視之狀如李核質光潤而色黃斧擊不碎數年之咽痛遂止意此即雷丸之類僉吞時其升騰之氣方盛迫火上炎故患咽痛迨爲

怒所激隨氣涌出物既去宜其痛之頓失也

古無煙草昔閩人自海外得淡巴菰燃之以管吸其煙云能辟瘴故明時征滇軍中咸服之至我　朝始盛行於內地今雖担夫農工之家無不備以供客按本草云其性純陽能行能散故可化濕禦寒其氣入口頃刻而周一身令人通體俱快然火氣薰灼大損肺氣今之多患喉舌諸瘡未必非嗜煙所致近人欲避其火熱以銅爲器置水於中使煙從水底起名曰水煙袋以爲得既濟之法不知一吸三呼更傷氣分衛生者還宜遠之

蜀地產椒分五色以按五行服餌家謂是草中之大丹鍊服能堅齒髮調關節耐寒暑久則輕身益壽按椒性辛熱能損肺泄氣鍊服亦非所宜今人因其馨香快膈每用以醃食腥膻不知其助火動血因以致病者夥矣浙寗陳彥生好食椒年未五十齒落過半此其驗也

諸凡含血之物其骨皆難長在人自胚胎至成人必二十年方堅骨髓惟麋鹿角自生至堅不過兩月計一日夜能長數寸雖草木之易生猶不能及所以能堅筋骨强陽道益精髓舊有髓道士斑龍丸歌曰尾閭不禁滄海竭九轉靈丹都慢說惟有斑龍頂上珠能補玉堂關下穴其丸蓋鹿茸所合也但鹿則喜山而屬陽故夏至解角麋乃喜澤而屬陰故冬至解角今人採茸不分麋鹿豈知陰陽既別功用亦殊而可混用乎

四時草木應候而生採取亦必及時非其時則氣味異而功用亦差卽血肉之品亦不宜生取以失其性嘗聞今之市麝臍者生而劅之其香未蘊臍穢尚腥入藥多至損人按麝食芳草至冬香蘊於臍入春臍癢自以爪剔出採芳婦女拾以相贈馨香染袖經年不退名曰生香頗不易得今山中獵戶嘗取麝糞暴乾得麝

第五十三期

大清郵政局特准掛號認爲新聞紙類

光緒三十二年八月望日第五十三期共二張

醫學報

四馬路古香閣

書坊代發行

每張售銀一分

五厘

本館開設上海西門內孔家弄底周雪樵醫寓內

四十九期後改定價目表　凡定四十九期至六十期者連郵費在內另行列表於下請外埠各代售處照下表寄貲先定

本埠

一份以上　每份小洋二角

十份以上　每份小洋一角四

外埠

一份　大洋三角二分

二份以上　每份大洋二角六分

十份以上　每份大洋二角

補報

一至三十六

三十七至四十八

本埠　七角

外埠　八角五分

本埠單張　一角五分

雙張　二角

外埠單張　二角

雙張　二角四分

滿銀一元請寄郵局洋票其不滿一元者可以郵票代之

本報代派處　本埠西門內穿心河橋東首大街大全堂藥店　西門外乾昌和紙鋪

外埠　紹興寶珠橋何廉臣先生　又紹興派報處周德鈞先生　杭州清泰門內許衙巷張半農先生
又三聖橋翁价藩先生　又忠清街謝旦初先生　湖州所前街傅穉雲先生　又長興東魚巷朱子愚先
生　又淘沙弄徐紫瓛先生　又和平鎮客民保甲局沈莘農先生　揚州古旗亭東皖南朱公館朱立哉
先生　寶應縣城內縣橋西配記香棧姚慕梁先生　香港上環乍畏街濟生堂藥店　松江屬南翔鎮石
皮街張爾梅先生　又張堰鎮何獻臣先生　張堰西鄉何望達先生　蘇州吉由巷醫學公會林先耕先
生　安徽全椒圖書館　常熟南門外石遜步橋丁樸存先生　姜堰郵政局施墨池先生　江陰北門外
大街光孝坊口達昌恒廣貨號李子樸先生　又布政巷醫學研究會　泰州北門上眞殿公報社　南潯
霸橋灣李嘯雲先生　太倉醫學會　無錫連元街下淵濤醫室　東台小海塲祥記鹽局袁堯官先生
徽州歙縣水南柘林程鳴原先生　邵伯鎮大街蛀記號

醫報館廣告

上海醫務總會業已租定房屋布置就緒凡本館會友有願入此會者願爲介紹
呂巷錢君杏蓀寄來筆記一條業已遺失請即補寄下期登報　會友李嘯雲現已
遷至嘉興北門外塘灣吳源潤茶葉店內社中通問可徑寄該處　寶應沈君寄
沈愛餘函言願入醫務總會此函現交敝館如沈君願入會請將會費寄來能捐助
尤盼　亭林戚君衛生寄本館洋三元託汲引入醫務總會俟新屋第一次常會日
注册將收條寄上可也

本館告白

本報第六第七前已告罄業經重印補發惟十二期之內將次告罄者甚多每期重印其價不貲不得已止
能加價凡欲補購第一期至十二期者取洋四角外埠郵費在內至售罄之時須暫行登冊俟重印後補寄
本埠售報向歸中外日報館今歸四馬路古香閣書坊發行本埠閱報諸君及送報人請問古香閣購取
可也外埠函定請寄本館

周雪樵醫例

一門診自九點鐘起十二點鐘止分特別尋常二種特別號每號取銀一元尋常號每號取銀三角貧乏不城計
◎過午不候雙日門診仍在本寓〇二出診亦分特別尋常二種尋常號西半城及西門外左近取銀一元東半
及英法租界取銀兩元南市美租界取銀三元英界過遠須同美界　特別號照此加倍　早診晚診加倍　以
上診資統於掛號時先惠　出診時附診照診資減半〇三號金門診三十文出診六十文〇四輿金凡馬路可

周雪樵醫例

一門診自九點鐘起十二點鐘止分特別尋常二種特別號每號取銀一元尋常號每號取銀三角貧乏不城計

◎過午不候雙日門診仍在本廡○二出診亦分特別尋常二種尋常號西半城及西門外左近取銀一元東半及英法租界取銀兩元南市美租界取銀三元英界過遠須同美界　特別號照此加倍　早診晚診加倍　以上診資統於掛號時先惠　出診時附診照診資減半○三號金門診三十文出診六十文○四輿金凡馬路可

論說

左傳膏肓之疾解

醫緩診晉景公曰。疾在肓之上。膏之下。攻之不可。達之不及。藥不至焉。不可爲也。後張。如厠。陷而卒。左氏僅載巫言噩夢。不揭病狀病名。夫曰膏下肓上。藥不至焉。是實有其處。實有其病矣。核素問刺禁篇。鬲肓之上。中有父母、痺論。衛氣薰於肓膜。靈樞九針十二原論。膏之原出於鳩尾。肓之原出於脖胦。則膏下肓上。屬心肺之下。腸胃之間。爲衛氣存駐之窟宅。腹中論。身體髀股胻皆腫。環齊而痛。病名伏梁。此風根也。其氣溢於大腸。而著於肓。肓之原在齊下。故環齊而痛。不可動。動之爲水溺濇之病。又曰少腹盛。上下左右皆有根。病名伏梁。裹大膿血。居腸胃之外、下則因陰。（周書作雒因于鄭山注因逆接也）必下膿血。上則迫胃脘生鬲、（廣雅釋詁一生出也）俠胃脘內癰不可治、治之。每切按之致死。居齊上爲逆。齊下爲從。據此。則此、之伏。梁。非五、十。六。難。心。積。之。伏。梁、乃金。匱。之。腸。癰。腫。癰、也。其緣、風。氣溢。於。大。腸、而著。於肓、者。本居。齊。下。氣雖。外。鼓、而腫。及。股。胻。

然腹無積聚第洩其腸內之鬱滯腫當自解。設誤動其氣。僅為水溺濇。而不至於死。故金匱條下絕無致戒之文。其裏大膿血居腸胃之外者。本居齊下。下可連接於二陰。而下膿血。上可迫脅胃脘而出於鬲。又可俠於胃脘而為內癰。不可漫治。設漫治。及切按。每致於死。故金匱有按之卽痛如淋。及膿已成不可下之戒。晉侯之病。殆卽居齊下之伏梁。而內膿已成者。故達之已不及。攻之決不可。後必腹中張急。說文張施弓弦也 如厠。切按。致膿血陷潰。廣雅釋言陷潰也 而暴脫耳。

右稿係常熟余君聽鴻寄來。言係常熟前輩賈靑岩先生所著。余君來書言尚有自漢至今名醫軼事百有餘篇。同人甚願捧讀。請卽陸續寄來為盼

（續上期稿）

論由精成胎之因

至是支體漸繁。吸取補質之法。亦以改變。珠之中心。血管生焉。吸蛋黃所有之補質以分配于各珠。是時心經未具。而外面流質。已漸漸輸灌其間。乳哺獸肇生未久。其蛋黃珠日益縮小。幷若作欲離胚胎之勢。所讓地位。卽為將來臍泡之居。心之初生。

基於督脈上端之末。始亦僅新珠一球已耳。其在成肌之先。已能跳動。而漸成肌體雞卵已育二十七小時。卽能見其心跳之狀。心之各房。以次而成。血之行也。其法與魚同。而積久成心焉。故凡乳哺獸類。於其生育前期。一切生育血行之致。與魚同之鳥卵之衣帶囊。爲胎居呼吸之助。人則藉母肺以爲用。彼衣帶囊。僅爲蛋白與胎胞相系之物。乳哺獸類。大半如之。其後血管通行。母子相關之情日益切密。向時所需於衣帶囊者。無復作工。乃益縮小。至不可見。臍泡亦然。僅餘少許。以爲後日之膀胱膀胱初生。以一管上連於腹。尋復泯滅。所餘小塊。以爲臍與膀胱之系。名提胱筋。若胎胞膜有至異之流質。名曰胎胞水。其質與血管同。胎宛中浮此水。外取各質以爲滋補。胎生一二月之時。胎胞膜及蛋白外膜之中。隔以膠質。凡胎未生血管之先。賴是質以恊濟之。若臍管爲母子相系之總管。是亦胎胞膜所成者。初吸蛋黃之質。以供胎料。及血管與提臍筋既成。外收補質。乃由臍管內入。以爲之輔。久之管中只有二管焉。自母而通於子者。爲進血管。自子而通於母者。爲出血管。有脊之獸。其在胚胎前期。凡血運行之法。無不從同。以後逐漸改變而遂成一大不同者。於是物類以分。人肝於受孕三禮拜而生。始形頗大。至五禮拜。肝重及全身之半。三月以往。肝居於腹盆之間。腹之中央。幾爲肝佔。過此則漸縮小。若於全身得比例焉。肝猶居其大也。人方胎居。肝之作用甚大。蓋已爲胞汰血矣。

診斷學

孫吉熊譯

打診法

打診者、打擊體腔之壁、從所得之音響、而知其內部器官之狀態及廣狹也、其法有二、曰直達打診、介達打診、

直達打診者、用右手之指頭、或打診槌、於體壁直接打敲、然此法只能用之於鎖骨及胸骨部而已、

介達打診者、有三種、曰指指打診板指打診及板槌、打診、

指指打診者、以左手之第三指或第二指、密貼於體壁、而右手之第三指或第二指、

彎屈如鈎狀、觸擊於其上、

板指打診者、以打診板代左手之指、打法仝上、

板槌打診者、以打診板代左手之指、以打診槌代右手之指、打法仝上、然其所得之音響較他法爲强大、從此音響之大小、而有强打診弱打診之名、强打診、檢查深部之器官、或用於體壁之非常肥厚部、(浮腫、肩胛板、乳房)弱打診、用於淺部之器官、故强打診及弱打診、又名深打診及淺打診

打診音之種類

純濁音(實質音)發於不含空氣之器官及器官部分、其音微弱且短、如打腿所發之聲響、故又曰腿音

清音發於含空氣之組織中、其空氣之量愈多、則打響亦愈清、

在純清純濁之間者、謂之比較的濁音

鼓音者、其音調之高低、宛如擊鼓、發於空氣不滿之空洞、或含空氣之組織、其緊張

力減、亦發此音、故有開放性鼓音（如口腔、喉頭、氣管、與空氣交通之時）及閉塞性鼓音（胃腸）之兩種、

非鼓音（肺音）發於堅固緊張之體壁、或爲硬壁包圍之空洞、

鑛性音爲鼓音之一種、宛如擊空罎之音、原音之外、尚有餘音、謂之空甕音（鑛性餘音）鑛性音者、原音高調、而徐徐消失、空甕音者、音調極低、而消失亦速、然兩音總稱之曰鑛性音、

破壺音如擊破壺所發之音、故有此名、試以兩手掌面交叉、其間使含空氣、以打膝上、能摹擬之、蓋打擊之時、音從罅隙逸出也、

肺臟打診法

肺之檢查、當先定左之諸直線

正中線　於胸骨之中央、作直線也、　胸骨線於胸骨之兩邊、作直線也、

乳線　卽貫乳頭而作直線也、　副胸骨線卽胸骨線與乳線相距之間、作直線也、

國朝名醫考

汪光爵

字讚功號學舟吳人屢試不售遂業醫治病多奇中載在吳縣志及蘇州府醫學志著有醫要若干卷

徐大椿

字靈胎吳江人著有醫學源流醫貫砭神農本草百種錄難經經釋傷寒類方蘭臺軌範愼疾芻言醫案凡八種

沈　謙

字受益號牧庵吳人儒而以醫聞縉紳先生多詩文往來當道亦多契合然非治病不輕入室歿於雍正壬子年六十六歲子孫世其業均有名於時

沈卓士

號越亭受益次子著治肝補脾論虛則補母實則瀉子後人多混治宜其德也歿於乾隆壬申

沈果之

字實夫號橘園受益孫輯醫學希賢錄十卷未梓歿於乾隆乙巳

沈家瑗

字思劬受益曾孫受業於叔實夫得其傳著辯素問濁氣歸心之訛一篇

葉桂

字天士號香岩吳人著有溫症論治二十則世傳溫熱論是也華君岫雲所刋臨證指南間有雜湊及門方案後其元孫萬靑刻葉氏醫案存眞較爲翔實

薛雪

字生白號一瓢吳人與葉天士齊名博極羣書不屑以醫名著有醫經原旨十四卷後其曾孫啓潛述其日講雜記八則附刋於吳醫彙講中亦見其梗概也

薛景福

字鶴山號松莊吳人精通醫理晚年灌園藝菊日與門弟子講貫經史百家著杞菊廬筆記子承基趨承家學論著亦詳確見重於時

康時行

字作霖號竹林松江婁縣人遷居蘇城天王弄井巷歿於乾隆壬子年六十八歲著三皇藥臯考其高弟周泰來付梓行於世

周邦彥

軍中要藥新由東三省帶來南省向無購處現託本館寄售家居者宜備一份以防意外大丸每粒二角小丸每粒一角用法均詳仿單外埠函購一元起碼

醫學館啓

字蘊石別字樸園吳人著祖氣論又仿葛稚川論醫用連珠體作連珠十首詞旨腴潔

何國棟

字桂岩號蓼齋曾任吳縣醫學訓科著趨庭雜記錄其先德心逸先生平時緒論心逸名連敬避去玉號漱萬歿於乾隆庚子年五十五歲

王維德

字洪緒洞庭人乾隆時著外科證治全生集行於時

沈金鰲

字芊綠錫山人有沈氏尊生書七十二卷辨論精確至今講求醫學者奉爲圭臬亦乾隆時人

張志聰

號隱庵浙江泉唐人註仲景傷寒金匱要略內經素問九卷

趙學敏

字恕軒浙江泉唐人著利濟十二種合壹伯卷惜其書多散佚蒙所見僅本艸綱目拾遺串雅內篇二種

吳宏廷
字靜庵古歙人乾隆時著景岳新方歌訣
陳念祖
號修園乾嘉時閩人著醫書廿一種行於世
吳　瑭
字鞠通淮陰人著溫病條辨行於世
翁介壽
字壽承號南軒曾任吳縣醫學訓科著喜傷心恐勝喜五解
楊泰基
字覲宸號勉齋生於乾隆丁卯時業儒丙戌狀元張西峯門人醫學係葉天士徒孫鍾南紀所授著保護元陽說以儒理通醫理故其旨遠以易理通傷寒金匱之理故其辭文
屠　璇
字彝尊號疎村浙江烏程縣人其論白瘖一篇極精透靈樞陰陽和平之人其狀璇璇然顧名思義則其善於攝生可知矣

汪　昂

字訒庵新安人著述甚富勿藥元詮一書於攝生之道尤爲探源

柯　琴

字韻伯浙江慈谿人著傷寒來蘇集等書行世　（未　完）

映溪草堂筆記

醫務總會記事三

醫務總會現已租定四馬路三馬路之間寶安里內計七樓七底每月租洋壹百元以樓底爲會場樓上轉租於社會改良會地方自治會醫會內房租約每月四十元現方置備器皿定於本月十三日開常會會中延司事一人書記一人人僕兩名會中庶務公援商務總會之例舉李平書先生爲總理舉陳蓮舫黃春甫蔡小香余伯陶顧賓秋及僕六人爲協理但陳黃兩先生年高不任煩劇由蔡余顧三君及僕四人合辦事經四人議定後請李陳黃三公斷決醫會詳章亦已草就經會友磋商後擬即刊印宣布凡本埠之志願入會者但有人介紹繳費銀三圓即可一律入會

記精神病

某公子者四川人其父爲提督富於貲而早卒公子承其蔭上惟一母旁鮮兄弟下無子息公子性漁色有姬妾四五人而皆不育性復無恒見美色必百計謀取之既得則又顧而之他矣一日乘輿出道過一襪肆見一少婦明眸皓齒色殊佳麗因託言口渴令僕取茶而停輿公子親至肆購襪婦將襪出公子亦不審視遽以銀一大錠與之少婦意其輕薄擲銀於地作色而入公子悵惘呆坐橙上及僕取茶至而不知呼之始如夢覺歸而病且喃喃自語其母憂之詢其僕具得致病狀曰此相思病也必得心藥醫之令訪少婦歷史僕人復命曰不可爲也此婦美而貞凜然不可犯其夫武員也歿於廣西婦千里扶柩歸自食其力事母孝然景况殊艱居之卑田院中未嘗有求於人也其母愛子情切乃親謁其母延之回家厚待之以其母爲餌誘婦至以鼓樂强娶之婦悶拒母以甘言慰之遂爲公子第六妾公子初甚喜疾亦愈然婦性莊不能如公子意也未及一月遽失寵絕跡不至其臥室幷薄待其母降與厮役伍後復逐之婦忿氣塡膺遽至公子所公子方橫陳一榻吸阿芙蓉膏一妾侍婦輒指斥之備懟其奸佔之罪公子怒嗾豪僕擊之徧體鱗傷而死命藁葬於郊外無何公子復病每閉目則見婦輒指怒詈委頓廢寢食會其地有高僧者居天寧寺延之禳解高僧爲之懺悔令婦少緩之公子疾尋愈後入都至蘆溝橋卒仆而死或曰婦卒索其命也

（未完）

滅臭聖藥

少文明人愛潔亦不可少家有病人不可少地方污穢及有狐腋臭者尤不可少用法但以粉二三厘入清水少許研化之搽擦臭穢處立刻便止每人每罇可用半年每罇取小銀三角有願購者可函告本館注明住址附郵票五六分爲定卽當專人送到躉購四瓶收洋乙元

醫學報館啓

生割臍香以糞實之或取飛蟲去首足翅入臍封固久之香亦不散名曰當門子是以一麝而獲五臍之利也蟲且有毒不良可知以之和香料猶可若入藥餌不反有所損乎

今市賣有所謂醋鱉者云出普陀山似螺而扁大如荳粒言能催生產婦於臨蓐時吞之兒卽持以出然余嘗試之恰無驗也按海槎餘錄謂是相思子生海中好事者取藏篋笥終歲不壞出投醋中則能轉旋不已而無催生之說據此蓋耍物耳正如閩部疏載莆田所產小白石狀如杏仁劈之腹文如蟲取兩石離立碟中須臾自相迎合名曰雌雄石近亦有市賣者謂能治目疾且可合媚藥其價故甚昂貴而不知其藉此愚人亦無佐驗也

木鼈子本草言其無毒能治瀉痢疳積而發明下又載薊門人有二子服此俱斃特著爲戒近聞南門外有農人曹某年已半百子僅九齡患腹痛時發時止經年不愈或言此疳積木鼈可療曹卽市五文盡數煎與其子服不逾時乃肉顫筋弛骨節盡解而死按木鼈有兩種一產南中形細而底凹又名木蝨子昔人用以治痢審其性味不過苦參子之類耳此種今已絕少現肆中所賣者皆番木鼈出回回國外科嘗用以傅瘡服之能殺人切勿入藥以嘗試也

夏子益曰天地山川樹木皆有脂此係陰陽氣化之餘結而成髓飲天脂者成上仙地脂成地仙山川樹木之脂壽俱無量鬼谷子語仙錄云取天脂須於危峰絕頂人跡罕到之處置金盤盛明珠每於寅卯之交往探有清露卽傾去得漿色白芳香不散味極淸甘者是也地脂於地脉流行聚合之處從土湧出不收仍入地大抵天地之脂每六十年一泄山脂卽鍾乳之類鍾乳乃石之汗液脂其髓也水脂出大海中高噴百丈

還落水中介類吞之得爲神樹脂數千年老樹枯而復榮者再始有脂能化嬰兒游行不定頗不易得方鎮編年載高展爲幷州判官一日見砌間沫出以手撮之試塗一老吏面上皺皮頓改顏色如少展問承天道士曰此名地脂食之不死展乃發甎已無有矣

國朝康熙間順德有民入山樵採忽聞樹頂有兒啼聲仰視見古木上有氣縷縷如煙飛馬過之皆墮斫視其中有人狀類凝脂問之不應拂之則笑一同伴曰此名樹脂非惡物也遂蒸食食已覺熱尋浴溪中肉盡潰裂而死余謂仙佛之書大都渺茫固不足信凡異常之物智者不食信然

使君子之名相傳有潘州郭使君療小兒腹痛每用此取效因有是稱按小兒腹痛蟲患爲多而凡殺蟲藥多苦辛惟使君子味甘孩提服餌不損脾胃故尤相宜也至世俗謂虫無蟲殺蟲則無以消食此眞愚俗之言李時珍嘗譬之樹有蠹屋有蟻國有盜是福是禍不問可知矣余亦謂修養之家必以去三尸即此類推蟲固宜殺而不宜留也

今人好食白瀹鷄子言能安五臟益氣血而不知其頗不易化非煮之極熟多致停滯南史載李道念一病五年屢治未效丞相褚澄診之曰非冷非熱當是過食白瀹鷄子耳煮蒜令食遂吐一物形如卵視之鷄雛也翅足俱全澄曰未盡以蒜更吐之計出十二枚而愈又李時珍嘗見一朝貴每晨必進鷄子數枚久而無恙因詢其庖此外尚有何好庖言食不撤蒜李曰賴有此耳觀此足知是物不宜多食而蒜之能消肉積亦信然矣

釋道家有五辛之禁道以韭薤蒜芸薹胡荽爲五葷而釋家則葫小蒜興渠慈葱茖葱也所禁雖有異同

第五十四期　大清郵政局特准掛號認爲新聞紙類

光緒三十二年九月朔日第五十四期共二張

醫學報

四馬路古香閣書坊代發行

每張售銀一分五厘

本館開設上海西門內孔家弄底周雪樵醫寓內

四十九期後改定價目表　凡定四十九期至六十期者連郵費在內另行列表於下請外埠各代售處照下表寄費先定

本埠
一份以上　每份小洋二角
十份以上　每份小洋一角四

外埠
一份　大洋三角二分
二份以上　每份大洋二角六分
十份以上　每份大洋二角

補報
一至三十六　本埠七角　外埠八角五分
三十七至四十八　本埠單張一角五分　雙張二角　外埠單張二角　雙張二角四分

滿銀一元請寄郵局洋票其不滿一元者可以郵票代之

本報代派處　本埠西門內穿心河橋東首大街大全堂藥店　西門外乾昌和紙鋪

外埠
紹興寶珠橋何廉臣先生　又紹興派報處周德鈞先生　杭州清泰門內許衙巷張半農先生
又三聖橋翁价藩先生　又忠清街謝旦初先生　湖州所前街傅稺雲先生　又長興東魚巷朱子愚先
生　又淘沙弄徐紫璈先生　又和平鎮客民保甲局沈莘農先生　揚州古旗亭東皖南朱公館朱立哉
先生　寶應縣城內縣橋西配記香棧姚慕梁先生　香港上環乍段街濟生堂藥店　松江厲南翔鎮石
皮街張爾梅先生　又張堰鎮何獻臣先生　張堰西鄉何望達先生　蘇州吉山巷醫學公會林先耕先
生　安徽全椒圖書館　常熟南門外石遜步橋丁樸存先生　姜堰鄭政局施墨池先生　江陰北門外
大街光孝坊口逵昌恆廣貨號李子樸先生　又布政巷醫學研究會　泰州北門上眞殿公報社　南潯
霸橋灣李嘯雲先生　太倉醫學會　無錫連元街王淵濟醫室　東台小海場祥記鹽局袁堯官先生
徽州歙縣水南柘林程鳴原先生　邵伯鎮東街毛弁生先生

寄售舌鑑辨正啓

每部二本小洋三角

傷寒舌鑑一書久已膾炙人口此辨正書爲茂名梁特嚴先生作由陶制軍公子葆廉部郎筆錄於蘭州節署凡三閱月而竟與舌鑑原書迥然不同而可補正原書之紕繆爲醫家診治之秘笈憑此驗舌於表裏寒熱虛實各症可以到手而辨但板存蘭州節署南中向無傳本茲由友人付之石印以廣流傳凡業醫者不可不人置一編於診治非小補也今由本館寄售外埠購者原班回件信力自給書印無多購者請早

醫報館廣告

上海醫務總會業已租定四馬路小花園西口寶安里布置就緒凡本館會友有願入此會者願爲介紹　會友李嘯雲現已遷至嘉興北門外塘灣吳源潤茶葉店內社中通問可徑寄該處　寶應沈君寄沈愛餘函言願入醫務總會此函現交敝館如沈君願入會請將會費寄來能捐助尤盼　亭林戚君衛生寄本館洋三元託汲引入醫務總會業已注册

本館告白

本報第六第七前已告罄業經重印補發惟十二期之內將次告罄者甚多每期重印其價不貲不得已止能加價凡欲補購第一期至十二期者取洋四角外埠郵費在內至售罄之時須暫行登册俟重印後補寄　本埠售報向歸中外日報館今歸四馬路古香閣書坊發行本埠閱報諸君及送報人請問古香閣購取可也外埠函定請寄本館

周雪樵醫例

一門診自九點鐘起十二點鐘止分特別尋常二種特別號每號取銀一元尋常號每號取銀三角貧乏不城計◎過午不候雙日門診仍在本廨○二出診亦分特別尋常二種尋常號西半城及西門外左近取銀一元東半及英法租界取銀兩元南市美租界取銀三元英界過遠須同美界　特別號照此加倍　早診晚診加倍　以上診資統於掛號時先惠　出診時附診照診資減半○三號金門診三十文出診六十文○四輿金凡馬路可

通之處均坐包車每家取銀照診資收取兩成城內用肩輿每家取銀照診資收取四成〇五膏丸方不論門診出診概取銀兩元資須先惠訂期取方〇六遠道診如在十里廿里外及數日程者另有細章至時面議　特診不漸釋)凡富商顯宦危險症疑難症久遠症均爲特別類)　特別號利益（門診者但須醫在家中隨時可別號拘午前出診提早先赴隨帶要藥不取藥費)

社友題名錄

錢榮光字詢芳又字信甫江蘇江陰縣人同知銜復設訓導曾游吳門李樸存先生門行醫念年現擬開設衛生學會醫學報未成著有重輯難經章節簡釋等書收會費銀一元

五十三期刊誤記〇膏肓疾解係曹青岩先生所著誤曹爲賈未及校正特此聲明

論說

論宜編輯醫書

今之言改良醫學者。莫不知注重學堂矣。然醫學堂有原素焉。則教員宗旨課本是也。教員之選。尙非難事。所苦者。能爲教員之人。於醫學之經驗。少有經驗者。無不。其門。如市。又未。必能。充。教員耳。若夫宗旨則東西醫不可不通。而中醫又不宜廢棄。合兩。者。而論。又不。能。相。通。也。則課本之編。殆非易矣。況乎中國醫書浩如烟海。有偏於涼者。有偏於熱者。有偏於治虛者。有偏於治實者。其議論。亦不。相。通。則欲爲。課。本。

之預備必彷康熙乾隆中搜採各書成一大作如韻府字典通鑒淵鑑等而後可宜由政府或醫會延精於醫者多人採集中國古今醫書分門編輯論其體例宜彷內科理法之例分上下二編上編爲論理之書下編爲論病之書上編之目首爲醫學史凡學說之沿革名醫之師承醫林之小傳皆屬之次爲全體學凡內經以後之言全體者皆彙而錄之次爲診斷學凡四診心法及病之安危吉凶等論皆屬之次爲病理學凡泛論病理及治法等類皆屬之次爲方藥學凡名醫方論各藥論說皆屬之不問其有所偏有所激皆兼收並蓄以供醫家之採擇此上編之大略也下編之目彷醫通之例凡六氣七情雜症婦女小兒外科喉科目科傷科等病首則彙萃古今醫家各說次列古今所有病狀及其治法後附近人醫案擇尤彙錄務使一病之傳變各病之診治搜采無遺其搴采也宜博其剖晰也宜細其於複雜症也宜詳其於診治法也宜備此下編之大略也編輯而竟有三善焉家置一編則凡症有治法一善也爲中醫保國粹二善也編纂課本有所取資三善也但經費不貲魄力較大

上焉。者。不。得。不。期。望。於。國。家。下。焉。者。不。得。不。期。望。於。海。內。之。醫。會。

（續上期稿）

論由精成胎之因

肺之初生。形如兩蕊。居于食管之上端。其成就甚緩。以胎居時無所需也。溺管未生之初。有管焉以代之。小雞育後三日。溺管已見。支分爲二而居於脊之左右。始於心界。訖於衣帶囊。歷第四日。管之外面生有造液之體。所造之液。並達於大腸之端。魚之溺管。僅有造液體。及織皺數器而已。鳥則多於魚。有脊之獸。腎亦於是生焉。人之造液體。於受孕一月之末。蓋已完備。至七禮拜。腎即發現。觀此似腎基於造液之體。然仔細窺察。知二者皆能獨生。歷第三月。腎長而造液體漸消。後且不知其所之矣。其餘暫需各體。必有眞體。以承受之。夫此暫需各體。皆成人階級內所分有者。如人一月爲魚。則暫需者與魚體同。二月爲鳥。則暫需者與鳥體同。及夫人體眞現。向所暫需之體。自然退處。至若陰陽界之生殖器。男爲睪丸。女爲蛋核。初生之頃。緊倚於造液體之四旁。此亦由自立而生者。不恃造液體以爲助也。雞卵育後四日。即有生殖器之萌芽。但未能判厥雌雄耳。其後生殖器日以長。而造液體日以消。人胎之生殖器。其生也較于腎生略後。但其初皆無可見。稍需時日。漸顯其特別之狀其爲睪丸歟。歷十禮拜。乃現睪冠。約歷五月。漸移於身之下部。至第七月。達於腹圈。九月入腎囊居焉。但此言其常情耳。亦有人已產生而睪丸不下者。或有一下而一不下者。雄羊之睪丸。終始不下。其爲蛋核歟。無論其製造地位。皆較睪丸爲簡。或肇居於初生之地。不再遷焉。凡男睪丸及精管所由之管。女卽取是以爲叭喇管之用。但是管初有二焉。以次兩相併合。併合之地。卽爲子宮。故凡男女初生各體。無不皆同。逐漸變化。遂爾殊異。然必兩相比偶而成者也。植物亦然。同一芽也。而爲花爲葉。爲子爲刺。常見有葉變爲瓣。粉幻爲子者。此足見起源皆同而發達各異。人與動物。何獨不然。任何一體。生必源于生珠。且不僅男女從同而已。卽一身之內。凡爲首爲足。爲五官。爲百骸。其所取以成質者。亦罔有異焉。

診斷學 續前

孫吉熊譯

滅臭聖藥

西國所出加波匿克酸等非不可辟臭然特亂之耳彼臭雖已此臭依然猶以暴易暴也惟此淨身粉則能使一

腋下線有三、於腋窩之中央作直線、謂之中腋下線、於前面、大胸筋之下緣、作直線、謂之前腋下線、於背後、闊背筋之下緣、作直線、謂之後腋下線（又法、舉上膊於側方、成地平線、而于前面大胸筋離胸廓之點、作直線、曰前腋下線、於背後闊背筋離胸廓之點作直線曰后腋下線）

肺臟之境界　肺尖在鎖骨上窩內兩肺之前內緣（在正中線之兩邊）平行而達於第四肋骨部、右肺之前內緣尙直行而至第五肋骨部、漸次向右彎曲、大約經第六肋骨而至乳線、自乳線至中腋下線、則達於第七乃至第八肋骨部、至肩胛線、則達於第十肋骨部矣、左肺之前內緣既於第四肋骨部、急左折而成心臟截痕、經左副胸骨線、又右折下行、而作凸隆之小弓形、謂之肺舌、至第六肋骨、又左折下行以至乳線、自乳線以至腋下線、則達於第七乃至第八肋骨部、至肩胛線、則達於第十肋骨部矣、

肺界之變位　肺下界之下降（於乳線、而達於第八肋骨、於腋下線、而達於第十肋骨、於肩胛線、而達於第十一乃至第十二肋骨）、見於肺氣腫及氣管枝喘息之

時、肺下界之上昇見於腹部之膨大時、

打診法之順序　胸部先打診鎖骨上窩、自右及左、比較兩邊之打響、以定肺尖之上界、次於鎖骨下窩及第三第四肋骨部、然於第四肋骨以下、唯右肺可依乳線打診、以定肺臟之下界、若左肺此處爲心臟之所在、不能與右肺比也、　兩胸側壁當使病人上膊外轉、而後施打診於兩側中腋下線、以定左右兩肺之下界、背部先比較兩側肺尖之打響、以定其上界、次打診左右之肋間、以至肩胛線、再比較左右之打響、以定其下界、

健肺上之打響　鎖骨上窩以肺尖之容積不大、而打響不甚清、鎖骨下窩及第二肋間胸壁最薄、且以肺組織極厚、故發清音、第三肋間以下由大胸筋打響、稍濁、若在婦人之乳房上則發純濁音、肺臟與心臟肝臟交界部則發比較的濁音、胸骨全部雖爲氣管、食道及大血管之所在、而發高調之非鼓音、背部以筋層比胸部稍厚、則清音亦稍弱、肩胛骨部殆爲半濁音、肩胛下部則發鼓音、兩胸側壁上

方發清音、下方帶鼓音、　（未　完）

國朝名醫考

吳儀洛

字遵程武原人輯本艸從新以及成方切用分二十六門一十四卷一千三百餘首方論皆宜時用行於世

周紀常

字卓入浙江山陰人道光時著女科輯要

江涵暾

字慶增號石芝江蘇常熟人著石芝醫話其姪孫森節錄付梓收入吳醫彙講

王清任

字勳臣直隸玉田人道光時著醫林改錯考證藏府與近時西醫所譯各書若合符契數千年襲謬承訛得此目見訂正之大是快事

陳士鐸

字敬之號遠公浙江山陰人著辨症錄一書

陳佐良

字錫三浙江山陰人著二分晰義一書治疫奇驗後人與楊栗山著傷寒溫疫條辨輯爲摘要一卷雖未習醫者按證施治靡不應手可謂神妙矣

王士雄

字孟英號夢隱杭州人咸同時著有王氏潛齋醫學五種其溫熱經緯霍亂論二書辨析最精尤爲時所推服

徐政杰

字藹輝號虹喬係王孟英之外舅

費伯雄

號晉卿江蘇武進人同治時著醫醇賸義四卷

劉士廉

字淸臣雙淸人同治時著醫學集成

胡鳳昌

字雲谷浙江餘姚人同治時以孝廉行醫著有痧症度針

映溪草堂筆記

醫務總會記事四

○寄對售口菌

此菌生於古柩中對死人口而生故名其功甚偉能殺肺中至惡劣之微生虫凡肺癆病初層急宜服之本館目擊多人凡服此者無不調理得愈特爲代售每洋一分開水冲服連服三四次如覺心中異常不適者則藥力達矣每藥一分取資一元爲數無多有患肺癆病者請及早服之

醫務總會自租定寶安里後署名曰上海醫會原其命名之理有深意存焉李平書先生之意注重醫學而不重醫務以研究爲要義擬名曰上海醫學會顧君賓秋則注重醫務其言曰醫界同人程度之淺深不一然無不以行道爲衣食計者其於醫學雖不敢自信然爲行道計又不能不自負也今與言醫學則入會者必自視欲然而後可行道而猶求學非所願也必注重醫務則人有求於醫會會乃可發達矣同人兩然之因名曰醫會括醫學醫務而渾之也(下期當改爲醫會記事)

前月十三日爲租定新屋後第一次常會到者七八十人先由李平書先生演說宗旨畧言公推爲總理不敢當其名而不敢務其實次由顧君賓秋演說泒定會中職員次由僕演講生理學大旨凡一點鐘之久而散

二十日第二次常會到者復較多先由僕演講生理學之骨骼部由八點至九點鐘餘足骨未講而下

會中陳設正廳兩壁懸博物圖三十六方俾研究藥學之用旁室掛人體生理圖二十張爲研究全體學之用又掛人體寄生虫及黴菌圖五幅爲研究病理之用廂房懸世界新地圖一幅所以起醫家愛國心也嗣由李平書先生購中國醫書三十四種備會友翻閱僕復助己譯西醫書數種俟經濟較充當次第推廣

戒烟丸

比年以來戒烟風盛行戒烟丸亦輩出凡業此者無不利市三倍此固中國國民程度較高之象也但中國各事有一利必有一弊如影之隨人狠之與狽密切而不可解卽如戒烟善事也但市上所售之戒烟丸則無不含有嗎啡者往往其烟可戒其丸卒不可戒是以暴易暴也有友人爲予言凡市上所售戒烟各丸徧登各報自鳴自炫無不言東醫西醫之所製甚且保證書贊頌函層出而不窮然以藥水試其丸無一不含嗎啡者凡含有嗎啡之丸遇此藥水則變綠色凡一切會社之戒烟丸無不作綠色者嗚呼有志戒烟者其亦知所別擇哉

洋靛塗瘡貽患

社友錢杏蓀來稿

松屬相傳舊法每逢丹毒黃水瘡及暑濕熱諸小瘡卽西醫謂之皮膚發炎未及經醫而以靛汁塗之時獲小效卽瘍科家治此症亦以靛青蔴油和栢葉散青蛤散碧玉散等塗患處每多取效而近時僅以靛汁一物塗瘡每有良肉紅腫起皰甚則皰破潰爛推原其故緣近來栢林靑販運來華坊間取其顏色鮮明盛用洋靛査洋靛之成分爲鐵七藏六據生理家言人身原質十五至十七而炭輕淡養硫爲主要成分鐵與養遇爲鐵養爲三四酸化鉄藏爲炭淡合質炭與養遇爲炭養炭養二淡與

養遇爲淡養及過酸化淡鉄與硫遇爲鉄硫鉄二硫硫與輕遇爲輕二硫炭與硫遇爲硫化炭且藏又爲爆藥之主成分此其潰爛之所由來也每當暑熱司令往往勃發此等瘡毒因習俗相沿謹就學說略舉洋錠塗瘡貽患之原理質之海內賢達幸垂教焉

山陰夏君希靈來書幷醫案照錄

吾華醫學之腐敗。久爲東西各國所鄙夷。出報之意。重改良期進步也。嗣茲以往。吾願道中人。無論論症論藥。苟胸無眞知灼見。切勿輕易發言。遺譏中外。在操報政者。豈不欲得精鑿嶄新之說、登之報端。以重聲價而無奈天下雖大。眞才實難。吾知自出報至今。海內投贈之件。已可庋架皆滿。而苟求發揮新理。諦當不磨。足以取重東西者。必百無一二。不寬其格。兼收並蓄。又無以充滿篇幅。此中苦心。所宜共諒。鄙見如無佳作。莫若多登醫案。其例有二。一則華醫知其病而不能治。就西醫則應手而效者。一則西醫治而無效。仍經華醫久治而愈者。凡同道諸君。有聞必

錄。有見必錄。或已往。或方來。錄後卽寄
貴報彙登。此較翔實。以開醫智。似較捷焉。舉式如下。

有邵友業錫箔。庚子夏患淋痛。一月不愈。就余診。余備用湯丸洗盪各法。治之十日無少效。細審之。始知其病在溺管。屬有形之症。似淋而實非淋。因荐曾治西學之李君治之。李僅用湯方。更無效。余謂邵友。此症非至省城廣濟醫院住醫不可。乃買舟往。西醫梅先生一見卽曰。此溺管生瘤。堵塞溺道也。非割不瘳。次日施刀割去其瘤。卽鬆。隔二日復割一次。其根乃盡。僅半月全愈而歸。

有周友向就藥業。患解㑊症。胃疲不知飢。逐漸乏力以動。屢醫無效。余爲處溫消法。初小效。繼亦木木然無所覺。時東醫渡邊氏已在杭。往就診。渡君用聽聲筒審之。謂曰此胃內膜生衣。致碍其運動之機。運動旣疲。自四支無力以舉也。用腴汁消之。一禮拜而愈。

此余知其病而無術以治之。西醫手到病除。眞不愧華陀再世。（未完）

然皆辛熏之品生食增恚熟食發淫以其有損性靈故屏絕也

絲瓜本蔬中佳品世俗相傳其性至寒食之敗陽按本草言甘平能除熱利腸解毒通絡而生生編又謂煖胃助陽余嘗考其性味不過甘涼之品因其涼血故治腸風崩漏其絡貫串如人脈絡故能通絡其質軟滑故曰敗陽煖胃之說抑何反也

狗蠅牛虱古方未嘗用之而近世醫家每以此治痘蓋出齊東野語周密言同僚括蒼陳坡老儒也其孫三歲出痘牛漿倒靨勢已不治過一士授藥少許服之移時即紅潤乃乞其方以壽世蓋用狗蠅和醅以酒調服耳按藥中蟲蟻不過取其飛揚走散之功故多施於傷科外症以通血閉痘症全賴氣血以成漿結痂元虛之症必當以參耆培養元氣切勿以此爲法也

嘗見幼科取青蒿中蟲和藥以治小兒急慢驚風云有奇驗徧閱古方未見用此惟保嬰集極言其功效幷有詩云一半硃砂一半雪其功只在青蒿節任敎死去也還魂服時須用生人血蓋用硃粉和之乳汁熱服也

今人冬月每以酒和牛乳燉食而薛立齋言酒不可與乳同飲蓋乳汁下咽得酒則凝頑不易化若以酒燉食乳已熟而成塊本無害也胡筱園太守晨起食乳不耐甜氣急呼酒飲遂覺膈間痞悶一日夜不思飲食服神麴麥蘖俱無效余令取酥與消導藥服之遂愈酥本乳之精華得同氣以相引故能取效也

世言楙有百益一損梨則百損一益按楙即木瓜不過藉酸濇之性得以舒筋伐木豈若梨之甘能養胃涼可淸心潤燥化痰除煩解熱且渙風邪而消癰毒哉嘗閱陳鵠耆舊續聞載湖南崔孝廉道出泗州聞呂某

精太素脉俾診之呂曰君來年可得官秋發癰毒不可治崔求預處一方呂謝不能固請之乃曰京師有大馬劉者可訪也明年崔果登第遂訪劉劉令日啖梨至二百餘顆乃徧生小瘡而無他患又類篇載有士人狀若有疾厭厭然日無聊賴醫者楊吉老診之言氣血爲熱鑠此去三年當以疽死士人慮之聞茅山有羽士能醫不輕爲人治乃易青衣投執薪水役久以實告道士亦令食梨而愈考經疏言膏粱之家厚味釀酒縱肆無節不病痰火必有癰疽卒中之患唯頻食佳梨能轉重爲輕變危爲安據此則梨之功能夫豈淺鮮損益之說抑何相反如此耶

腰膝無力腎氣不足也栗形如腎故能補腎虛每於冬月以袋盛生栗懸高處乾之晨起吃數顆再以豬腎粥助之久則奇效然須細嚼連液吞嚥若頓食至飽反致傷脾滯氣蘇子由詩老去自添腰腳病山翁服栗舊傳方客來爲說晨興後三咽徐收白玉漿是得食栗之訣矣

櫻桃味甘性熱故王維有飽食不須愁內熱大官還有蔗漿寒句張子和言舞水一富家有二子好食紫櫻日啖一二升半月後長者發肺痿幼病肺癰相繼殞嗟乎天生百果所以養人倘縱其嗜欲反滋其害邵堯夫云爽口物多終作疾眞格言也

蓬蒁氣味苦辛功耑殺伐古人用之必輔以參朮慮其耗氣也今人用以破積滯治胸脅諸痛取其能散氣中之血耳而好古言亦能益氣然審其性味亦猶厚樸檳榔之類益氣之說切弗輕信本草載王執中久患心脾痛服醒脾藥反脹用蓬朮炮以水醋煎服立愈余謂脘痛每多肝木犯胃蓬蒁苦辛泄降兼之醋味酸收正合治肝三法是以效也

第五十五期

大清郵政局特准掛號認爲新聞紙類

光緒三十二年九月望日第五十五期

醫學報

四馬路古香閣
書坊代發行
每張售銀一分
五厘

本館開設上海西門內孔家弄底周雪樵醫寓內

四十九期後改定價目表　凡定四十九期至六十期者連郵費在內另行列表於下請外埠各代售處照下表寄費先定

本埠

一份以上	每份小洋二角
十份以上	每份小洋一角四

外埠

一份	大洋三角二分
二份以上	每份大洋二角六分
十份以上	每份大洋二角

補報

一至三十六	本埠	七角
	外埠	八角五分
三十七至四十八	本埠單張	一角五分
	雙張	二角
	外埠單張	二角
	雙張	二角四分

滿銀一元請寄郵局洋票其不滿一元者可以郵票代之

本報代派處　本埠西門內穿心河橋東首大街大仝堂藥店　西門外乾昌和紙鋪

外埠　紹興寶珠橋何廉臣先生　又紹興派報處周德鈞先生　杭州清泰門內許衙巷張半農先生
又三聖橋翁价藩先生　又忠清街謝旦初先生　湖州所前街傅稱雲先生　又長興東魚巷朱子愚先
生　又淘沙弄徐紫薇先生　又和平鎮客民保甲局沈莘農先生　揚州古旗亭東皖南朱公館朱立哉
先生　又寶應縣城內縣橋西配記香棧姚慕梁先生　香港上環乍畏街濟生堂藥店松江屬南翔鎮石
皮街張爾梅先生　又張堰鎮何獻臣先生　張堰西鄉何望遂先生　蘇州吉由巷醫學公會林先耕先
生　安徽全椒圖書館　常熟南門外石遜步橋丁樸存先生　姜堰郵政局施壘池先生　江陰北門外
大街光孝坊口達昌恒廣貨號李子樸先生　又布政巷醫學研究會　泰州北門上真殿公報社南灣
灞橋灣李劍雲先生　太倉醫學會　無錫連元街王海濤醫室　東台小海場祥記鹽局袁堯官先生
徽州歙縣水南柘林程鳴原先生　邵伯鎮東街毛弁生先生

寄售舌鑑辨正啓

每部二本小洋三角

傷寒舌鑑一書久已膾炙人口此辨正書爲茂名梁特巖先生作由粵制軍公子葆廉部郎筆錄於蘭州節署凡三閱月而竟與舌鑑原書迥然不同尚可補正原書之紕繆爲醫家診治之秘笈憑此驗舌於表裏寒熱虛實各症可以到手而辨但僅存蘭州節署南中向無傳本茲由友人付之石印以廣流傳凡業醫者不可不人置一編於診治非小補也今由本館寄售外埠購者原班回件信力自給書印無多購者請早

醫報館廣告

上海醫務總會業已租定四馬路小花園西口寶安里布置就緒凡本館會友有願入此會者願爲介紹　會友李嘯雲現已遷至嘉興北門外塘灣吳源潤茶葉店內社中通問可徑寄該處

本館告白

本報第六第七前已告罄業經重印補發惟十二期之內將次告罄者甚多每期重印其價不貲不得已止能加價凡欲補購第一期至十二期者取洋四角外埠郵費在內至售罄之時須暫行登册俟重印後補寄　四十九期前已售罄茲已重印已出第九期亦缺俟再版補售

周雪樵醫例

一門診自九點鐘起十二點鐘止分特別尋常二種特別號每號取銀一元尋常號每號取銀三角貧乏不城計◎過午不候雙日門診仍在本寓○二出診亦分特別尋常二種尋常號西半城及西門外左近取銀一元東半及英法租界取銀兩元南市美租界取銀三元英界過遠須同美界　特別號照此加倍　早診晚診加倍　以上診資統於掛號時先惠　出診時附診照診資減半○三號金門診三十文出診六十文○四輿金凡馬路可

通之處均坐包車每家取銀照診資收取兩成城內用肩輿每家取銀照診資収取四成〇五膏丸方不論門診出診概取銀兩元資須先惠訂期取方〇六遠道診如在十里廿里外及數日程者另有細章至時面議　特診不溯釋)凡富商顯宦危險症疑難症久遠症均爲特別類)　特別號利益(門診者但須醫在家中隨時可別號拘午前出診提早先赴隨帶要藥不取藥費)

會友題名錄　以下會費一元均各收訖

王景華號士翘年三十八歲蘇州府新陽縣附生九世儒醫現居常熟南門外君子居弄典當間壁著有本經緯藥權醫繩攷醫瑣言求放心齋筆記霖蘇堂醫案自在堂詩稿初等醫學教科書均待刋惟囊秘喉書已刋行於世現在常昭醫學會即由景華提倡業已成立會所在常熟城内石梅西華陀殿

任饕和字桐軒年五十六歲江蘇揚州甘泉縣人現住儀徵十二圩淮鹽總棧署西首幼好醫學研究十載行道者已二十年願附諸君子驥尾共研斯道

金　韜字惠卿、別字蕙屛、邑增廣生、年五十二歲、浙江省台州府、太平縣人、性喜醫學、中西醫籍、涉獵有年、緣身弱善病、曾登天台山結廬桃源洞、即劉阮遇仙子處也、習容成之術、行之期年、百病不生、無事乞靈於藥石矣、光緒十六年、初遊上海、驟覩格致等書、狂喜欲絕、如獲拱璧、尤留心解剖一法、閱數年、再遊上海、徧覽天文臺諸勝蹟、始知測候之學、與醫理息息相關、非五運六氣之荒渺者可比、歸家後、凡風雨陰晴寒熱燥濕、隨時考察、默參消息、不復向時文中討生活、悉焚其科舉諸書、幷焚其所著補天石說部百回、雖戚友隱相嘲誚、弗恤也、近充毓才學堂教習一年、海門復充橫湖官學堂監督三年、本城職司學務、未嘗問世懸壺、著有醫學教科書八卷、供家庭訓子之用、未敢刋刻行世、

論說

論孟河費氏之治病

醫學者。科學中之最精深而最高尚者也。自世風不古。薄爲小道。而以醫行世者。亦不尙實學。惟恃權術。於是醫家程度。況而愈下。前則巫醫。並稱後則卜星。相爲伍。實足爲醫家之深恥。越至於今。最爲醫學中之大障礙。使中國醫學歷刦而不能進步者。則爲孟河費氏之治病。

夫望聞問切之四診。始於內經。不可偏廢也自東西醫輩出。慮四診心法之猶不足用也。於是爲顯微鏡爲察。喉鏡爲照。骨鏡以補。望診之不及。爲打診爲聽。病筩以補。

聞診之不及爲脉表爲量氣尺爲寒暑表以補切診之不及於問病之外兼詢其職業景況衛生以補問診之不及爲水節爲空針爲皮帶爲電匣爲氷箱火炕遷換水土以補湯藥丸散之不及爲中醫者正宜取彼之長補我之短方足並立於天擇物競之世界而不爲運會之所淘汰況不但不取人之長且復自棄其長如費氏之治病者乎。

孟河費氏之得名始於伯雄氏其診病也不准病人自述純於六脉診得之兼有問者不過一二語病人雖自述不聽也且以惡聲拒絕之由是其名乃大噪遠近之赴診者每不遠千百里孟河一鎮賴以成市其子若孫及子若孫之徒咸師其法以問病爲禁忌謂之費派僕甚惑之嘗叩其徒以脉理其徒曰此由費氏之口授不可爲外人道也又嘗叩費氏以脉理曰此吾祖伯雄先生密傳之秘本惟傳男子而不傳女子者也雖其徒且不傳況可爲外人道乎僕爲之憮然乃調查其軼事數年來聞見頗多爰擇其有精理者詮次之於左

（甲）僕有至友某學於費氏。成而歸懸壺於市。密叩其所學。曰。無所學也。惟看書耳。僕曰看書有疑問。諒必有精理答矣。曰。無所答也。有疑。問則。仍令看。書曰深。思之自有。妙悟耳。僕曰。然則子之必學於費氏者。何也。曰。亦取其費。氏耳。凡學。於費氏者。數月。而歸。卽可。大書。特書。曰孟河費某某夫子授。如是。則吃着。不。盡矣。僕曰然則數月中。除看書外竟無所事乎曰有初至時。見先生。診。病則立。而。觀。其。方至二。二月。後。可爲。之書方矣。又。二。二月。後可爲。之擬。方矣。而醫學。於是。乎。告。成。僕曰。費氏之學。固如是。之易乎。曰。君未習。見。其。方也。苟習。見之。二三。日可。卒業矣。向所言。四。五。月。者以。不。如。是。費氏。必。不。許。其。歸。也。況上海。繁。華。地。每日。午後。徜徉於馬路。中。至深。夜。而歸。盤桓。數。月。計。亦。良。得。故留學。四。五月。亦。不。以。爲。苦。也。僕。且。信。且。疑。以。爲。其徒或如是。若號稱伯雄先生之子若孫者。必得其脉學眞傳矣。（未完）

論由精成胎之因（續上期稿）

人之皮膚。肇生亦早。基於子膜之上。形爲顆粒。驗其運行。一如精蟲。以次端定。卽成

滅臭聖藥

西國所出加波匿克酸等非不可辟臭然特亂之耳彼臭雖已此臭依然猶以暴易暴也惟此淨身粉則能使一切臭穢自變無臭其功[illegible]

[illegible]家明人家淺或不可少家有病人不可少地方汚穢及有狐腋臭者尤不可少用法但以粉二三厘入淸水少許研化之搽擦臭穢處立刻便止每人每罇可用半年每罇取小銀三角有願購者可函告本館注明住址附郵票五六分爲定卽當專人送到躉購四瓶收洋乙元

醫學報館啓

爲皮方動之頃。似于將來有關係者。設或不動。恐成皮以往。多病而又不全也。且狀如精蟲。余猶有一驗焉。以任其相類之證。凡藥可以止精蟲勿動者。施之於皮。亦莫不然。鴉片與酒爲止動之聖藥。母喜飲酒及鴉片者。其子必有皮疾。故子方胎居。禍之福之之權。實母司之。或謂母之於子。只於已生而慎之耳。今觀斯言。當自警矣。夫皮生之初。已如此矣。自餘珠生肢體。其初生之頃。鮮有不運動者。動者。生命之元也。以胎而論。其初成也。亦時動焉。若人之外生殖器。讀者尤當加意。大凡動物及有脊之獸。初孕之會。幾莫名其雌雄。人歷第五六禮拜時。外面現有一孔。腸與慾溺之器。皆於是通焉。逾十禮拜。腸與穀道及慾溺之管。各自分別。膀胱亦時發達。是時人類製造。例以無胞動物及鳥之屬。尚無差異。再歷時日。溺管之口。生有甚厚之肉膜。女以爲外陰唇。男以爲腎囊。二肉膜之中。有一長圓之體。形如花蕊。蕊端有核。下唇有槽。設爲女身。則蕊體內束甚緊。而爲陰莖。槽體上合。而爲內陰唇。設爲男身。則蕊體日以伸長。而爲陽莖。槽之兩旁上合。而爲溺管。然則陰莖與陽莖同。腎囊與外陰唇同。溺管與內陰唇同。故男女本屬同體。特於天演之界。雄者稍稍有進步焉。匪惟外部爲然。即內體亦復如之。雄之溺管。其在十四禮拜時。蓋已完束。亦有終其身不完者。斯爲殘疾人矣。如是人者。其溺改從他道。不從口出。凡人所稱半男女人者。皆生殖器未全之故。男或於分行上進之時。稍稍後焉。而卽爲不全之男。女或於分行可止之時。稍稍進焉。而即爲有餘之女。名以男不可也。名以女不可也。故曰半男女人。至若胎之最先生者。莫如脊骨。初爲一串之珠球。兩端皆尖。有膜以覆之。其膜爲後日之肌肉。設爲人類。則珠球爲暫需之體。後必有眞骨及督脈以代之。者下等生物。如魚之屬。生至珠球而止。有脊獸之下者。其脊由膜而成。成全之人體。其脊之生。不倚他物。自脊生未全。以達於能自生骨。觀於生化之階級。可了然已。

診斷學 續前　孫吉熊譯

濁音之病變如左

(一)有不含空氣之物。彌蔓於胸壁與肺臟之間。因之肺臟受其壓迫、不能震動、如滲出性胸膜炎、（多患於偏胸）及胸水（通常患於兩胸）是也、然少量之液、不足以發濁音、必有四百立方仙迷之液體注入於胸膜腔內、然後變爲此音、

（二）胸壁强厚　蓋滲出物漸次被收吸之時、則濁音部雖隨即狹小、然往往贉厚皮於胸膜、故亦發濁音、

（三）肺組織之稠密或由新生物留存於肺內以致淸音變爲濁音、如肺炎結核梗塞、壞疽膿瘍是也、

鼓音見於肺臟與胃交界部、而其病變如左

（一）肺組織內生一胡桃大之空洞與胸壁相接故受打擊之顫動、卽發此音、如結核性空洞、氣管枝擴張等症、

（二）空氣集積於胸膜腔內（氣胸）

（三）空氣及液體集積於肺胞內（肺水腫）

異常低音發於肺氣腫、

鑛性音　發於肺組織內、生一大空洞

破壺音　發於肺炎及胸膜炎等症

呼吸的移動　肺之下界、於呼吸平穩時、則下降不過一仙迷、而深呼吸之際、則下降三乃至四仙迷、（於乳線測定之）肺之上界、於吸息時、其移動爲半仙迷或一仙迷半、

呼吸的移動之減少　見於肺氣腫、腹水、鼓脹及痲痺等症、

呼吸的移動之闕如　見於胸膜炎及高度之肺氣腫、

心臟打診法

心臟濁音之常界　純濁音發於胸骨之左半側、爲心臟之部分、比較的濁音發於心臟與肺臟交界部、

純濁音心臟之境界　內界沿胸骨緣、自第六肋骨之下緣、而達於第四肋骨之上緣、上界及外界稍向外方、於副胸骨線與乳線之中央、

（未完）

國朝名醫考

雷豐

字少逸浙江衢州人光緒初刻時疫論以內經冬傷於寒數句爲綱亦學有根柢者

薛寶田

字莘農江蘇如皋人光緒六年　慈禧皇太后聖躬違和　詔徵天下醫士浙撫譚舉薦入都診治得效回著北行日記一卷同治有仲昂庭學輅馬培之文植均近世醫家之卓卓者著述未刊姑以附識於末

右就管見所及并有論著傳於世者錄之雖學術有淺深議論有純駁要異於今之懸壺市上者且九州之大二百餘年之久號稱名醫豈僅止此姑容再考輯爲補遺至若精通醫理而不以醫名於時者前代固多近世亦有如俞正燮癸巳類稿持素脉篇持素篇持篇持素證篇及藥量稱考書人身圖說後均極精當俞曲園先生廢醫篇雖發憤而作要亦非有獨得之見不能如此剴切也蓋通人碩彥好學深思雖在緒餘亦必寔事求是惟既以名醫命題不敢羼入以免汎濫若夫時賢之獲盛名者未見著述優劣莫辨俟後人論定可也

國朝名醫考跋

東西各國凡政治學術工藝無不有史醫學之當有史也刻不容緩矣國朝名醫考一册係友人某所撰以搜采未博不肯列名僅舉以相示不欲刊之報章也然古今醫書此類尙少不可謂非醫學史之一種也特列之報中爲醫學史發凡起例焉如閱報諸君子能窮溯古今醫學之源流尙論古今醫家之純駁者幸有以敎之焉書竟得秀水陸君兆嵩見惠國朝醫法遞變記一篇無任心折俟下期後當陸續登報也

本館附誌

映溪草堂筆記

上海醫會職員錄

總理一人　主持會中綱要　李平書

協理六人　分理會中事務　陳蓮舫　黃春甫　蔡小香　余伯陶　周雪樵

顧賓秋

評判員二人　評判醫界內外交涉　門桂珊　周頌生

會計員二人　稽核會中財政部　汪啟綬　黃雨田

書記員二人　司會中函件　郁聞堯　沈愛餘

調查員二人　專司調查等件　厲叔道　張和芬
庶務員四人　分理會中庶務　張芹蓀　俞舜欽　莫寄雍　曹彭齡
糾儀員二人　糾正會員之不合規則者　沈陛儀　方希曾
通信員二十二人　介紹會友查察各方要務　東城區　劉卓如　蔣仲韶
南城區　沈慕泉　耿湘波　西城區　倪載之　鈕靜山　北城區　唐志鈞
陸旬孫　東區　韓誦仙　王思沂　南區　馬景眉　陳瑞山　西區
盛鑑秋　馬潤生　法租界　程蘭蓀　朱少甫　美租界　廖吉人　彭伴漁
王藎臣　王問樵　美租界　張誦清　徐杏圃

學部考試留學生醫學題

留學生之卒業於各國高等專門學校而歸者於八月中由學部考試計政治憲法哲學計學法學商業農學醫學牙科機器化學十門其屬於醫學者計三題(一)大腸虫端發炎由外治之法以及割治之法均詳言之(二)用顯微鏡驗血之法維何譬如有人中炭氣之毒其血中有何變象並有何考驗之法(三)鴉片爲藥材之一其用鴉片合配之藥共有幾種每種每服應用之斤量各若干其用處並所用之法均詳舉以對其屬於牙科者亦三題(一)論各種虫蛀及其輕重情形若牙之中孔

朽腐其各種治法如何(二)詳舉各種痲藥之名與各種之用法並論用藥之時有何險處並有何解救之法(三)拔牙時有何意料不及之事及拔過後有何變生他症之事如有以上各事應用何項治法本埠醫士陳君仲篪徐景文考列優等云

上海醫會記事五

醫會章程業已擬畢并由同人參酌但詳略處尚未斟酌盡善故未刊印　上月二十七日常會僕講生理學之骨骼畢而散有楊君季和者携病者一人至會據言病已二年許兩臂邊熱作痛甚劇大便燥結言診已十餘次用石膏至三四兩一劑覺略適而不能愈故請會友研究其理僕令含寒暑針則百〇三度曰常病而熱至此未之見也骨骼中筋膜殆必因血壅而炎當以桑枝大黃等治之姑令先服補丸以覘其後復由同人公擬一方以與之而去　會中演講醫學同人之意以爲惟僕一人究嫌寂寞擬多舉數員除生理物理外添講中醫一小時　初四日常會來賓之聽者有直隸候補道姚子樑觀察學務公所董事顧丹泉先生等然所舉演講員仍未及預備也仍由僕講筋肉一小時而散是日由顧君賓秋宣布凡入會者須各開所有書目單一張存於會所以爲入會之據　外埠之入會者二人一爲戚君衛生一爲朱君雅南　屢接各醫會來書言願與上海醫會相聯絡此事鄙人深以爲然

軍中要藥新由東三省帶來南省向無購處現託本館寄售家居者宜備一份以防意外大丸每粒二角小丸每粒一角用法均詳仿單外埠函購一元起碼

醫學館啓

會提議於敝會同人亦皆贊成俟章程刋印後再議聯絡之法或請　各醫會公擬聯絡章程尤爲切盼

民政部章程節錄

預備立憲廷意自官制入手新立民政部官制其草案業巳宣布除尙書侍郎丞參等官下共設民治警政方輿營繕衛生寺廟六司衛生司所掌事務一各種傳染病預防法事項二一切公衆衛生事項三檢疫事項四考驗醫士及檢査藥品藥業事項五病院事項其特設之職員一爲藝師二爲醫師均由奏補醫師之職承尙書侍郞之命籌畫各項衛生事宜其額缺由民政部尙書酌定咨送閣議決定之聞太醫院亦將歸併於內部云

名醫之嗇吝

有某名醫者聲價甚高凡病家延之出診非重價不可若欲速則須拔號其價益昂且鐵面無私雖至親好友不肯降格從也有一甥女爲該醫胞姊所出嘗患急病照常診例呈送醫金而請拔號該醫不允卒至深夜而後赴之無何該醫得不寐症終宵輾轉頗以爲苦自治又不效有勸服安神藥水者從之然不知服法飲之過量一日夜不醒其家人惶急請其友設法友爲之延西醫陳仲篪於夜半往診治飲以藥

水立愈陳君診例延之一次計銀十兩雖中夜亦不加也而該醫竟不與越一禮拜陳君索診資於其友其友爲索之該醫該醫竟不肯出又一禮拜陳君復索其友乃墊銀十兩與之以告該醫該醫還洋拾元曰吾每號出診僅取洋十二元西醫之價不宜昂於我也

希靈錄案

一金姓患痲風。其實外象似痲風。內根挾黴毒也。經余治一月不得效。疑中醫不能治。求西醫治之。兩月餘仍無效。將以其人送入痲風院。不甘成廢。復來取決於余。問此症究能愈否。余告之曰。此尚非眞正痲風。但愈期多則十八月。少亦須十三四月。欲速愈則不能。且必須一手治之。今日東明日西。亦不能愈也。其人曰既有愈期。誓不游移。余見其意已誠。亦盡心竭術以施治。其時邪毒已攻及面部。紅雲滿布。鼻根發有細瘡。因先截其毒。使不上竄。繼用滌血法。內消法。外敷內服皆確守解圍元藪之說而化裁之。果十月而收半功。復五月而全愈。（未完）

第五十六期

大清郵政局特准掛號認爲新聞紙類

光緒三十二年十月朔日第五十六期

醫學報

四馬路古香閣
書坊代發行
每張售銀一分
五厘

本館開設上海西門內孔家弄底周雪樵醫寓內

四十九期後改定價目表　凡定四十九期至六十期者連郵費在內另行列表於下請外埠各代售處照下表寄費先定

本埠

一份以上	每份小洋二角
十份以上	每份小洋一角四

外埠

一份	大洋三角二分
二份以上	每份大洋二角六分
十份以上	每份大洋二角

補報

一至三十六	本埠	七角
	外埠	八角五分
三十七至四十八	本埠單張	一角五分
	雙張	二角
	外埠單張	二角
	雙張	二角四分

滿銀一元請寄郵局洋票其不滿一元者可以郵票代之

本報代派處　本埠西門內穿心河橋東首大街大全堂藥店　西門外乾昌和紙鋪

外埠　紹興寶珠橋何廉臣先生　又紹興派報處周德鈞先生　杭州清泰門內許衙巷張半農先生　又三聖橋翁价藩先生　又忠清街謝旦初先生　湖州所前街傅稺雲先生　又長興東魚巷朱子愚先生　又洶沙弄徐紫璈先生　又和平鎮客民保甲局沈莘農先生　揚州古旗亭　皖南朱公館朱立哉先生　寶應縣城內縣橋西配記香棧姚慕梁先生　香港上環作㫖街濟生堂藥店　松江屬南翔鎮石皮街張爾梅先生　又張堰鎮何獻臣先生　張堰西鄉何望達先生　蘇州吉由巷醫學公會林先耕先生　安徽全椒圖書館　常熟南門外石遜步橋丁樸存先生　姜堰郵政局施墨池先生　江陰北門外大街光孝坊口逵昌恒廣貨號李子樸先生　又布政巷醫學研究會　泰州北門上真殿公報社南潟灞橋灣李嘯雲先生　太倉醫學會　無錫連元街王海濤醫室　東台小海場祥記鹽局袁堯官先生　徽州歙縣水南柘林程鳴原先生　邵伯鎮東街毛弁生先生

寄售舌鑑辨正啓

每部二本小洋三角

傷寒舌鑑一書久已膾炙人口此辨正書爲茂名梁特巖先生作由陶制軍公子葆廉部郎筆錄於蘭州節署凡三閱月而竟與舌鑑原書迥然不同而可補正原書之紕繆爲醫家診治之秘笈憑此驗舌於表裏寒熱虛實各症可以到手而辨但板存蘭州節署南中向無傳本茲由友人付之石印以廣流傳凡業醫者不可不人置一編於診治非小補也今由本館寄售外埠購者原班回件信力自給書印無多購者請早

寄售全體闡微

全體闡微係美國柯爲良譯爲全體書中最精要之書各國專門醫學堂均以此爲課本坊間售者其價殊昂每部索洋一元四角茲由友人以廉價托本館出售每部四大本取洋一元書存無多購者請早

本館告白

本報第六第七前已告罄業經重印補發惟十二期之內將次告罄者甚多每期重印其價不貲不得已止能加價凡欲補購第一期至十二期者取洋四角外埠郵費在內至售罄之時須暫行登册俟重印後補寄　四十九期前已售罄茲已重印已出第九期亦缺俟再版補售

周雪樵醫例

一門診自九點鐘起十二點鐘止分特別尋常二種特別號每號取銀一元尋常號每號取銀三角貧乏不娀計◎過午不候雙日門診仍在本寓○二出診亦分特別尋常二種尋常號西半城及西門外左近取銀一元東半及英法租界取銀兩元南市美租界取銀三元英界過遠須同美界　特別號照此加倍　早診晚診加倍　以上診資統於掛號時先惠　出診時附診照診資減半○三號金門診三十文出診六十文○四輿金凡馬路可

概取銀兩元費須先惠訂期取方〇六遠道診如在十里廿里外及數日程者另有細章至時面議　特別號解午（凡富商顯宦危險症疑難症久遠症均爲特別類）　特別號利益（門診者但須醫在家中隨時可診不拘釋前出診提早先赴隨帶要藥不取藥費）

論說

論孟河費氏之治病　（續前稿）

（乙）蘇垣有費某者。幼事游蕩。未嘗學問。爲其父所逐。悵惘出門。因懸壺於蘇。無知之者。久之。乃幡然變計。稱貸於友。租大公館一。陳設器皿。亦備租之。大書其門曰孟河費伯雄之孫某。聲名忽大噪。某診治悉遵費派。稱得脉學眞傳。不許病人自述也。數年而後。頓富裕焉。凡前之所租者。悉爲己有。僕有戚屬婦往診。婦有娠三四月矣。費詢悉經停數月。以爲瘀也。而攻之。八劑不下。覆診。沈吟曰。豈藥力之薄歟。當少峻利之。婦懼不敢服。果生一女。夫以脉學。嗚而有娠。無娠。猶不知。則安貴。此脉學矣。然猶曰此非費氏之上駟也。若素負盛名之費某。必不若是。

丙）後至滬。友人爲僕言費某者甚多。其聲價之昂。爲滬上中西醫之冠。門診者每號四元。許出診者每號二十四元。許然無人能確言何症。爲所治愈者。後見申報中登有告白。則某甲有子兼祧三房而得疾。延費某診之。至七八次。費連言無妨。而兒忽死。甲憤極。登報醜詆之。夫以脉學。鳴而至死。生關頭。而不知。又安用脉學矣。又有爲僕言者。言費之診事。全恃廣帮有其徒某者。出而問世。專分其粵東人診事。費爲之減色。故近來不輕易招收門徒云。蓋費之伎倆。易爲門徒所窺破。故延請其徒者。與其師無以異也。

(丁)最後有言伯雄氏之軼事者。言伯雄氏每日門診。常五六十號。未診之前。氏必短衣銜旱烟袋一。徘徊於簾內。竊聽病人之相語。有某甲者。患疝氣症。求診竟不語其病。氏審視之。無所得。令旁坐。俟覆診。因時以目探取其狀。診至半。又使甲診。仍不能言其病。又令旁坐。復竊察之。及診客將散。又令甲診。則仍不可知也。乃抒之曰。子之病。今不發乎。甲曰然。又曰。其不在上部乎。甲曰然。曰在前陰乎。甲又曰然。方決爲疝氣病。夫平心而論。疝氣之症。原不可以脉象求。然費氏純於脉中求百病。則宜有此。狼狽之日也。

舉以上所言。則費氏之於脉學。亦凡爲醫家者。所人盡能之者矣。然費氏之負盛名

者。已數十年於茲。而世固無人焉能發其覆。知其僞者何也。是亦。有原。理。焉。有友人數輩論之最爲親切。今甄錄於下。（未完）

診斷學續前

孫吉能譯

而達於第五肋骨之下緣、下界接著左肝葉、故打診之際、最爲難辨、因肝臟亦發濁音故也、然濁音部之大小、由年齡而異、在小兒濁音部稍高、始於上方、（第三肋間）而漸次達於左方、老人濁音部狹小而稍低、又於安靜呼吸之時、雖濁音部毫不變常、而於深吸息之時、則使濁音部縮小、背位亦然、於體軀前屈之際、則使濁音部擴大、於側位之際、其轉移於外方一乃至三仙迷、

比較的心臟濁音之境界（此界小兒擴大、老人縮小、）內界與純濁音同、上界在第三肋骨之上緣、外界殆與純濁音之外界並行、而達於心尖部之最外點、

心濁音部之增大如左

（一）左方擴大見之於左室之容積廣大、

(二)右方擴大見之於右室之容積廣大、
(三)兩側及上方擴大見之於心囊之蓄液、
心濁音部之縮小見之於肺氣腫、而心臟爲肺臟實質所被覆、
心濁音部之轉位如左
(一)液體或空氣蓄積於胸膜內而生心臟之健側轉位、
(二)肺臟萎縮或橫隔膜之高舉(如腹水、氣脹、下腹腫瘍等)而生心臟之患側轉位、
心濁音部之移動減少　發於肋縱隔竇兩葉之癒著

論由精成胎之因　（續上期稿）

若四肢之生。乃身旁分芽而成。由斯芽體。必經歷多次之進步而後或爲手。或爲足。胎居之頃。手足之指。皆有連皮。以後逐漸改變。皮亦漸去。人腦亦由漸而成者。自最下以達於無上。皆可窺驗得之。人腦之初。狀如魚腦。左右兩界。混合無間。由是爲鳥之腦。爲袋獸之腦。非經歷此數者。不能全也。自餘耳目諸經。皆必經多次之改變。而

後完合子方胎居母之腦筋及血之等第。皆可施大力於所孕者。故德智體三者之量。皆可以傳於子孫。但知此者鮮。或知之而不信。醫士可姆曰。凡母偶以一朝之忿傷其乳以累其子女。或得腹結之疾。或得不消化之疾。重且致死。此就已生者言耳。夫已生之子。已非純倚母爲生矣。而相關若此。則夫子方胎居。憑藉母血以爲長養。而母已忿怒之故。或胃傷而嘔。或腦病而昏。爲之子者。不亦遺受其害耶。男爵攀息曰。方一千七百九十三年。倫敦城被圍。城外礮火聲不絕。已而軍械局被焚。聲震百里。城居者恐駭且走。數月。全城共生子六十二人。中十六人生而卽死。三十三人生八月而死。八人有呆疾。不盡五年而死。二人有手疾。此六十二人。凡五十九人。皆因受母驚恐之害。而數月以死。數年以死。獨三人得全焉。余嘗聞某受孕以後。因有事他往。舟行凡二十一日。某婦常心悸。慮所乘舟覆也。及子既生。性情極粗暴。朋友見而憚之。非有人時時護持。不可以終日。後某婦復生他子。皆甚美好。不類其長兒。如所聞見。余亦累牘難述。且以今世界社會中之婦人。亦皆知胎教之道矣。夫子之不肯。由母生而然。其善者賢者。母亦有道以導之。小兒胎中之疾。今尙有莫能措手者。或異日胎敎之法。日以昌明。則今日所不能愈者。異日可應手而治之矣。故夫子方未生。母血與有係焉。子之既生。母乳與有係焉。兹余將胚胎之變遷。起于始孕。訖於產生。而次第言之。

（未完）

國朝醫法遞變說　　秀水陸兆嵩昌年未定草

醫之爲道始惟祝由繼尙針灸終重湯液此醫法之三大變也其後或明傷寒或究內傷或創明暑熱或專重養陰自漢晋以迄元明代有更變載在往籍久已在人心目中矣又何待余之贅說乎然前代之遞變也緩而　國朝之遞變也速考　國初諸醫家首究傷寒順康之時去明未遠自明季方中行慨醫道之日蕪慮正法之將墜於是取仲景傷寒論詳加考覈著爲條辨嘉言喻氏又起而尙論之醫林中高尙之士乃無不以探討傷寒論爲先我　國初諸醫家因之或註釋或章句或分經或類方紛紛者不下數十家若程郊倩柯韻伯張隱庵舒馳遠諸公其尤著者也雖其說不必盡與方氏合然皆能獨出心裁發明古訓盡掃叔和之僞獨標仲景之眞非深入長沙之室直抉心傳而能若是乎因是而傷寒之書乃盛行醫家乃知用仲景

之方其審病也亦知以仲景之論爲之斷而不爲俗說所惑以較前之執陶氏六書以治傷寒者其法爲大變矣此雖仍前明之舊不足云變然亦未始非醫法之一變也

夫傷寒者外感之總稱也而外感實各有別難經曰傷寒有五有中風有傷寒有濕溫有熱病有溫病然就五者而約言之可分傷寒溫病爲兩大綱傷寒之學既巳漸明溫病之理自宜亟講於是有以傷寒之學明溫病之理改用治溫之藥如康熙季年之沈目南秦皇士後之陳素中楊栗山諸公是也然當此之時世皆狃於傷寒治法於溫病皆略而不詳雖經數公大聲疾呼信者固多而疑者亦復不少然溫病治法實於此稍稍明矣此醫法之再變也自周禹載葉天士陳平伯薛生白諸先生出見世之傷寒正病絕少類症殊多寒症絕少溫病殊多傷寒入足經而溫邪入手經傷寒宜表而溫邪忌汗傷寒藥宜辛溫而溫邪藥宜辛凉寒溫之別判若天淵寒溫之治反如氷炭發未宣之旨破醫者之迷而傷寒溫病始判分兩途無混而誤治者吳坤安邵步靑吳鞠通章虛谷王孟英雷少逸諸公更起而發明之而溫病之治法更推闡靡遺矣此醫法之又一變也

當此之時又有專論瘟疫推闡又可吳氏之意而一變偏執大黃以推蕩者如熊松

園戴麟郊劉松峰余師愚諸家後之顧雁庭陳繼宣者是雖不言溫病其道似變然諸家所言者皆熱疫與溫病相近則變猶不變而要不離乎遞變之中也或曰子言謬矣既首究傷寒繼則兼究寒溫終則專究溫病宜周葉陳薛諸公之後無復有談傷寒者矣然數公皆雍乾時之人也而道咸之間若陳修園黃玉湫仍專究傷寒而絕口不談溫病若不知有周葉陳薛諸公者何哉余曰否之二公者皆食古不化與時不合鬱鬱不得志退而閉戶著書以自鳴高尙耳譬之隆冬水冰地坼人皆重裘厚帛而彼獨葛巾羽扇適形其不協時宜耳不言溫病者正其執拗之處也或唯唯而退然此皆僅就外感者而言之至於雜症亦遞變屢矣自明季薛立齋好用溫補張介賓趙養葵繼之而偏執更甚至於我　朝呂晚村高鼓峯亦附和其說而溫補之風更烈矣若尤生洲羅東逸諸公皆爲其所囿而莫知其非雖以張路玉之明亦不免蹈其弊甚矣溫補之害之積重難返也賴吳中葉天士出稟賦靈明造詣深邃用藥以輕靈平穩爲主無畸重畸輕之弊後學宗之漸知溫補之失徐靈胎又起而力矯於前王孟英繼而痛懲於後而溫補之弊始掃除殆盡本葉氏之意而著書者若魏玉橫俞東扶程觀泉林佩琴諸先生皆見道精深立方純細不偏於寒亦不偏於熱雖不必力闢溫補而溫補之害自絕也此則治雜症之變也識者謂葉氏擅用

滅臭聖藥

西國所出加波匿克酸等非不可辟臭然特亂之耳彼臭雖已此臭依然猶以暴易暴也惟此淨身粉則能使一

輕靈平穩之品注重氣化調其所偏以使之平故其所傳方案無法不備因時制宜如造化生物無跡可求各得自然之用若孟英雖宗法葉氏而用藥則純乎甘寒而更以運樞機通經絡爲能則又爲變中之變也至於今日葉氏之派日盛濫補之風漸熄然不善學者動輙謂人陰虛又曰存津液爲治病之主於是淸滋之藥隨手亂投其治外感也旣滋膩留邪而治雜症也亦寒滑傷脾陸九芝曰凡以淸滋而加病者其弊隱更壞於溫補而變病者其弊顯也世補齋醫書中曾痛論之無如今日者去九芝之世未遠而其書又流傳未廣醫家猶懵然不加察然四海之大六合之內名賢迭出醫道日明必有本九芝之意而求一盡善盡美之法者此將變而猶待變者也外此者若女科之蕭愼齋沈堯封幼科之陳飛霞程鳳雛瘍科之王洪緒高錦庭亦皆獨具心得而一變前人之成法第業此者少通達之士故發明較尠然亦不無變者也其餘尙著述甚夥美不勝收我　朝自開國以來垂二百餘年醫學一門群賢輩出卓越古先而其法又遞相改良各行其是後之學者取讀其書豈猶有拘迂固執而不能會通其變乎然醫爲人之司命也必先明臟腑之位置經絡之錯綜而後能知病之所在而用藥適當也乃醫家遵古太重內難諸書流傳旣久舛誤殊多其所談臟腑更與今人不合亘古以來未有能正之者非醫門中之一大缺點耶

道光時王清任値飢饉之餘死亡載道因親見臟腑與古書所載大異乃繪圖立說將沿僞之處悉行更正千古疑團一朝打破其有功於醫學豈淺尠哉厥後西醫合信氏之書又流傳中國於全體臟腑所載甚詳其說又與王氏合後人乃以信王氏者並信西醫王氏所未詳者更取西醫爲之證而西醫之全體新論等書乃爭傳於醫界中矣至其所論病理方藥則與中土異夫西醫之書本諸實驗而中醫之書徒憑理想西醫之長者適爲中醫之所短烏可以中西既異而自錮其見識哉朱沛文唐容川知中醫之不可不改良也而又恐中醫之泥古者多乃遠取靈素之精近徵王氏之說而採西醫之言以發明之殫畢生之精力輸醫界以文明而業醫者始知以中西會通爲要此又一變也實古今來未有之大變也迨至於今西醫之書更日見其廣如德貞之全體通攷虎伯之內科理法嘉約翰之婦科精蘊傅蘭雅之西藥大成諸書均紛紛譯出而西國之醫又日出其新理與我相鬬勝中醫之所未知者而今知矣中醫之所未道者而今道矣爲中醫者豈可猶拘泥成法而不思明其源流採其精蘊取彼之長以補我之所不及哉苟能淬厲所固有採補所本無開數千年未闢之鴻濛處五大洲競爭之世界往者已矣來者可追將見醫學之駸駸日上有未可以限量者夫不當變而變則妄當變而不變則迂古人之言曰識時務者爲

俊傑風會所趨不得不變豈好變哉亦變所當變而已生今之世讀古人書每若古簡而今繁古畧而今備豈古今之不相同哉亦時勢之變遷耳子輿氏之言曰頌其詩讀其書是以論其世也是尙友也余醫家也甞取醫書而讀之上自農黃下迄昭代略知梗概其醫法雖代有更變各不相同而遞變之速終未有如我　國朝者論世尙友之餘謹以管見所及而縷述之

映溪草堂筆記

上海醫會記事六

上月十一日常會由僕演講生理學後由李平書先生演講中醫症治方藥之源流甚爲精警聞者多欽佩講畢楊君季明出詩四章記醫會事至十八日常會適王君立才由日本金澤市專門醫學校回僕邀其演講王君講東西醫門徑及病症定名之義言學醫者先須從事於基礎醫學其學爲物理生理解剖組織化學繃帶病理診斷等學云是日僕有小恙本擬停講生理一次奈同人中豫備者無人故王君下壇仍由僕演講消化器一點鐘而畢會中捐助者頗漸爲發達首由郁君屏翰捐洋壹百元次由醫報會友竇應沈君韻濤捐助洋念元并言念元之捐當每年担認并以此爲最少之數云次由朱君衡齋於開會之初捐洋念元又黃君楚九允捐人體

模型骨骼模型各一具而張君芹孫薛君文元則每月捐洋一元云又仁濟善堂諸友合捐洋十五元

病理變幻之一斑

有患濕熱症者其人素有肝陽症偏藥不效因至費君繩武處求治服藥後頗適再診加薄荷一錢牛蒡二錢其方案有肺腎兩虧水不涵木等其人服藥後曉起覺病勢大愈盥洗後方與其子語忽坐下瞪目不語呼之則氣已絕人已逝矣後病家持方至醫會交同人閱之曰費氏之方有悞否同人曰惟薄荷較升所加二味與方案略不合然倏忽之變幻則其理甚深與醫家當共鑒之固不能咎費某也

生理圖

社友金山俞君來函詢及生理圖以何者爲善生理圖有東西洋之異西洋圖以益智書會者爲較佳計兩大幅洋約五元東洋圖有二種一曰人體解剖圖計五幅洋二元七角一曰人體生理圖計二十張洋三元五角以上二種均由科學儀器館發行又有人體寄生虫及黴菌圖十張計洋二元

慶賀上海醫會頌詞　來函附錄

繄昔醫學　肇自歧黃　千秋萬古　俎豆馨香　神聖迭出　歷代闡揚　自唐而宋

軍中要藥新由東三省帶來南省向無購處現託本館寄售家居者宜備一份以防意外大丸每粒二角小丸每粒一角用法均詳仿單外埠函購一元起碼

醫學館　啓

流入東洋　近百年來　中外通商　西醫輸入　實效彰彰　英醫哈斐　萬國提倡　發明臟腑　解剖精詳　歐美諸國　賴以富强　日本明治　崛起改良　唯我漢醫　腐敗孔張　積重難返　禍及種亡　幸哉醫會　發起滬鄉　聞風響應　踵接四方　醫界黑暗　一線放光　衛生强種　此爲梯航　而今而後　吾道其昌　近追歐米　遠邁羲皇　凡茲種類　幸福無疆　中國萬歲　同祝壽康　蘇州三縣醫會同人公賀　幷錄其書於下

閱貴報顧君賓秋之言曰醫界同人程度之淺深不一然無不以行道爲衣食計者其於醫學雖不敢自信而不能不自負行道而求學非所願也斯眞確中時病之言僕爲之進一詞曰如顧君言此病人之諱疾忌醫也以吾蘇地爲尤甚有某名醫者伊媳患溫熱大症垂危商辦後事幸媳家延請西醫而竟獲再生遂私自研究購藥數種以爲秘方仍諱言西醫遇病家兼請西醫互相衝突且多反對之故醫界中往往有貌中醫口中醫而心甚折服西醫者因不能泥中西之界限也處積重難返之勢而驟奪其所好勢必阻撓而破壞之以至於不成然則顧君之用心亦良苦矣僕近日上稟撫憲請改蘇省官醫局爲官立研究所雖蒙批准而苦於組織之難提倡者一而阻撓者百俟稍有端倪容再宣布章程報告　貴會

蘇州醫會書記員林先耕謹啟

釋鄭聲

江陰馮箴若

傷寒有譫語鄭聲二症仲景於鄭聲下自注云重語也此蓋因魯論有鄭聲二字恐人於鄭聲之症誤以此二字當之故特自注曰重語而於譫語則不注也成無巳注傷寒不明此意（仍泥此症即魯論鄭聲之義）而釋爲不正之音此蓋仍泥鄭聲爲鄭國靡靡之音故其釋如此耳夫所謂不正之音者蓋謂其人因病而改其素有之音而失之不正也然亦思譫語一症獨非因病而改其素有之音而失之不正乎何以鄭聲可謂之不正之音者譫語獨不可謂之不正之音乎竊謂自注重語二字重字當有二音一讀平聲爲重複之重謂重複其詞而刺刺不休也一讀去聲爲鄭重之重謂鄭重叮嚀而不厭反覆也蓋讝語爲實症有爲寒所鬱之火以助之遂不覺語無倫次道北說南鄭聲爲虛症無精神以運之遂不覺專執一詞始終不改而其爲神識昏迷語言謬妄則一也

第五十七期

大清郵政局特准掛號認爲新聞紙類

光緒三十二年十月望日第五十七期

醫學報

四馬路古香閣

書坊代發行

每張售銀一分

五厘

本館開設上海西門內孔家弄底周雪樵醫寓內

四十九期後改定價目表　凡定四十九期至六十期者連郵費在內另行列表於下請外埠各代售處照下表寄費先定

本埠		外埠		補報	
一份以上	每份小洋二角	一份	大洋三角二分	一至三十六	本埠單張　八角五分 外埠單張　一元
十份以上	每份小洋一角四	二份以上	每份大洋二角六分	三十七至四十八	本埠雙張　一角五分 外埠雙張　二角四分
		十份以上	每份大洋二角		外埠單張　二角

滿銀一元請寄郵局洋票其不滿一元者可以郵票代之

本報代派處　本埠西門內穿心河橋東首大街大全堂藥店　西門外乾昌和紙鋪

本館告白

本報自第八期之後廿四期以前將次售罄者甚多須陸續重印其價不貲其十三至廿四期亦止能援第一期後之例加價出售凡補購十三至廿四期者每份取洋四角外埠郵費不加廿五期後仍照舊章　倘有缺者登冊俟重印補寄

櫬取銀兩元餘須先悲訂期取方〇六遠道診如在十里廿里外及數日程者另有細章至時面議　特別號斛午（凡富商顯宦危險症疑難症久遠症均爲特別類）　特別號利益（門診者但須醫在家中隨時可診不拘釋前出診提早先赴隨帶要藥不取藥費）

會友題名錄 此係本館所發起之中國醫學會非新創之上海醫會

徐永賢字錦榮鄉永昌浙江寗波之慈北人現住虹口吳淞路猛將堂弄第三家業外科　（會費收訖）

論說

論孟河費氏之治病　（再續前稿）

甲之言曰。世界之病。其能自愈者。常十之七八。其不能自愈者。僅十之一二三焉。經名醫而不能愈者。又居百之四五。故古有不服藥爲中醫之說。蓋不服藥。而自愈者。常居其多數也。但病者侍病者。斷不肯聽其自然。當其轉輾牀褥時。務欲其病早日脫離而後可。於是醫家乃多事矣。但醫家之於病。有治之而愈者。亦有治之而重者。計無復之。於是求巫禱神。而仙方乩方符水等。乃代醫家以行權。此三者。豈果有無聲無臭之神。實式憑之耶。蓋仙方乩方。其用藥輕。其製方穩。而符水則更無色臭。不過使病人不服藥。以待病之自愈耳。費氏惟深知此理也。故所處之方。所用之藥。與仙方乩方符水之用意如一轍焉而又恐病家之求速效也故每立一方必謂病人曰此服一百劑此服八十劑少亦六七十劑焉試以八十劑爲中數論其時歷三月病人而作輟也病雖不愈固不敢咎醫家矣卽如法服之而歷時如此之久其自愈之病已居多數矣雖病家出洋數十元購一服藥如不服之方而其方之不加病不殺人夫固可爲費氏立保證者也嗟乎近世名醫問孰不持此宗旨以治病者乎然則費氏者名醫之代表耳此費氏之所以得名一也

乙之說曰名醫治病每日門診動以數十計每日出診亦以十計况病情之變幻無窮而一人之精神有限苟每病而研究焉亦日不暇給矣故爲名醫者皆有執簡以馭繁之一法焉不問其內傷外感也不問其爲虛爲實也亦不問其是安是危也或以瀉肺爲宗旨或以平肝爲宗旨或以補陰爲宗旨其屬於外感者或以微汗爲宗旨或以利水爲宗旨病有萬端而治惟一法病人未診方案已成如是者蓋居多數

費氏治法以平肝瀉肺爲事外感如此內傷亦如此暫病如此久病亦如此雖日診

數十人日處數十方而不啻一人一方也如是而治病卽不切脉不望苔亦可無害况猶有望聞切三者乎世有言費氏治病惟三十六味顚之倒之以成方者其言雖未必然然苟彙費氏數十方而參勘之則可保其必大同而小異誠如是也又何貴於問病此費氏之所以得名二也

（未完）

診斷學

（孫吉能譯）

腹部打診法 續前

在健康之人、腹部發朗大之鼓音、在高度之鼓脹、則鼓音消失、而發低調朗大之非鼓音、腸內有多量之糞便滯積者、則發濁性鼓音、

於腹部周匝所屬之部分、由地平之圈線、而區劃爲濁音者、爲有液體滲出於腹腔內之徵、（腹水）然當此時、肝臟及脾臟之濁音、依然不變、若臥位取一定之左側或右側、則肝及脾之濁音消滅、是可知有空氣於腹膜囊內、如穿孔性腹膜炎、

胃在健康之人、則發甚低鼓音、於左上方、則與肺臟之淸音爲境畫、右上方則與肝

臟之濁音爲境畫、下界與所鄰接之結腸、同發鼓音、故難分劃、發肝、肺、脾及肋骨弓間之鼓音者、名半月狀部

肝臟打診法

純濁音肝臟之境界　上界即右肺之下界、自正中線（在劍狀突起之基底）經右副胸骨線及乳線（在第六肋骨）中腋下線（在第八第九肋骨間）而至肩胛線（在第十肋骨）與肺臟下界爲一致、下界於左第六肋骨（在副胸線與乳線相距之間）向右下行、經正中線（在劍狀突起與臍窩相距之間）乳線（在肋骨弓部）而至腋下線（在第十及第十一肋骨）由是向脊柱移行、則與腎臟及腰筋所發之濁音相混、不能定其下界矣、

比較的肝臟濁音之境界　在純肝濁音部之上方、其音雖不全濁、但比肺臟之淸音、則稍高大約有三仙迷閫之一帶、起於前面右乳線、爲第五肋骨之下緣、而達於後面第四肋骨之下緣、

深吸息之際、因肺緣之下降、而肝臟濁音爲之縮小、其下緣亦少許下降、呼息之時、

肝臟下緣上昇、

肝濁音部之增大如左

(一)肝硬化之第一期肝之脂肪或澱粉變性、肝癌、包蟲、肝膿瘍、肝腺腫、白血病、

(二)右肺中葉或下葉之萎縮、

(三)胃之充張、肝臟及横隔膜間之腫瘍、

(續上期稿)

論由精成胎之因

其在最初之觀驗曰。胎大小如針縫、重率不及一厘。督脈細如絲。眼生如獸。分居兩旁。而漸移於中央。其在三禮拜至四禮拜之觀驗曰。是時胚胎如蛇形。長約英寸三分至五分不等。一端較大爲首。一端較細爲臍管。口僅現一縫。中兩點如目。其四支如瘤。腹中有肝而已。膀胱甚大。蛋白之四周生有小根以爲收取滋補之用。至二十五日。胎生如蟻。至第一月之末狀如蜂。又如無骨蟲脊曲之狀。其在六禮拜之觀驗曰。胎長英寸七分至十分不等。重率約四十厘至七十五厘。頷臉漸分。胸頭亦以次

分解。而有突出之體。於將來爲耳爲目爲鼻。手臂附于身中。漸露其指。足生于穀道之側。其在第二月之觀驗曰。胎長十六分至二十分不等。重率一百五十厘至三百厘。肘臂分於身。蹤膝乃現。唇舌眼皮皆有形狀。脊之下有點爲穀道。陰莖與陽莖備。肺始成。腎有苞。脾與大腸外端皆現。於外額脇生骨。蛋白衣與胎包膜始合。胞狀成臍管曲。其在第三月之觀驗曰。胎長英二寸二寸半不等。重率一兩至一兩半。頭大。眼皮連口閉。指分。下肢長於尾。（下肢未全之時身後有尾）陽莖長。陰莖亦如之。心分兩房。腦漸滿。胞衣始成。與胞分。臍泡及衣帶囊滅。其在第四月之觀驗曰。胎名始正。長五英寸至六寸。重二兩半至三兩。皮堅色紅。口張指甲現。男女分。膽見。臍在腹下。蛋白衣與胞衣合。其在第五月之觀驗曰。胎長六英寸至七寸。重五兩至七兩。頭尚大。有髮指甲。明心腎。大續齒之芽生。腸液顯黃綠色。其在第六月之觀驗曰。胎長九英寸至十寸。重一磅。眼皮仍合。臍漸高。臉紫色。髮白。睪丸近於腎。胸骨爲角質。其在第七月之觀驗曰。胎長十英寸至十三寸。重三磅至四磅。皮玫瑰色而厚。指甲未達於尖。眼皮分。

膽含苦汁。腦堅。睪丸略下身中。低於胸骨。其在第八月之觀驗曰。胎長十四英寸至十六寸。重四磅至五磅。皮有油質。指甲達於尖。各體之骨生。腦成凹凸形。睪丸下至腹圈身中。與臍平。其在第九月之觀驗曰。胎滿足。長十七寸至二十一寸。重五磅至九磅。髮滿於頭。厚油質傅於皮。灰腦與白色腦分。腰體骨皆全。肝降至臍側。睪丸入於腎身中。或與臍平。或略近於臍。男較女稍重。

映溪草堂筆記

上海醫會記事七

前月廿五日常會僕演講生理學時適會員有以舌苔關係何臟爲問者是日生理適講消化之口腔部因推論舌苔之原理言其膜與消化部各器具連故能顯消化部之病又與津液器循環器有密切之關係驗苔之法以潤燥爲兩大綱血熱而多則色紅血寒而少則色淡與牙齦唇色蓋皆相同若胃有燥糞胆汁無事則逆流而上其色即黃所以色黑者表明血有毒也若黑而坼則宜急下其器與心肺肝胃胆大小腸等相關故苔色爲治病一要據云次由顧君甸安演説而散初三日常會僕

講消化部胃經之功用并及胃之病理而下次由陸君甸孫演說中西宜合參之理初十日常會適逢　皇太后萬壽日擬懸龍旗奏軍樂誌慶祝焉其詳情容下期再錄

會中常年經費每月須一百元原議會董五人每二十元嗣有不願照付者不敷之處概由總理李平書先生支給故會員俞君舜欽憂之創議舉行公益會每月一舉入會一股月付洋一元當衆掣籤月掣一人得彩既得彩除還所付外以二十元爲酬不須再付擬先集二百會計一年之後可積洋二千元許八年之內其積不貲俟一二年內將會欵開一藥肆由會員羣爲汲引計八年後還去本利會中常年經費可由藥肆支給洵良法也會友均各贊成當日簽名認股者至一百許大約二百會非所難也

治臍風新法　（金蕙屏來稿）

臍風一證、兒科別有專書、然治之而效者半、治之而不效者亦半、蓋未審夫受病之源、而以不治爲治也、鄙人窮思極想、始知受病之源、實關乎臨盆坐草也、產婦當分

西文明人愛潔乃不可少家有病人不可少[illegible]
許研化之㯮㯮臭穢處立刻便止每人每罇可用半年每罇取小銀三角有願購者可函告本館注明住址附郵
票六分爲定即當專人送到票購四瓶收元洋乙五
醫學報館啓

娩之期、腹中緊痛、無不脫卸小衣、圍繫長裙、以臨盆坐草而待產者、此等舊法、正使嬰兒容易受邪、當其在母腹中、胎息調和、胞宮暖活、隨母呼吸、以臍帶爲氣管、通丹田、接氣海、即丹經所謂祖炁也、所謂玄關一竅也、斯時口鼻二竅、混沌未鑿、尙無闔闢之功能、迨一出母腹之外、正先後天交換之時、未啼哭之先、臍帶用事、尙屬先天、旣啼哭之後、口鼻用事、即落後天、唯茲過渡之交、先天從此終、後天從此始、萬一臍門未閉、觸犯風寒、賊邪從臍帶噏受、根深蒂固、無術驅除、較之口鼻受邪、尤覺十分危險、試問治先天之病、何處覓先天之藥乎、果也纔交七日、臍風發作、時而痙瘈、時而瘛瘲、縱急爲延醫調治、而其病終歸於無救、今有改良之新法焉、不必臨盆、不必坐草、祇整理產母之牀、敷以厚褥、覆以厚被、屈指產期將近、令產母臥被窩內、嬰兒瓜熟蒂落、生於暖氣之中、熱度平等、與在母腹中一般、則周身和煦、血脈流通、復待其啼哭數十聲、或百數十聲、後天用事、呼吸之氣、全由口鼻出入、上竅旣開、下竅自閉、尾閭封鎖、外邪自無從乘隙而攻、然後緩緩從被窩內抱出、洗滌之、襁褓之、就令

偶觸風寒、不過爲後天所感召、卽不服藥亦不戕生、蓋以不治爲治、雖有兒科著名之高手、亦無從肆其伎倆矣、豈不美哉、

醫經原旨非薛氏書論（馮箴若稿）

醫經原旨一書。相傳爲薛氏一瓢所著。其實此書全錄張子類經。篇目注說、無一不同。不過删去類經中鍼刺運氣會通圖翼諸篇、縮大帙爲小帙。以便學者之檢閱。夫删去類經諸篇。參以議論提綱挈領。删繁就簡。以自成一書。原無不可。然亦止可援戴元禮著金匱鈎元。楊時泰著本草述鈎元之例。而稱爲類經鈎元。不得據爲己有。竟易以醫經原旨之名。統閱醫旨全書。其序文中大言素靈爲托名之書。本不足信。任意將篇目删去。令後之讀是書者。無從與本經時時印證。又將類經注中援引書名。諸家姓氏。盡數删去。以爲亂人耳目之地。一若篇中議論。皆爲己出。可恥孰甚。夫竊人之財。猶謂之盜。今竊人之書以爲己書。其果將自居何等。豈獨不防明眼覷破乎。或曰薛氏亦學問中人也。詎肯效郭經向秀故事。卒爲學界中人所不齒。得無市

井小人。希圖爲利市三倍起見。特借重薛氏之名。以欺世而盜資乎。此亦未可知之事也。陸氏世補齋云。吳下葉薛二氏。積不相能。其筆墨亦決不屑相襲。乃三家醫案中葉薛二案。如出一手。則其僞造無疑也。今閱醫經原旨而其說益信。

希靈錄案 續前

一鄺姓患虛咳。遷延不治。又痰中帶血。或一絲。或細點。有親戚勸就西醫治之。兩月餘。咳轉甚。氣逆不得臥。胃亦閉。懼而歸。就余診。余曰此風火虛咳病。在空際。西法必視爲肺炎。故轉增其殆。最要在靜養。愼起居。擇飲食之宜者食之。始可愈。不能專恃草木以爲功也。爲處西洋參知母荊防象貝橘紅生粉艸方。或改用梔子橘絡川連等品。半月喘平得臥。胃漸開。又半月咳減十之七。痰亦少而血則日日帶也。此症古人無之。近百年內始多。但絕少佳法。爲余平日所最究心之症。細審其因。定爲肺體不密。血從內漏所致。欲彌其隙。非至固澀有黏質之藥。不可嘗苦思力索。而得兒茶一物。黏澁耐久。無踰此品。屢用皆效。惟佐使藥不能一定。又必俟風火痰涎。搜除已淨之後方可用。否則轉有大害。此自在各人之學識眼光。若率爾效顰。又必爲世所訴誶矣。大凡奇藥新法必須知病之來源去路。確有見地始可取用。蓋用得其當則通神。用失其道則獲咎。必然之理。中醫多耳食而少心得。遇難治症。必不肯苦心孤詣以求之。所以終身治病。有終身不知病爲何物者。比比然也。余治酈姓。亦以兒茶愈之。後不復發。强壯逾於夙昔。　此兩症西醫治之不效。經余治之而愈者。他如婦人難產逐胎之法。亦必各審其因。以爲治。乃治無不效。萬不可墨守產科常法。有一婦難產。素體壯實。吃麗參桂圓太早。致氣壅失運。提胎不下。余以萊菔子、蘇子、冬葵子。令濃煎頻服。三小時卽產。又一婦痛久氣怯。無力迸胎。余用黨參三兩、黃芪二兩、香附當歸略稱是。亦一劑而下。類此及因外感致難產者尤多。皆各自爲法。另有詳案。惟產戶小。胎肥者。非割不出而西醫一概以刀奏功。亦非善法。大抵西醫於病理。有求之太過之弊。吾中醫多由不及。太過不及。其失一也。

軍中要藥新由東三省帶來南省向無購處現託本館寄售家居者宜備一份以防意外大丸每粒二角小丸每粒一角用法均詳仿單外埠函購一元起碼

醫學館啓

元素曰芎藭上行頭目下行血海能散肝經之風爲少陽厥陰血虛頭痛之聖藥余按芎藭性味辛溫以佐地芍而使不寒不滯故四物湯用以爲使此如六味之有澤瀉也其非常任之品可知矣今人每用以爲君治少陽厥陰症不知陰弱之人多虛熱挾肝胆之火上炎而致嘔逆痰咳頭痛氣喘是宜甘緩育陰而使火風自滅豈可以升散之品以助其勢乎虔搏謂骨蒸多汗及氣弱者不可久服芎藭蓋能令眞氣走洩而陰愈虛也李時珍曰芎藭肝經藥也若單服久服則辛喜歸肺肺氣偏勝金來賊木而肝必受邪久則偏絕使人夭亡故醫者貴乎格物也

昔人言生薑調中益胃能除肺經諸病而爲嘔家聖藥按薑性辛溫用以宣肺氣開寒痰平嘔逆若爲肺胃必需之品則不然蓋胃爲陽土性喜甘柔肺應秋金亦宜淸肅辛散之品恐非所宜余謂但可用以醒胃不當用以益胃或問本草言夜間勿食薑食之令人氣閉何也曰肺以氣順爲安臥則氣血寧靜若以辛溫助之使痰氣上壅而阻氣道諺云早除蘿蔔夜除薑亦此意也

牡蠣一名蠔山附石而生磈礧相連如房故亦名蠣房以是海氣所化體用皆陰本草故言能治虛損煩熱余嘗用以潛陽較勝於鰒陶隱居本通典老雕入海化爲珧云是百歲雕所化按珧卽螺類然蠣生石間堅實不動類雖屬介迥異螺蚌說恐未然近人疎方每書左牡蠣蓋以左顧爲牡也陳海藏嘗非之謂是鹹水結成塊然不動陰陽之道何由而生但考南州志蠣房贊亦有牝牡異斑句似牝牡又可以斑辨矣顧余嘗驗之所謂左右者以其附石不移順流旋轉水激成紋非眞有雌雄之別也

蟹爲江鄉美品而吳俗尤多嗜之每至三秋不撤此味昔人言蟹能解結散血故其字從解然考其性味鹹

寒能動風耗血味雖美多食恰能損人埤雅言未被霜者不可食昔余家治屋工人掘地疎滞獲一巨蟹重斤餘烹食之夜半腹大痛洞泄而死蟹譜震澤漁者網得螃蟹其大如斗以螯剪網皆斷怒欲烹之其侶有老於漁者曰嘗聞龜蟹之殊類者是江湖之使烹必有禍乃令釋之然凡物之異於常者食多殺人豈獨龜蟹而已哉

菌之種類甚多閩粵間人斫楮柟木沃以米汁而生者名曰香菌乃可充饌若生墟落穢溼之地則本鬱蒸之氣所化其性多毒食之殺人我邑新橋鎮昔有農人於竹園中得鮮菌數枚甚肥白煮而食之竟以腹瀉死憶道光己酉春淫雨經月徧地生菌友人謝月屛家於庭角忽生一菌大如盆色淺紅其紋隱有鳥獸形謝以爲瑞芝邀余往觀余曰此毒菌也不久當萎越夕果漸小未幾而萎謝以人咸爲芝而余獨曰菌且知其敗之速謂必有所見余曰嘗閱珍珠船所載李凉公鎮朔方時硏吐於園樹下産菌一本大數尺上有樓臺中間二叟對博幷成三字曰朝榮觀公閲而疑之乃令吐掘其地僅三四尺即有巨蟒穴其下目光如鏡口吐沫成菌今觀君家所生疑即此類見背有鱗紋故知非芝菌以氣化必易萎也

閩産桂圓味甘肉厚能悅胃養營凡勞損心脾而血耗者宜食之因其形如龍目故又名龍眼道家每取肉細嚼待滿口生津汩汩下嚥名飲玉泉余嘗試之頗益昔華亭陸平泉宗伯享壽百齡日惟食龍眼數千顆色如少時然其味過甘多食令人中滿有痰熱者似亦不甚宜也

初摘鮮蓮氣淸味美能和中養心氣煮粥食之益人腸胃昔人言生食須去心否則恐患霍亂按蓮子中靑心能淸心去熱霍亂之說不知何據惟今肆中所賣石蓮産粵東樹上其味大苦曾見食之而作嘔者今人

第五十八期
大清郵政局特准掛號認爲新聞紙類
光緒三十二年十一月朔日第五十八期

四馬路古香閣
書坊代發行
每張售銀一分
五厘

醫學報

本館開設上海西門內孔家弄底周雪樵醫寓內
四十九期後改定價目表　凡定四十九期至六十期者連郵費在內另行列表於
下請外埠各代售處照下表寄貲先定

本埠

一份以上	每份小洋二角
十份以上	每份小洋一角四

外埠

一份	大洋三角二分
二份以上	每份大洋二角六分
十份以上	每份大洋二角

補報

一至三十六	本埠八角五分　外埠一元
三十七至四十八	本埠單張一角五分　雙張二角　外埠單張二角　雙張二角四分

滿銀一元請寄郵局洋票其不滿一元者可以郵票代之

本報代派處　本埠西門內穿心河橋東首大街大全堂藥店　西門外乾昌和紙鋪

外埠　紹興寶珠橋何廉臣先生　又紹興派報處周德鈞先生　杭州清泰門內許衙巷張半農先生　又忠清街謝旦初先生　湖州所前街傅稺雲先生　又長興東魚巷朱子愚先生　又淘沙弄徐紫檄先生　又和平鎮客民保甲局沈莘農先生　揚州古旗亭東皖南朱公館朱立哉先生　又寶應縣城內縣橋西配記香棧姚慕梁先生　香港上環乍畏街濟生堂藥店　松江屬南翔鎮石皮街張爾梅先生　又張堰鎮何獻臣先生　張堰西鄉何望蓬先生　蘇州吉由巷醫學公會林先耕先生　安徽全椒圖書館　常熟南門外石遜步橋丁樸存先生　姜堰郵政局施醫池先生　江陰北門外大街光孝坊口達昌恒廣貨號李子樸先生　又布政巷醫學研究會　泰州北門上眞殿公報社　嘉興北門外塘灣吳源盛茶葉店　李鳳雲先生　太倉醫學會　東台小海場祥記鹽局袁堯官先生　徽州歙縣水南柘林程鳴原先生　邵伯鎮東街毛弁生先生　金陵白酒坊濮鳳笙先生　台州府衙書坊　太平縣金惠卿先生

本館廣告

本報現已出至五十八期所有四十八至六十期之報款之未繳者務請即行惠寄幸勿蒂欠　上海醫會願與外埠各醫會聯絡以成一大團體其聯絡章程請各醫會各擬寄來繳會當擇善而從　本報前缺第八第九第十報三期約十一月中可以印出其十期之後廿四期之前亦所存無多故十三至廿四期亦援第一期後加價之例希閱報者諒之如有欲補購第一期至今者者止能將所缺之期暫行登册俟重印後補寄若欲俟完全無缺時而後購則此期重印彼期又缺恐不可得完全時也

寄售舌鑑辨正啓

傷寒舌鑑一書久已膾炙人口此辨正書爲茂名梁特巖先生作由陶制軍公子葆廉部郎筆錄於蘭州節署凡三閱月而竟與舌鑑原書迥然不同而可補正原書之紕繆爲醫家診治之秘笈憑此驗舌於表裏寒熱虛實各症可以到手而辨但板存蘭州節署府中向無傳本茲由友人付之石印以廣流傳凡業醫者不可不人置一編於診治非小補也今由本館寄售外埠購者原班回件信力自給書印無多購者請早（每部二本小洋三角）

寄售全體闡微

全體闡微係美國柯爲良譯爲全體書中最精要之書各國專門醫學堂均以此爲課本坊間售者其價殊昂每部索洋一元四角茲由友人以廉價托本館出售（每部四大厚本價銀一元）

周雪樵醫例

一門診自九點鐘起十二點鐘止分特別尋常二種特別號每號取銀一元尋常號每號取銀三角貧乏不城計

◎過午不候雙日門診仍在本庽○二出診亦分特別尋常二種尋常號西半城及西門外左近取銀一元東半及英法租界取銀兩元南市美租界取銀三元英界過遠須同美界　特別號照此加倍　早診晚診加倍　以上診資統於掛號時先惠　出診時附診照診資減半○三號金門診三十文出診六十文○四輿金凡馬路可

處均坐包車每家取銀照診資收取兩成城內用肩輿每家取銀照診資收取四成〇五裔九方不論門診出診概取銀兩元資須先惠訂期取方〇六遠道診如在十里廿里外及數日程者另有細章至時面議　特別號解午（凡富商顯宦危險症疑難症久遠症均爲特別類）　特別號利益（門診者但須醫在家中隨時可診不拘釋前出診提早先赴隨帶要藥不取藥費）

論說

論孟河費氏之治病

丙之說曰。醫家治病。以表裏寒熱虛實爲六大綱。析而分之。則愈歧愈細。如肺之由總管而大管。大管而微氣膛。蓋不知其數也。然苟表裏寒熱虛實六者而無悞。則雖不能愈病。亦斷不至於加病。而此六者。則凡爲醫者。皆可於脉象中求之。中國脉學。雖不足恃。而此六者。則又未嘗不足恃也。如浮之主表。沈之主裏。數之主熱。遲之主寒。弦洪牢實之主實。微細濡散之主虛是也。費氏雖不尚問。然望聞則未嘗不用。則於此六者。更可參觀而得之。所難者病之新久。症之傳變。日來之現象。與夫婦人之經帶。則非問不明。然費氏之宗旨。非在治病也。在鳴其脉學耳。於是如武候之讀書。畧觀大意焉。如淵明之爲學。不求甚解焉。以如是之宗旨。行如是之方藥。蓋如猨之與狷。形之與影。交相爲用者也。無如世之人。庸庸者多。不明其理。不知其治法。見其藥之無誤也。且有時而效也。并有時而詭遇也。遂羣以脉學頌之。此費氏之所以得

名三也

丁之說曰費氏之治病信如上焉者三君之論矣然而有問題焉則方案是也醫家治病其處方選藥也切病與否可不問愈病與否可不顧以知醫者少也卽間有知醫者可詡爲別有妙法各有心得也惟至方案則必述其病源明其病理與夫病之現象及病之治法則雖絕不知醫者亦能辨其所言之當否費氏處方選藥既如此矣然非每方皆有案者乎苟不切病情何以能伎倆之不露或者脉學之說亦不盡無因乎曰欲知費氏之方案可先觀乩方世之求乩方者書病源一紙摺而置之於神前僕僕而亟拜焉少焉乩盤動扶者口授筆者照繕而方成矣當其乩動時若謂果有神則今世學堂中雖三尺童子且不信況明理之人乎然衆目昭彰可保口授者書方者當其時必不能研究病理細閱病源也然而亦有方有案焉此無他詳言病理而畧言病狀耳言病狀之合否夫人知之言病理之合否則惟老於醫者始能知之且聚訟而不能定也費氏方案蓋由乩方中脫胎而出其開宗明義之要語不

曰肝陽上升卽曰肺氣不降不曰肝木尅土即曰腎陰素虧病理之下所述病狀則就其淺顯者略述之而接論治法此等方案雖曰書數百紙而不知其僞也費氏之治法必參以此晶明空洞毫無罣碍之方案而其術始可以售此費氏之所以得名四也

（未　完）

（孫吉能譯）

診斷學 續前

肝濁音部之縮小如左

（一）肺氣腫之初期、

（二）因腹腔之壓排而肝臟之周壁隔離（妊娠、腫瘍、腹水、腹膜炎）

（三）肝硬化之第二期、及急性黃色肝萎縮（特發病或燐中毒）於前症、則濁音之縮小為徐緩、於後症則甚迅速也

肝濁音部之下方轉移（見於肺氣腫、肋膜炎性滲出物、氣胸）

肝臟濁音之闕如見於空氣留存於腹膜腔內或有多量之空氣存於腸管內、

脾臟打診法

脾臟濁音之常界　在左季肋部、第九第十一肋骨之間、其縱徑從後上方、斜向前下方、而隨肋骨之經過、約平均十二乃至十三仙迷、其後端（卽後上方）距第十胸椎、殆二仙迷、前端（卽前下方）大約在前腋下線、通常前端之濁音、不過肋骨關節線（自左鎖骨關節至第十一肋軟骨之尖端、作直線、謂之肋骨關節線）於中腋下線、有五乃至七仙迷之幅員、

行脾臟之打診、使患者取右側臥位、或起立、必令左腕高舉於頭上、而後可行弱打法、

脾濁音部之增大　如窒扶斯、痲剌利亞、膿毒症、梅毒、肝硬化、白血病、澱粉變性、其他傳染病及肺炎是也、

脾濁音部之縮小　如因高齡脾臟之萎縮狹小、其他鼓脹、腹水、腹膜炎、肺氣腫是也、

脾濁音部之下方轉移　見於左側氣胸及左側肋膜炎性滲出物、

○寄售對口菌

脾臟濁音之闕如見於腹膜內之空氣集積、鼓脹、游走脾、等症、

聽診

聽診有二法曰、直達聽診、介達聽診、直達聽診者、以耳直接於胸壁而聽之也、介達聽診者、以聽診器密接於胸廓、以耳板密接於耳而聽之也、

論由精成胎之因　（續上期稿）

醫士約瑟克辣克嘗定男子產生之中重數、爲七磅三分之一。女子產生之中重數、爲六磅三分之一。又曰凡產生之兒、若重不及五磅者、其生甚難。書中載子生有重及十五磅者。大凡男生之數、較多於女。而長大之數、則女多於男。因知男未長成而死者。其數必較多也。天生之子、其男生之數、每不及女之多。嘗考男兒甫生、每有死者。其數多於女、自幼以至成人、亦以男死爲衆。既長以後、女死之數、反多於男矣。十八歲至二十八歲時、以男死爲多。二十八歲至五十歲時、以女死爲多。五十歲以後、男女之死數等。若夫胎于早期最分明之界。曰首曰心曰身。自餘四支各經、皆爲後

起。是時人一如無骨蟲耳。逐次上進。以底於成人。又若生殖器發達之狀。至爲奇異。有胎生三月而生殖器生長之狀。與平人四月時相等者。然外狀雖已如此。而胎之雌雄。尙難辨別。方胎生一百日之時。男女之起原。與夫發達之力。無不從同。前言男女生殖器雖生長不同。而相當之體。是亦無異。故如男化爲女。女幻爲男。亦祇反易生殖器之內外部而已。男子外部人盡見之。設反易向內。則陽莖爲陰莖。腎囊爲外陰唇。睪丸爲蛋核。唯女亦然。是以知男女本爲同體矣。

（完）

醫家十要論 總論首

（何廉臣撰述）

精通醫理。卓然成家者。謂之醫家。欲爲醫家。必先盡醫家之責任。而後收醫家之權利。試舉其要。約有十焉。一宜講公德。以先正心術也。醫爲仁術。首重有道德。若心術不正。則無論學術若何精確。器械若何精良。手法若何精能。適足以增長自私自利之心。而詐僞萬端。或立奇方以欺世。或用僻藥以惑衆。或抉擇價昂之品以媚富貴之人。或假託仙佛之方以欺愚魯之輩。或撰高談奇論驚世盜名。或託西術束藝欺人圖利種種現形殊堪深恥余曰。故欲興醫學必先醫醫醫醫之法無他。與之講群學明公德先正其心術焉耳矣二宜輸新學以改良舊學也。醫爲專科大學。必有宗傳且有階級豈容淺嘗輒試故泰西教授醫學。先講明人身部位體用次論病證次究藥性次習處方次授手術分別專科次第講習終必考驗其能否品第其高下所以西國醫術精於中國。如中國眞欲改良醫學。必先從全體學始欲研究全體學。必先從西醫學始俟西醫學研之既久胸有成竹然後以中國四千餘年之舊醫學互相比較或棄或取或調和或並行別創一新醫術而中醫學乃愈發明自能別出心裁獨具手眼且愈完備卽用中藥亦須以化學法重驗其質性一俟質性既明功用確定必須多用中藥參用西藥此則保守利權外溢之深意耳三宜通世務以改良風俗之習慣也。中國之風俗習慣當改良者。不勝枚舉。今姑言其最要者。如弄神弄鬼之斂錢佞佛齋僧之耗費纏足冶容之誨淫嫖賭烟酒之害身均與病家有密切之關係醫者當覷破世情勸人改革相與講社會衛生家庭衛生個人衛生以强種而保國此所謂上工治未病也四要、達人、情以、曲、體、社、會之、性、質、也。從來內傷之源。因身體失養者居少數而易療因心境不佳者居多數而難治孤臣泣血孽子墜心遠客有異地之悲閨婦有征人之怨或富貴而驕淫滋甚或貧賤而窘迫難堪損人精神傷人氣血莫此爲甚醫者當學譬曲喻蕩泆者惕之以危言悲鬱者導之以樂趣執拗者引之以脫俗困苦者喻之以謀生多憂者達之以快情鍾情者正之以傷德驚恐者持之以鎭定憤怒者動之以悲衷此所謂心病還須心藥醫也彼日本之心、理、催、眠、術，美國之治、心、免、病、法。其皆欲以心力免心病歟

映溪草堂筆記

上海醫會記事八

本月初十日常會適逢　皇太后萬壽聖節會中高張國徽幷懸燈誌慶由會董顧君賓秋邀正誼小學堂學生十人奏樂唱立憲歌以祝萬壽幷預備立憲盛典歌畢俞君舜欽余君伯陶相繼演說次由僕上演說改良醫學之方針大旨言　太后垂

一

滅臭聖藥

少國所出加波匿克酸等非不可辟臭然特亂之耳彼臭雖已此臭依然猶以暴易暴也惟此淨身粉則能使一切臭穢均變無臭其力量之大不可思議此粉出於香港凡西國男婦皆喜用之每年消数不下数十萬罇誰守

簾數十年中由工藝而學術軍事更上而政治無不逐漸改良雖數十年中反對派異說蜂起無不依　太后爲護符致有戊戌庚子之變局然辛丑而後以漸改革由今日論較之戊戌之三月有過之無不如者今競爭改革之風已漸及於醫界而醫界諸君則尚多堅持數十年前之舊說者試問反對之魄力較　皇太后何如徒見其不知量耳改革之法一爲生理學中國舊說殆全不足恃此當從東西國者也次爲病理學則中國舊說可採者十之三當與各國學說參校而定其名三爲診斷學中國舊法十之五可用當取各國之診斷法以補之四爲診治學中國舊說惟此由閱歷而來可從者十之七八五爲藥學論學之功用治法與西說無甚懸殊所少者化分化合之法耳今欲改良宜師日本日本初尚漢醫維新而後與西醫化合遂獨立東醫一幟云　十七日常會適會友中有倡議者擬聯合各醫會公請學部彷各州縣教育會勸學會之例多設醫會凡業醫者必入會研究如有高才博學者亦當出其學以公諸醫界同人皆贊成其議如各地醫會有表同情者請將立言之法擬

理之法各發宏議彙寄本館當擇善而從擬稿登報再請各醫會磋商也　二十日星期爲益友會第一次舉行本擬二百股舉行時尚缺三十股由同人分認頃刻而畢分福祿壽喜四籤筒每筒各五十籤編五十號先抽四筒得喜字次抽號籤得喜字十號則爲俞君舜欽之介弟除還洋一元外得彩洋二十元後可不付當時收還其摺次日卽將所餘洋一百七十九元存諸殷實號家一分起息是事也俞君之力爲最多焉　廿四日常會僕講生理學之大小腸及肝胆膵汁講畢會員中無預備者乃由僕第二小兒瑞生（年十六在龍門師範學堂本科肄業）上講老死根源及衛生綱要而散　初十日有一事大可發噱方正誼小學堂諸生之回也中有一生所居頗僻該生回家時已夜半無伴者途遇無常鬼一月光霏微中見其衣白衣身甚長徘徊途中該生胆頗豪行近其身突起推之鬼立仆一犬吠而至猛噛鬼鬼負痛而遁明晨該生至見鬼處則有血一大片盖匪人扮此以行劫不以小兒爲意而不慮轉爲小兒所算且爲犬所傷也

誌人體解剖生理圖

滬上發售生理諸圖向推科學儀器館之人體解剖圖（五幅）及人體生理圖（二十幅）爲最佳近博物敎材集成館印有人體解剖生理圖則更駕其上此圖共十六幅內列總圖五分圖四十九自神經以及消化循環等系皆剖釋分明着色明潤於人身組織之原理一覽可知尤可激賞者則爲華人自行石印本而其工藝乃出東人之上又可代表中國工藝能與世界競爭之一斑誠前此未有之偉業而爲愛國志士所表同情者也凡我醫界諸君誠宜各置一組懸之座右本館亦樂爲之代售計每組十六幅原價大洋二元四角信資自給

人身氣血盛衰外驗法　（馮箴若稿）

王君寶儒言人身氣血盛衰。欲從外驗。祇須將線一條。一端係錢一個。餘線約長三寸。用大指食指中指對準指頭羅門。將餘線之端揑緊其錢卽漸漸擺開。動不休。其氣血盛者。其錢易於擺動。而且擺動極開。其氣血虛者反是。蓋由人身氣血之中所蓄電氣。發出指端。從線直貫錢上。是以擺動而且不休也，試之良驗。

詼諧錄

秀才本草　秀才一名茂才古稱博士弟子員性寒味酸忌金銀能通諸經主治搖頭擺腦呻吟等症近有售者中空外有微文略似通草臭惡近之令人輒嘔又有一種春華秋實得清高之氣能開胸心利耳目益人神智與四君子湯六君丸同功惜不多見新者貴重陳卽無用銀八兩價作庫平所處有之來自異地者多僞

學生本草　學生味辛性熱有毒出東西洋者多佳移種內地輒變主治凉血氣弱久服燥動眞火致成狂病或別生膨漲衝突諸症又有一種形色畧似但治皮毛及解酒爲治鴉片花柳專門聖藥服之無益

監生本草　監生味臭出北地者良和金銀湯入香豉甚有功用本地產者價値甚賤氣味惡劣專治牙門

每用以治痢愜矣

側柏代茗別有一種清芳之氣當春末夏初嫩葉方長時採服之能除風溼但其性味苦燥非壯水之品而丹溪以爲補陰要藥說恐未然咸豐癸丑洞庭陸秋谷販於陝過盜迷入山谷行數里杳無人跡忽聞林間人語周視恰無所見惟有大柏一株枝幹修偉高出雲際時腹中甚餒因採葉食之遂忘飢渴今年逾周甲鬚髮未斑步履飲啖一如少時每言食柏之驗襄閱涵海續編廣成子取雲陽液以療世人疾苦雖垂死可活初不知雲陽液爲何物後觀抱樸子山中樹能人語者非樹能語乃雲陽爲之註雲陽樹精也陸之所食或即此耳

王宇泰云病酒者當服枳椇按枳椇一名木密又名金鉤樹似白楊其子著枝端長綫盈寸駢生如指屈曲相連春生秋熟霜後味甘如飴昔人有造酒庫而以枳椇木架屋者其後一室之酒皆淡薄無味乃余少時曾傷酒發熱取汁服之反覺中滿是或味甘所致耳

鴆毒鳥也邕州朝天鋪及深山處有之其種有二一大如鴉黑身赤目一大如鶚毛紫綠色頸長七八寸雄曰運日雌曰陰諧聲如羯鼓遇毒蛇則鳴聲邦邦蛇入石穴禹步作法石裂蛇出秋冬解羽蟄穴藏之出走飈弦而斃以法取膽著銀瓶倘染指指即斷用作毒矢着人立死鴆羽瀝酒犀角即解凡鴆穴處必多犀天地所以制殺機也

蘇郡某世業藥材精於辨別同業咸推巨眼同治間賈於滬有航海客携犀角一箱托售某開視遂邀同市共觀曰此名天馬角僞物也以此販楚鄂間可獲利十倍然殺人亦如之余若不言恐售僞者踵至且慮嗣

後無識者害何底止遂以百金易之對衆焚燬客甚感愧

冬季取大鯖魚膽入川貝末懸壁間俟乾取末以治咽喉之疾而鄭湛若赤雅又云其膽治目功比空青魚大膽小者上魚大膽大者次之魚小膽大者下矣粵東花縣漁者得魚到縣親剖官稅其膽始敢出市開私者杖故其詩有金環殉吉鵠花縣稅鯖魚之句今藤江所市者皆以鯇膽灌黃蘗膏僞爲之耳辨之不精必見笑于魚目矣

杜詩豈無青精飯使我顏色好青精一名南天燭又名墨飯草用以煮飯色純黑仙經云草木之正氣與神通食青燭之精命不復隕是也

毛對山醫話完

第五十九期　大清郵政局特准掛號認爲新聞紙類

光緒三十二年十一月望日第五十九期

醫學報

四馬路古香閣書坊代發行
每張售銀一分五厘

本館開設上海西門內孔家弄底周雪樵醫寓內

六十期後價目表　六十期將滿有願續定者請照下開價目寄來否則停寄凡定六十一期至七十二期者連郵費在內列表於下

本埠

一份以上	每份小洋二角
十份以上	每份小洋一角四分

外埠

一份	大洋三角二分
二份以上	每份大洋二角六分
十份以上	每份大洋二角

補報

一至三十六	本埠	八角五分
	外埠	一元
三十七至四十八	本埠單張	一角五分
	雙張	二角
	外埠單張	二角
	雙張	二角四分

滿銀一元請寄郵局洋票其不滿一元者可以郵票代之

本報代派處　本埠西門內穿心河橋東首大街大全堂藥店　西門外乾昌和紙鋪

外埠　紹興寶珠橋何賡臣先生　又紹興派報處周德鈞先生　杭州清泰門內許衙巷張半塵先生　又忠衖街謝旦初先生　湖州所前街傳確雲先生　又長興東魚巷朱子懋先生　又淘沙弄徐紫瀲先生　又和平鎮客民保甲局沈莘農先生　揚州古旗亭東皖南朱公館朱立哉先生　寶應縣城內縣橋西配記香棧姚蓀粱先生　香港上環乍長街濟生堂藥店　松江處南翔鎮石皮街張爾梅先生　又張堰鎮何獻臣先生　張堰西鄉何粱遠先生　蘇州吉由巷醫學公會林先耕先生　安徽全椒闆書館　常熟南門外石遜步橋丁樸存先生　姜堰郵政局施醫池先生　江陰北門外大街光孝坊口遠昌恒廣貨號李子樸先生　又布政巷醫學研究會　泰州北門上巽殿公報社　嘉興北門外塘灣吳源盛茶葉店李嘯雲先生　太倉醫學會　東台小海塢祥記醫局袁墝官先生　徽州歙縣水南柘林程鳴原先生　邵伯鎮東街毛弁生先生　金陵白酒坊灤鳳笙先生　台州府街書坊　太平縣金惠鄉先生

本館廣告

本報現已出至五十八期所有四十八至六十期之報款之未繳者務請即行惠寄幸勿帶欠上海醫會願與外埠各醫會聯絡以成一大團體其聯絡章程請各醫會各擬寄來敝會當擇善而從本報前缺第八第九第十報三期約十一月中可以印出其十期之後廿四期之前亦所存無多故十三至廿四期亦援第十一期後加價之例希閱報者諒之如有欲補購第一期至今者者止能將所缺之期暫行登冊俟重印後補寄若欲俟完全無缺時而後購則此期重印彼期又缺恐不可得完全時也

寄售舌鑑辨正啓

傷寒舌鑑一書久已膾炙人口此辨正書爲茂名梁特巖先生作由陶制軍公子葆廉部郎筆錄於蘭州節署凡三閱月而竟與舌鑑原書迥然不同而可補正原書之紕繆爲醫家診治之秘笈憑此驗舌於表裏寒熱虛實各症可以到手而辨但板存蘭州節署南中向無傳本茲由友人付之石印以廣流傳凡業醫者不可不人置一編於診治非小補也今由本館寄售外埠購者原同作信力自給書印無多購者請早（每部二本小洋三角）

寄售全體闡微

全體闡微係美國柯爲良譯爲全體書中最精要之書各國專門醫學堂均以此爲課本坊間售者其價殊昂每部索洋一元四角茲由友人以廉價托本館出售（每部四大厚本價銀一元）

寄售素問氣運淺說

每部小洋一角

氣運之說久爲通儒所詬病然非素問過也特後後人不善讀素問耳此書爲朱雅南先生所著自出手眼闢盡町畦成一醫心愜理之作雖泰西新學家亦當心折

工藝乃出東人之上又可代表中國工藝能與世界競爭之一斑誠前此未有之偉業而爲愛國志士所表同情者也凡我醫界諸君誠宜各置一組懸之座右本館亦樂爲之代售計每組十六幅原價大洋二員四角信資自給

會友題名錄　此係中國醫會非上海醫會　（會費均收訖）

邱澍梧字活人號檀蓀年三十八歲廣東省廣州府順德縣人監貢生花翎五品銜候選知縣廣西補用縣丞幼侍先君子宦游燕齊吳楚攻經史暇研究醫學針灸則宗靈素湯液則法長沙擷唐宋上之精證元明後之謬取西醫所長補中醫所短以中醫爲經以西醫爲緯終養在籍歷主澳門鏡湖醫院省城黃沙述善堂香港東華醫院醫席共十餘年著有醫史紀略傷寒匯參金匱聚星中西醫論畧帶下醫砭兒醫鉤元核疫要旨眼科博議活人醫案東華治驗崇辦盧詩草邱氏先達事畧宦海龜鑑理學集粹明遠堂文集趨庭室蒙小學教育精要鹽海管窺錄均編成書次第出世曾在羊城創設活人醫學會社復創辦中西活人醫學堂規模尚大籌款維艱遽遭大故閉門讀禮未克成立竊願合中西醫學一以貫之使醫界郁郁彬彬臻文明極軌祖國前途無夭枉之慘海內同志匡余不逮有厚望焉羊城築活人自活庵爲自修研究所香港厲崇辦活人廬爲同胞治病處

殷恒懷字念萱洞庭東山人也年廿七歲從南翔候君春林先生游西醫書籍雖不專精略窺一斑不嫌疎陋附驥入社以領教益

賴植卿幼名　景培原籍江西廣信府玉山縣人現居江蘇儀徵縣歷今八代獨守方脉一門專志醫藥以人命爲重凡富貴貧賤從未計利但以沉疴霍然爲快三十年前目擊醫藥兩途之敗壞殆岌岌有不可終日之勢乃著有竹枝先後各三十韻哀號規勸不辭舌敝唇焦猶記其一云竹枝一唱一沈吟濁酒温來滿滿斟願化萬家煎藥水灑天潑地作甘霖邗江朱明經（墉）白沙李孝廉（咸熙）等輩題有西江月詞云命意知非昔年關懷獨羡盤銘傷時詞唱大家聽慟把賢愚喚醒年已七十有五傳徒至一十有八猶復燈影雞聲不厭不倦手存有退省齋燼稿再世老人雜記恒以自非自是自慨自娛以故文郎（諱）仕欽捐知雲南普（洱）府事貤封四品京卿現於十二圩總棧東結廬課孫與吳欣甫茂才任養和先生等時復過從日昨歎恨早生五十年未能摳衣負笈及　雪樵道長之門從侍於申江身歷目覩斯道之盛於斯世

斯時也竊念吾地諸君恐未能步其後塵云

論說

論孟河費氏之治病（四續前稿）

（楚北余采臣述）

丙之言曰。中國醫家。無憑證。無考試。故醫亦無所謂優劣。悉待病家之選擇焉。有譽之者。醫卽良矣。有毀之者。醫卽庸矣。故爲醫家者。不必務學也。不必論治也。其最要之目的。爲以其名字輸送於無量數病家之腦筋爲事。旣輸送矣。又以其名字盤踞無量數病家之腦筋爲事。當病勢沈重。待病之人。搓手跌脚之時。纔一着想。而此醫之名字。卽湧現於腦際。如是則舍此醫而外。無復可延請者矣。故往往有前人爲此醫所殺。後人病復延此醫者。亦有平時深惡痛嫉於此醫。而一至病革時。又舍此無可請。且或幸其萬一之能愈者。費氏得名。已數十年矣。卽無自命之脉學。亦不慮無崇信之人。況其復操此術乎。此費氏之得名五也。

今之業醫者。固無不以作僞欺人罪費氏矣。然平心論之。使咎費氏者。一旦而亦負盛名一旦而門診出診日不暇給問其立方能愈於費氏乎可斷之曰不能也蓋中國醫學不從生理起亦不從病理起而物理化學則更無論其所謂生理者無非陰陽五行等無把鼻之談所謂病理者惟此六氣七情等無左證之語所謂診斷者惟此望聞問切等總提綱之事所謂治病者惟此湯飲膏丸等極簡單之法而病情體質則變幻無窮機械百出以此治病庸有必效之理乎造因結果遂有此孟河費氏之一大怪現象爲全國名醫之代表焉有志之士不必徒咎費氏也欲全國名醫之不爲費氏必也業醫者必由學堂必由考試借鏡東西國而取其長細核古今書而刪其謬使醫學昌明眞理發現而後可　（已完）

生殖器新書

此係友人於美國人霍力克原書中摘譯而成因係一枝一節不欲以名著故從其志不錄其名

女子生殖器

通之處均坐包車每家取銀照診資收取兩成城內用肩輿每家取銀照診資收取四成〇五膏丸方不論門診出診概取銀兩元資須先惠訂期取方〇六遠道診如在十里廿里外及數日程者另有細章至時面議　特診不瀨釋)凡富商顯宦危險症疑難症久遠症均爲特別類)　特別號利益（門診者但須醫在家中隨時可別號拘午前出診提早先赴隨帶要藥不取藥費)

女子生殖器之外象雖於生育無關然有數器焉爲極有關係者小腹之下有交骨交骨之前有厚油質此待長成而始有者長成以後其外皮有毛墳起之處名曰陰阜是爲男女區別之〻者往古以毛爲貴謂女子無毛可恥孰甚古時西律凡女苟合三次則剔去其毛而號於市以辱之夫有毛與否實關天生有僅有者有并一無之者不毛之婦其身必無蛋核或有之而不作工人於得某種大病以後驟受他種猛藥其毛必落或有得大驚恐而毛忽變色如髮者父母之視女醫士之驗婦每以陰阜高平陰毛有無以爲成人與否之證蓋有之矣雖然不盡然也陰阜稍下之體名曰外陰唇唇下油質充滿故豐潤可掬其外皮以毛覆之內皮生有液核至外陰唇長短之度則自交骨起以至轂道約相距一英寸許而止外唇上下相連中豁如門間有陰唇紅腫而使陰唇併合者設是女未嫁時不亟治之則將來必受大害治之之法亦甚易易余當別言之外陰唇之內爲內陰唇其圓徑較小光潤亦遜之幼年之女內陰唇外露可見及已長成外陰唇忽加繃漲而內陰唇爲所掩矣此就未

婚者言之耳若已生子之婦其外陰唇旋自收縮內陰唇奪門而出以見於外老世界東方諸國之女內陰唇甚大陰道幾爲之塞蓋是體爲愛觸最甚之地故陰唇大者其交合念亦大若欲割去是體法頗易施且於人體無傷非洲黑婦其內陰唇甚長垂于陰戶之外亦幾過之當時或有疑其僞飾者今已知爲天生夫此與白婦大殊黑婦陰阜低外陰唇小陰道大而其口甚小彼於踞地之時其陰時露於後余曾見某婦之內陰唇長及三英寸半且有人見長至四五寸者遊者某言遊非洲時曾見有長及九英寸之婦陰唇過大實阻交合必手分其唇而後可東方之女內陰唇之大者實已數見不鮮故割唇者往往聞焉國之著者曰亞比西尼曰古猶太回教中人必割去其女唇之長者彼謂余去惡觀也實將戢其慾念耳抑猶有原因焉回教之律一男得娶數女故必嚴絕淫慾以杜其外心余友某嘗旅行東方諸國歸而語余曰回教徒於所俘之女常以鎖閉其陰門非主人自開無有能苟合之者某嘗旅居於埃及道其埃及之俗曰埃及人有以割唇爲業者每招搖過市而自呼曰余

精於割唇者有欲問余者乎其器祇粗刀一柄旣割以灰擦之余思埃及之俗如此或一原於男子之妒或一原於不便於陰體人之割陰唇也其言曰必去其陰唇而交合迺易易爾

診斷學 續前

（孫吉熊譯）

診

直達聽診、用於大部分、(肺臟)介達聽診、用於小部分、(心臟)但近時均用介達聽

呼吸音之性質

(一)肺胞呼吸音(肺胞音)唯吸氣之時、得聞此音、因喉頭中聲門之狹窄而發也、試從狹小之口、用力吸入空氣、其音能摹擬之、但胸壁厚者、則此音發爲微弱、胸壁薄者、則此音發爲頗大、故十二歲以下之小兒頗大而且銳烈、謂之小兒呼吸音若壯年有銳烈之肺胞音、定爲氣管枝粘膜腫脹之證、

於吸息之時、其呼吸音不相連絡、而爲二回或數回之斷續、謂之斷續肺胞音、惟

驚愕及凍慄之人有之、其他爲輕度之局發加答兒之證、

(二)氣管枝呼吸音(氣管枝音)此音如吹空氣於細管內所生之雜音、蓋空氣自聲門、經氣管、而傳播於氣管枝中之際、因起渦狀運動而發此音、但於氣管部、其音雖強、恰如喉頭部所聽者、然至胸廓、則不聞有此音、以此音變爲肺胞音故也、若至胸廓而此音不變、則爲肺炎、結核、胸膜炎性滲出物等症、

(三)空甕呼吸音(空甕音又壜子音)如吹空氣於壜內所生之雜音、此音診斷上與鑛性打音有同一之價値、亦多與鑛性音俱來者、故見於肺組織內生一大空洞、或胸膜腔內空氣蓄積、(氣胸)等症

(四)不定呼吸音(不定音)毫無一定之特性、如肺胞音者有之、如氣管枝音者亦有之、故又稱爲肺胞氣管枝呼吸音見於高度之肺氣腫、(呼吸連動之微弱)氣管枝之閉塞(結核之初期、加答兒性肺炎)肺臟及胸壁間異物之集積等症、

水泡音(囉音)

滅臭聖藥

少國所出加波匿克酸等非不可辟臭然特亂之耳使臭雖[illegible]比臭夜然惟以臭易臭也惟七[illegible][illegible]分則[illegible]也一

水泡音由粘液或液體集積於氣道中而發者、又由粘稠之液物、粘着於氣管枝壁、故吸息之時、被空氣排開、亦發此音、

醫家十要論　續前稿

何廉臣撰述

五宜識天時、以辨空氣、也。大抵久雨則空。氣濕、而寒。久晴則空氣燥而熱。乍晴乍雨。則空氣濕而熱即風亦由空氣動蕩而成。所以四時之風。其性質亦有寒熱燥濕之分。是故善治時病者。必按四時。分六氣。尤必察天時之晴雨寒暄。辨空氣之燥濕冷熱。以診斷受病者之或為新感。或為伏氣。對症發藥而已。若夫春溫夏熱秋涼冬寒。特四時之常態耳。六宜察地氣、以察人體、也、以全球、言。寒帶地方（南北緯度五十度以內之地方）之住民。氣寒多堅。體必剛強。熱帶地方（南北緯度五十度以內之地方）之住民。氣熱常泄。體多柔弱。溫帶地方（南北緯度從三十度至五十度之地方）之人類。寒熱適中。成長最良。體多壯健。以中、國言。東西狹。南北長。東南離日球較近。地氣常熱而水多。水既多則濕必重。西北離日球較遠。地氣常寒而土厚。土既厚則寒自凝。且地氣熱則生物必少。人之享用亦

少。故其質性多戇直。地氣熱則生物必多。人之享用亦多。故其質性多精巧。以城、鄉、言。居省會府縣者。俗尚奢華。而體多文弱。居山林鄉僻者。俗尚勤儉。而體必野蠻。是皆地氣使然歟。七宜破迷信以實事求是也。孔聖云。敬鬼神而遠之。此語乃過渡時代破迷信之方針矣。醫果能實際講求。精研科學。舉凡道家之雷懺雷經。術士之鬼符神呪。病家之問卜安墳。求神拜佛。地師之陰宅不吉。陽宅有凶。種種入迷。俱可一掃而空。逢人開導。相與講看護預防之要點。實心為病家竭智盡謀。寄死生而託性命。此韓子所謂醫師之良也。雖然今日之中醫。決不肯破除迷信。以鬼神為醫家之護符。且為醫家卸肩之退步。而謂甘心獨私利以講求公德。恐尚無斯人斯事焉。宜乎世俗以醫與巫卜並稱。而目為小道賤業者歟。八宜備儀器以廣求療法也。許叔微云。病家之患患病多。醫家之患患道少。誠哉是言。今除理學的療法外。而專講明器械的療法。化學的療法。改良之道。有三事焉。一多為器械陳列所。凡東西醫所有器械。悉陳列其中。即中學所有之針砭。亦須完備。二為器械傳習所。凡一切器械之性質功用以次講習三爲理化傳習所將已有之西藥現有之中藥以次考求其原理化分其原質證明其治病之理而製之爲藥精勒之爲新書此當今刻不容緩之事也

映溪草堂筆記

上海醫會記事九

本月初一日常會由僕演講生理學之循環系并用心體模型一具詳言血脈運行之故及脉學之原理與夫哈斐發明迴血之歷史而下至冬至日到者甚稀遂未開會

生理圖書　答杭州魏君子祥問

中國所譯全體學日本名詞曰生理學其圖之精者推益智書會之全體圖兩大幅價約四五元次則科學儀器館所售之人體解剖圖五幅價三元七角又人體解剖生理圖二十張洋三元五角皆可用近則博物教材集成館出有人體解剖生理圖

十六幅更爲精美駕日本諸圖而上價洋二元四角若譯自西洋者曰全體書以全體新論爲最古全體通考爲最多全體闡微爲最詳而體用十章省身指掌等書亦不可不讀其譯自日本者皆曰生理有生理學粹中學生理教科書商務印書館之生理學等而內科理法則其言生理尤爲精細必合以上諸書參觀互考則生理之學無餘蘊矣

生理模型

研究生理閱圖書不如觀模型此世界公認之言也近上海博物教材集成館自東洋運到生理模型多種裨益醫學實非淺鮮如社友欲購者本館可爲代辦今將其價值列下

人體解剖模型	男體大形	一百六十圓
	女體大形	一百八十圓
又	男體中形	六十五圓
	男體小形	二十八圓
人體骨骼模型	大形	四十四圓
	小形	三十二圓

徵求新驗方

薄海內外如有新驗方願留公益於世者不論中西藥名請　錄寄上海大東門外如意街大輔樓南首交周伯華手收或寄中北石路萬年號轉交除酌訂箋刻敎送以廣方便外當即寄贈衛生易簡臨產須知兩種以誌欽佩

大小腦解剖模型	三个組	十五元
顏面半截解剖模型		二十五元
眼球解剖模型	大形 小形	二十八元
耳解剖發生順序模型	大形 四个組	二十八元 二十六元
喉頭解剖模型		三十五元
齒牙解剖模型	三个組	十六元
心臟解剖模型	大形 小形	二十八元 二十四元
肺臟解剖模型	大形 小形	十二元 九元
肝腎脾三臟解剖模型		二十元
胃臟解剖模型		十員
番外腸管解剖模型		二十元
胎兒發生順序模型	六个組	二十元

子宮妊娠模型　一二三四八九个月胎兒附病體兩个　一組　七十五元

人體卵巢模型　十八元

江西全省醫學堂

講堂授課分表

時	至	分課教員	星期一	星期二	星期三	星期四	星期五	星期六
第一時	至鐘	黃元英	脩身	經義	脩身	經義	脩身	經義
第二時	至鐘	文彤 黃芝澍	國文	歷史	國文	歷史	國文	歷史
第三時	至鐘	南雅雄	病理	解剖	病理	解剖	病理	解剖
第四時	至鐘	南雅雄	東文	生理	東文	生理	東文	生理
第五時	至鐘	張泰龢 彭樹森	病理	體操	病理	體操	病理	體操
第六時	至鐘	楊珊錫 江裕學	算學	算學	算學	算學	算學	正骨

第六十期

大清郵政局特准掛號認爲新聞紙類

光緒三十二年十二月朔日第六十期

醫學報

四馬路古香閣書坊代發行

每張售銀一分五厘

本館開設上海西門內孔家弄底周雪樵醫寓內

六十期後價目表　六十期已滿有願續定者請照下開價目寄來否則停寄凡定六十一期至七十二期者連郵費在內列表於下

本埠	一份以上	每份小洋二角
	十份以上	每份小洋一角四分
外埠	一份	大洋三角二分
	二份以上	每份大洋二角六分
	十份以上	每份大洋二角
補報	一至三十六	本埠八角五分　外埠一元
	三十七至四十八	本埠單張一角五分　雙張二角　外埠單張二角　雙張二角四分

滿銀一元請寄郵局洋票其不滿一元者可以郵票代之

本報代派處　本埠胡家宅小花園西首上海醫會　西門內穿心河橋東首大街大全堂藥店　西門外乾昌和紙鋪

外埠 紹興寶珠橋何廉臣先生 又紹興派報處周德鈞先生 杭州清泰門內許衙巷張半農先生 又忠清街謝且初先生 湖州所前衛傅稚雲先生 又長興東魚巷朱子忠先生 又淘沙弄徐紫璥先生 又和平鎮客民保甲局沈莘農先生 揚州古旗亭東立達小學校 寶應縣城內縣橋西配記香棧姚蕊梁先生 香港上環乍畏街濟生堂藥店 松江嚴南翔鎮石皮街張爾梅先生 又張堰鎮何獻臣先生 張堰西鄉何望達先生 蘇州吉由巷醫學公會林先耕先生 安徽全椒闕書館 當熟南門外石遜步橋丁樸存先生 姜堰鄧政局施醫池先生 江陰北門外大街光孝坊口達昌恒廣貨號李子樸先生 又布政巷醫學研究會 泰州北門上眞殿公報社 嘉興北門外塘灣吳源盛茶棠店李嘯雲先生 太倉醫學會 東台小海塲祥記興局袁墝官先生 徽州歙縣水南柘林程鳴原先生 邵伯鎮東街毛弁生先生 金陵白酒坊濮鳳笙先生 台州府倘書坊 太平縣金惠卿先生

本館廣告

本報現已出至六十期所有四十八至六十期之報款之未繳者務請即行惠寄幸勿帶欠　本報前缺第八第九第十報三期約十一月中可以印出其十期之後廿四期之前亦所存無多故十三至廿四期亦援第一期後加價之例希閱報者諒之如有欲補購第一期至今者止能將所缺之期暫行登冊候重印後補寄若欲候完全無缺時而後購則此期重印彼期又缺恐不可得完全時也

寄售舌鑑辨正啓

傷寒舌鑑一書久已膾炙人口此辨正書爲茂名梁特巖先生作由陶制軍公子葆廉部郎筆錄於蘭州節署凡三閱月而竟與舌鑑原書迥然不同而可補正原書之紕繆爲醫家診治之秘笈懸此驗舌於表裏寒熱虛實各症可以到手而辨但板存蘭州節署南中向無傳本茲由友人付之石印以廣流傳凡業醫者不可不人置一編於診治非小補也今由本館寄售外埠購者原函作信力自給書印無多購者請早（每部二本小洋三角）

寄售全體闡微

全體闡微係美國柯爲良譯爲全體書中最精要之書各國專門醫學堂均以此爲課本坊間售者其價殊昂每部索洋一元四角茲由友人以廉價托本館出售（每部四大厚本價銀一元）

特別

周雪樵醫例

一門診自九點鐘起十二點鐘止分特別尋常二種特別號每號取銀一元尋常號每號取銀三角貧之不計過午不候雙日門診仍在本寓○二出診亦分特別尋常二種尋常號西半城及西門外左近取銀一元東半

論門診出診概取銀兩元資須先惠訂期取方〇六遠道診如在十里廿里外及數日程者另有細章至時面議　特別號解釋（凡富商顯宦危險症疑難症久遠症均爲特別類）　特別號利益（門診者但須醫在家中隨時可診不拘午前出診提早先赴隨帶要藥不取藥資）

中國醫學會謹啓　〇自去年冬創辦以來蒙同志不棄陸續入會者已五六十人但會友散在各處與各醫會研究性質究有不同不能得集思廣益之效現擬合全會會員興辦一事庶不負此團體其應行興辦之事請入會各同志量本會之力各創一議以多數爲斷請以一月爲期各書意見投交本館爲幸并請各將家藏醫書開一書目附寄其藏書較多者請但錄不經見之書可也并將周君維翰之管見列下　一請各會員將家藏醫書彷四庫全書提要例每部作一提要將其卷帙篇目撰人宗旨略叙而加以評判　二俟調查書目後擬合各會員之力成渠愈錄一書將內傷外感各症細分名目各將所藏書內檢查其治法之有精理者分門抉擇彙交本館編輯務使一症之傳變皆有精當不易之治法此書如成有功醫界似非淺鮮

論說

錄同仁報第六號

初予欲以醫術勸誘清人。謂我日本初資泰西文明。自醫術始。彼清國亦宜猶此也。旣至北京。又游太原西安等地。南入四川。出三峽。浮江過湖廣江蘇。自上海東航歸國。所踐之地。不爲不廣。所接之人。不爲不多。而見其一旦罹疾病者。輒庸醫湯藥草根木皮爲依。適有人爲說東西醫術者。皆顰蹙言他。或掩耳而走。甚者瘍腫癰疽。亦黜析解之治。曰。身體髮膚。不敢毀傷。是聖經所詔。孝子之道也。夫身也者。父母之遺體也。奉父母之遺體。固不可不敬。亦不可不愛。愛豈謂煦煦之行乎。蝮蛇剌手。急遽斷腕。吾謂雖其過激。不當如此。亦宜有時斟酌輕重。而無疑惑。此謂之知權。彼執一而無權。孟亞聖惡焉。今觀清人之行。無乃子莫之徒乎。

藻洲子聞之。嘿然良久。嘆曰。嗚呼。清國固陋之弊。一至于此也歟。昔者我朝先儒藤樹中江氏。嘗解孝經曰。不敢毀傷。言不忍毀傷也。此言其在平時者耳。若夫際會事變疾病。則有殺身成仁。有捨生取義。有飲毒療疾。故曰戰陣無勇。非孝也。又曰。養其一指而失肩背。而不知也。則爲狼疾人矣。夫不忍於平時。而忍於有事。冐於小險。而保大安義理之勇時中之權於是乎可見矣且在支那作禮法訓後世後世之人奉爲宗旨者豈非周公孔子乎周公論醫其於周官其中有言曰瘍醫掌腫瘍潰瘍金瘍折瘍之祝藥劀殺之齊說者曰祝當爲注如注病之注聲之誤也注謂附著藥劑刮去膿血殺謂以藥食其惡肉由此觀之瘍醫今之外科也而其曰注曰殺亦可以見古昔業已用種種治術但當時氣運未大開人智未徧物則其術也只體而微耳

蓋支那醫學發於古代靈素本草諸書較有所究如扁鵲倉公名醫輩出及至後世流傳既久眞僞雜淆而醫術不振腐儒曲學附會經義助而揚波遂使憂世之士慨然太息曰殺人者死國法也庸吏殺人不死庸醫殺人不死果國法乎夫庸吏殺人姑置之至庸醫殺人則現北京太醫院以下每年殺人者踵相接而一人不死此豈果國法哉苟有志當世者起而匡之遠師先聖遺訓近探今人新說而濟斯民於夭折非命豈非仁人義士當務之急者乎

生殖器新書　續前

至若陰莖爲物乃生於內陰脣上下之界大似蠶豆其形狀功用直與陽莖無異能自兀舉且極靈警女子交合念輕重之數視陰莖完缺以爲比例差果寔矣其交合念必大不能自抑古謂女之奸以爲自暴雖然是亦關天然焉西律婦犯奸四次以上則去其陰以令於市抑亦奇已夫人方胎居莫別男女實緣女子陰莖有甚似於男者間有陰莖過長之女能與他婦交特交法不完全耳余曾驗某婦之陰莖與八九歲之小兒同甚壯而偉時自直舉職是之故人或信世有半男女人矣夫陰莖與陽殊別之處陰莖無管不通於膀胱其靈警者或偶自觸衣或與外陰脣相摩皆能感動思腦而生全部之慾念據此則女子之淫私者非德行之未善也勢爲之也不然胃能消化食物者人饑則思食而謂爲胃之無德乎夫德行者能制慾於既發而不能禁慾之不生女有以陰莖過大慾念暴長而習爲敗德之事彼固無庸以德行勉之矣或告以止慾之道或別其生慾之器而去之抑余有止慾之法焉曰勤沐浴愼飲食母之於女當愼護之此非僅於母爲安而亦爲女子之幸福女方幼年而交

第二

著色明濃於人身組織之原理一覽[illegible]
工藝乃出東人之上又可代表中國工藝能與世界競爭之一斑誠前此未有之偉
業而爲愛國志士所表同情者也凡我醫界諸君誠宜各置一組懸之座右本館亦
樂爲之代售計每組十六幅原價大洋二員四角信資自給

忩甚大乃至習爲非法其母知之或詈焉或撻之此何爲者兔鼠及猴之屬其陰莖尤爲完備莖有小骨與陽莖似某種猴類名曰蛛猴其陰莖甚似陽體長及四寸且有莖頭有外皮焉若陰阜與內陰唇二體下等動物皆無之雖猴亦然其外陰唇小而薄無陰毛陰道之口爲圓式曰陰阜曰陰莖曰內外陰唇女生殖器外部之狀盡此矣然其地位形狀種與種殊人與人異陰道之口亦復不同白種之婦其陰口高其陰道隘而淺其外陰唇圓而堅其毛不多其陰莖大小亦中常度凡此不同皆余由屢驗得之故書此以揭其異也若夫外陰唇之狀產後頓異或一經交合而即變者堅亦遜之陰唇內皮於童女爲桃紅色於已婚婦爲紫色或黴色明其故者可驗女之貞潔否矣雖然亦有因他故而改變者此不可不愼也

（孫吉熊譯）

診斷學 續前

從聽覺上之性質、分水泡音爲乾性及濕性兩種、乾性、水泡音者有類鼾音、吹笛音叱咤音等之性質、發於氣管枝炎、及氣管枝粘膜有加答兒腫脹等症、 濕性、水

泡音者一水泡破裂飛散之音也、其音有大泡性小泡性之分、

大水泡音　發於大氣管枝及肺空洞、

小水泡音　雖發於小氣管枝、而於大氣管枝及肺空洞亦有之、然小水泡與大水泡混合、則生不等水泡音、水泡相等、則生平等水泡音、又有生於極細氣管枝及肺胞內之平等小水泡、如挾毛髮於指間而摩擦於耳前者、謂之捻髮音（捻髮性及類捻髮性）水泡此音發於肺尖、肺水腫、格魯布性氣管枝炎及肺膨脹不全等症、但肺炎、爲乾性平等之小水泡、而肺水腫、爲濕性大小不等之水泡也、且肺水腫於呼吸之時、均有此音、而肺膨脹不全及格魯布性肺炎、祗於吸息之極期有此音而已、

鑛性水泡音　與鑛性打音及空甕性呼吸音相似、故亦發於巨大滑壁之空洞內、其音如水滴落於鑛製器中、此滴落音、於患氣胸者、使其起立之時、則聽有此音、若在開通性氣胸中、以一个之氣管枝、挺入而埋沒於液面下、則當呼吸之際、應

有鑛性啢雷音、名水銜音、

敬告有志醫學之女同胞

湖南長沙煉石女士燕斌謹啟

啟者。女醫之有益於社會。盡人知之矣。歐美男女受同等之教育。女醫進步極速。國家被其影響。人類蒙其幸福者。至重且大。世界已公認之。無庸贅敘。然吾國女同胞之留學東瀛者。百餘人。無專習醫術者。其故何歟。蓋日本女醫尚未發達。除看護婦產婆外。乏完善之女醫學校。而各專門醫學校。又無兼收女生之例。此其困難之一大原因也

斌幼習中醫。研究者有年。以醫道遊各省。以拯同胞之疾苦者又有年。去歲東渡。思進求中西醫術之匯通。以歸餉我祖國。而再三調查。終苦無可入之學校。

今幸值同仁會會長大隈伯創設東京同仁醫藥學校之初年。斌得同志者之紹介。特別交涉。蒙其允可。特開清國女醫學班。教員皆醫學專門名家。本科三年畢業。各授以最完善之學科。並隨時在其附設之同仁醫院。為實地之練習。種種特色。實為

創舉。

斌思內地女同胞。慣吾國醫術之蒙昧。抱出洋學醫之目的。思爲黑暗之女界發一線生機。以普救女同胞疾苦。而爲之謀康全之幸福者。必不乏人。

斌又思內地女同胞抱出洋學醫之目的。而未深悉情形。及學校之若何。又乏妥切之招待。因而遲疑不決。未敢輕舉者。亦必不乏人。

故斌備述顛末。布告海內。以斌所特別交涉者。貢諸女同胞。復以斌力所能爲者。爲我同胞任特別之義務。時哉不可失。我有志醫學之女同校。發勇猛心。決進取志。趁此時機。其速東渡。

初適異國。言異俗。殊囁囁嚅嚅。如愚如痴。欲有所作。力與願違。此人生之至困。而斌曾親歷者也。年餘以來。終日咿唔。習而相慣。其因漸蘇。

我女同胞其有抱同一之志願。聞斌之說。惠然肯來者。斌願犧牲珍貴之光陰。爲我女同胞謀利便。其一切調查招待入學交涉等事。凡有所能力任。其勞必不使前所

第
閨閫不可少文明人愛潔亦不可少家有病人不可少地方污穢及有狐腋臭者尤不可少用法但以粉二三
三
匱入清水少許研化之擦搽臭穢處立刻便止每人每罇可用半年每罇取小銀三角有願購者可函告本館
注明住址附郵票六分為定即當專人送到憑購四瓶收洋乙元

醫學報館啓

困斌者。復困我女同胞。區區此心。有如天日。四萬萬生命之健康。非少數人之力所能保護。斌深望女同胞。聞而興起也。斌預知女同胞必有聞而興起者矣。故斌將斌力所能及者。條列於後。以供我女同胞之採擇。女同胞幸鑒之。

(一)無論何省女士。函囑調查該校情形及詳細學科者。但於信後註明寄信人住址。當即奉覆。如有囑調查其他諸事。但有所知。亦即奉答。

(二)如有女士閱此報告。竟束裝東渡者。請於起身前及泊神戶時。各賜一函。示明姓名籍貫年歲。所乘船名開船日期。抵濱日期。以便屆時親赴橫濱招待。

(三)如係由神戶登岸。改乘火車赴東京者。則請由神戶電知開車時刻及抵新橋時刻。以便斌屆時赴新橋車站招待。

(四)到東京後。凡一切租房改裝購物報名入學等事。斌皆盡力代辦。以免初至異邦言語不通之苦。

（五）斌於中國醫術曾研究多年。畧有心得。如有課餘願兼習中醫以供參考者。願盡其所知。以相切磋。

如蒙通函請寄東京早稻田大學或東京同仁醫藥學校內交支那女醫學生燕斌收

上海醫會記事九

前月十五日常會由僕演講生理學之循環系畢囑會友有平素心得者皆可宣講以交換智識由馬君景眉上言遇一虫症嘔吐不止而腹痛大便閉結用山道年大黃粉皆少許加橘皮等爲末服之瀉出虫無數而痊次由俞君舜欽上言治虫有極簡便而復極靈驗之方係用葱汁及生菜油二物連飲嘗兩遇寸白虫症均以此治愈并瀉出虫蛋虫窠等次由僕上言目睹肺虫之狀其式晶明中闊首尾尖長約二三分凡能吐出此物者其病可無害云復由任君際運楊君季朔等演說而散

二十日爲公益會第二期由蔡君小香得彩

二十二日常會由李平書先生發起言清江難民凡四五十萬每日死者多則七百餘人少亦三四百人若至春間必成疫癘隨風傳染大江之渡亦易易事擬派人前往調查其病情而歸公籌防禦瘟疫之善法然後製爲丸散運至清江施治計往來之期約二十日已足有願往者由會中致送川資幷函告淮揚道楊觀察撥人照料隨由袁君依琴倪君頌蕘張君琴孫三人願任此義務酌備要藥定二十五日成行此事議畢復議龍門師範學校校醫金鴻聲致死葛玉卿事而散(事詳下一篇)

庸醫殺人

上海醫會城內調查員交來報告云龍門師範學校校醫金鴻聲自任事以來校中連死學生兩人一陸姓一汪姓金百計粉飾得免爲監督所辭退至上月十三日又有葛玉卿之死葛玉卿者該校附屬小學校教員葛君彬甫之長子也年二十歲在龍門作書記體質頗强素無疾病至薄暮則至第三師範傳習所肄業將卒業矣於上月初七日得感冒症惡寒發熱頭痛胸悶延金鴻聲診之至十二日病已退每次

食粥能一碗許一日中凡食三次鴻聲覆診忽以爲虛也而補之中有黨參升麻枳實杞子蓯蓉香附土狗蟋蟀乾等服一點鐘許忽大汗淋漓氣逆痰喘神識糢糊病勢立劇其家惶急延至次日午前（十三日）復速金鴻聲診之至則脉已將絕猶連言無妨且言脉甚平靜開方而去未及一點鐘而逝世其父慟之甚以前後方徧示親朋略知醫理者皆大譁而第三師範傳習所諸教員尤動公憤將迫令該校辭退該醫而諸生之有病者皆相戒不令該醫診治聞該醫之於該校頗有奧援故能引入迫令辭退恐非易事也特將前後方附呈以爲醫林之鑒方後之按語係葛君親友知醫者爲之也

初七日第一方　症係頭痛作噁肢痠不食惡寒微熱脉弦緊苔白膩方爲豆豉三錢蘇梗錢半草薢二錢枳殼橘皮荆芥半夏各錢半澤瀉象貝赤苓各三錢白芷一錢絲瓜絡三寸　按邪方在表白芷頗不中肯且以苓澤萆等重利其水頗可議後大便之忽瀉蓋水不可利趨於大腸也

多備一份以防意外大丸每粒二角小丸每粒一角用法均詳仿單外埠函購一元起

四碼　　　　醫學報館啓

初九日第二方　是日病症頭痛不食如故而下利四肢痲木脉弦細而遲苔尖邊紅中根厚膩方用桂枝六分茅朮八分石膏四錢白芷一錢石决五錢佩蘭錢半茯苓四錢猪苓二錢澤瀉三錢砂仁五分　按頭痛肢痲木明係表邪未退是以不食乃以白芷佩蘭溫行其氣二苓澤瀉峻利其水燥之以茅朮溫之以桂枝而復凊之以石膏眞不可思議

十一日第三方　症爲頭痛如故而手足發瘛小溲欲觧而不利大便閉結脉細數苔白膩方爲桑葉菊花各錢半石决五錢杞子茯神龍齒婁仁各三錢赤芍竹葉各錢半木通六分萆薢二錢乾地龍夜交藤各三錢　按頭痛如故表邪仍未退也脉現細數内已化熱是以發瘛乃用龍齒石决杞子等硬鎭之萆薢木通竹葉地龍等蠻通之後小腹墜而脹實因於此

十二日第四方　是日食量頗好病勢大愈本幸事也但二便仍如故少腹作墜而脹方用潞黨參二錢升痲四分枳實靑皮各錢半杞子蓯蓉香附車前各三錢萆薢

二錢土狗兩只蟋蟀乾三只　按二便如故明係有熱腹脹而墜服鎮藥之過也方以萆薢車前硬通之以杞子蓯蓉香附温行之是爲火添油也既以黨參升麻升舉其氣又以枳實峻降之猶火已透頂而澆之以油撲之以柴草也能無致痰喘神昏等症乎

十三日第五方　未及購藥而逝世故不錄(以上病狀皆據方案而言)

二十二日常會由葛君彬甫作函幷原方五紙倩代表人至醫會請會員公議於開會時由會董爲之宣告讀方及案畢幷問曰請諸君決之葛玉卿之死果病不可治乎抑金鴻聲之方果有殺人之咎乎會員皆言金鴻聲諸方實係荒謬會董令不直金鴻聲者舉手則滿場一致皆舉手會董曰葛君既訴之本會在會諸君皆以金鴻聲爲應得之咎矣則對付之術爲會中天然之義務其辦法將如何旋由各會員議有兩項辦法一和平辦法則迫令龍門師範學校卽行斥退金鴻聲不令再誤學生一激烈辦法不准金鴻聲在滬行醫驅逐回籍會董等皆主第一條辦法由李平書先生擔任見龍門監督沈君信卿時迫令斥退而徵

醫學報　第六十一期

注：此面及以下四面，共五面缺，未搜及。

生殖器新書　再續

余驗童女陰道之內隔以陰膜人謂未經交合其膜常存但此非的論也陰道口之下端與穀道相界之地曰會陰口之上端與陰莖相界之地曰陰堆陰堆之間爲溺管不知者以爲是卽陰道而實非也設於生育崩裂以後二管交合爲一蓋亦有之夫世上唯男女之事爲大而亦唯陰膜之關系爲最重或謂陰膜旣裂必非童女此乃大繆之見因女子於天水初至之時有冲決其陰膜者或身跌而膜裂或跨足而膜裂古猶太人之驗新婦也以血爲證然此爲不根之言常言曰女子有陰膜者凡遇初次交合必有血焉但余驗陰膜已裂而血行如故凡女陰初次之遇外物必皆有血寡婦再醮亦間有流血者或能造僞爲之膜以愚其夫女於初次之交其在二十歲以內常自覺痛過此則痛減或幷無之矣陰膜之下端必有一孔以備天水之出或且無之則天水必阻滯不行重或成疾以死良醫治之極易措手但針破其孔耳間有陰膜甚堅雖以男子之陽而莫能破之曾有夫婦二人至前求醫蓋其夫屢

屢思交而不可得余以刀裂之乃愈刀其陷陣之利器哉人有膜厚如骨者是非刀圭兼施不可爲治常人之膜於既裂以往自留淨處以成累泡其觸覺至爲靈捷嘗有某少年於初昏之夕不能得妻之貞據因而自殞其身者彼固愚夫也已夫此大惑不解而女以誣而死男以誣而罪蓋十有八九矣余嘗欲破其惑以爲苟得驗女良法而可乎而惡知其不能則童女固大難區別也抑有一法焉覘女陰內有無精蟲有蟲者必有精有精者必有交合然此必姦僅數時乃易窺察人有以被姦來告者驗女之陰與夫近衣有蟲者是無蟲者非雖相隔已久精蟲盡死而或與液和或已乾縮皆可以顯鏡得之因精虫之狀至爲奇異驗之者見而卽知無有誤及他事者故持此讞獄獄無不決某書言某地野人之於女也常以圜鎖其陰又言某地之俗方女初生卽以綫縫其牝初昏之夕夫以刀解之而交然亦有與大反者亞西亞與亞非利加有某種部落[illegible]童女初昏必先遣僕與私而後自御之否則無婚之者古時阿米尼要人之女必先露宿寺廟以待姦者既姦以往人乃聘之腓尼基人有

專以交童女爲業者此可見好惡之無定矣余前言僞爲陰膜以愚其夫夫世固有多力之女能自縮其陰雖屢經交合而仍能完其童女之相嘗有二女子以作妓被訴二女堅不自認後有良醫驗之乃决其一爲妓一未决久而知作妓已久彼固有非常之本領能於衆人之前以自掩其惡不可謂非至奇也已（孫吉臣譯）

診斷學·續前

肋膜摩擦音　於聽診之時、有如摩如擦之雜音、試以手掌緊貼於耳、而以他手之指頭、或重或輕、摩擦於手背之時、其音可模擬之、見於肋膜之表面炎症、（殆無液性滲出物）肋膜葉之異常乾燥（虎列剌）肋膜之新生物及稍有粟粒結核、以致肋膜面不平粗糙、而起此音、

震盪音者、　關大之振水音也、常帶鑛性餘音、凡有液體及空氣集積於胸膜腔內者、（膿氣胸）使其直立、或踞坐、而動搖其肩於前後左右、則發此音、

氣管性水泡音胸上滯鳴喘鳴　蓋不必以耳密接於身體而聽有關大之水泡音、

因多量之分泌物蓄積於氣管內故也、所謂死、喘性、水泡音、

於胸部聲音之聽診

在健康之人、當發音之時而聽診之、唯有不分明之音而已、若聲音強盛、如氣管枝呼吸音者、云氣管枝聲、因肺實質之硬結、能傳達聲音故也、

氣管枝聲、更有發於表部之大肺腔洞上、聽之如平常談話者、故名胸語、

山羊聲、為氣管枝聲之一種、其聲類山羊之聲、故有此名、試以兩鼻閉塞之時、而其發語之聲、可得模擬之、蓋此聲由氣管枝閉塞、或氣管枝被輕度之迫壓而來、

空甕性聲音　發於巨大滑壁之開放性空洞、

醫家十要論　再續　（何廉臣撰述）

九宜立醫會以交換智識也、泰西醫學之發達、稍識新學、略明時事者、已所共知、其謂醫學科也、有基礎醫學、國家醫學、裁判醫學、其次、醫學校也、有專門學校、大學學校、其出醫學報也、或闡新理、或明新法、刊登報紙、傳達通衢、且猶不自滿足、各國創

醫學大會聯合全球各國之醫家以共相研究力求進化故今日中醫欲除鄉僻之陋見而間現今醫界則必先縱橫中外以採補我所本無次則上下古今以淬厲我所固有如此則取精用宏出而與東西醫互較優劣互相競爭保權利而免天演淘汰之危此我國有志之士所以提唱醫務總會也十宜設學堂以教育英材也世界醫術德國爲上英美次之日本亦佳方今中國在過渡時代泰西醫學之內容迥非中醫所能知故欲醫學思想之發達而求醫界學術之改良非各省府州縣創設學堂以教授之不可幸而近今政府已知醫學一科之重要太醫院醫生已令出洋留學矣南北洋及晉省已各設醫學堂矣餘則皆歐美日人建設之醫院以奪我利權以促我生計故今日中醫如欲保存權利不可不先盡義務義務維何富者效其財能者效其力廣興學堂以講求醫術維持醫界而已此十者皆中醫必不可缺之綱要也奈何不猛然深省發憤爲雄別造一中國新醫學以爲文明抵制耶

映溪草堂筆記

上海醫會記事

前月廿九日常會僕講生理學之呼吸系之半講畢即散　醫會所派赴清江查察災民病情之袁倪張三君於二十五日附輪前往并挈僕人一名平書先生致贈川資百元於初三日晚得有來電云道憲面諭在浦設局施醫給藥各屬飢民已全數遣回就賑現所留者多出天花病民仍恐傳染飲片浦地辦甚急代籌春賑與醫藥並電開局費祈速匯知念先電餘後詳　初七日常會公議復電事以施醫設局事體重要必三君回面議通盤籌畫方可議決　龍門校醫金鴻聲業經該校於前月底辭去

斐律賓醫會

美利堅國於其斐律賓屬地開設萬國醫學大會招各國醫士赴會研究聞政府將派醫科進士謝天保前往

按中國醫家之食古不化者動謂其舊學之完善未知此等醫會能以陰陽生尅司天運氣等舊說前往演講使人心折否如其能之曷勿私費前往使中國神農黃帝留傳之醫學光被於世界若不能者無寧改良之爲愈也

雪樵醫案

又袋角阜豐麵粉廠工頭寧松亭者體質頗弱向有唾血之症痰中雜血如絲如縷其色殷紫至去年瘧得病不能飯僅食粥亦不知味每至下午三四點鐘則精神倦怠偃臥不欲言語由兩足冷起上至膝其冷如冰不能行走至深夜乃稍熱如是者已一年徧延在滬名醫診皆不效其友某大令者素知醫爲之診亦不效寧計窮術盡欲偕大令肩與至滬上著名名醫處一一求診以斷其死生大令曰無是理也君試言欲倩何醫診寧曰吾將求某君大令曰然則余且先爲某君擬方而後君往求之如某方能出余範圍者則聽君往診擬方授之寧至某君處診竟某君書方授之歸而與大令方互勘竟無不符合大令大笑曰何如滬上名醫之方皆是類耳試再思一人余仍能代擬其方如不合者可罰我寧嗒然氣沮曰然則余之病殆無能愈之者乎大令曰果欲延請則周君雪樵者可但所居在城內耳寧如其言余往診其脉極爲沈細苔白膩而厚帶燥而不甚嗜飲夜臥不甚熱曰此中醫所謂命火衰之症也人身消化食物之原理在胃者專消蛋白質若脂肪則賴膽汁合化之小粉質則口津消其十之三四餘至小腸而化專消化胃中蛋白質者其質與淡鹽强水同

而中有原素曰啤先尤司全胃消化之功用此物於胃中熱度不足或過高時皆能失其力力失則食無味且膜脹矣而其失力之原由於呼吸之機竅不靈吸入養氣不能滿其量養氣缺乏則燃燒無力而熱度銳減矣今君之不能食者啤先缺乏之故也冷於足者養氣不足故也每日至日晡乃發者肺機力乏故也然至鋼質已壞勉能行走之時表雖以匙開之而久則必停人之睡臥猶以匙開表也至日晡則精神之用罄久機簧將停故有倦怠足冷之狀治之之法非補其元陽不可乃以附子桂枝爲君佐以二陳柴胡乾姜蔻仁佩蘭等令服五劑復診則服藥殊安但亦無功效大令閱方後亦附函曰穀然用姜附足徵胆識病人服之殊安尤徵對病但此君體質殊變幻去年亦曾以溫藥進不久則唾血後以生地石膏等治之而愈此次桂附愼防過量云余細審其症無不宜辛溫之理卽以唾血論其由於虛寒者仍宜溫通遂加重前方分兩幷加安桂仍令服五劑及再復診則寐已熟神較旺足冷亦較輕乃益加重其方幷與猪腹中所取之啤先令於食前服五厘許復五劑胃氣大蘇足冷亦大減計服藥不及二十劑而能進飯一碗許口亦轉潤且能到門就診至鎮江

公幹矣大命謂之曰一年許之病而取效於十餘劑之間初不意此病之愈乃神速至如是周君之胆識猶易其定力則尤難也

創辦廣東活人醫學會社章程

一本會社以運動廣東全省熱血志士結成宏體團體先立廣東活人醫學會社然後舉辦廣東活人中西醫學堂洗腐敗之汙點壽國民之天年爲宗旨

一本會社名曰廣東活人醫學會社擇省城適中之地暫租開辦待經費稍充即購地建築香港設醫學分會社

一本會社員無論海內外年齡長幼均可入會社

一本會社先設閱書樓一所儲中西各種醫學書籍以爲會社員研究之用外人亦得到閱唯不得携書外出及塗汚等弊

一仝志入會社捐款至五十元以上者推爲値理百元以上者推爲協理五百元以上者推爲總理既入會社後無論捐款多寡至少以二元爲率均一律作本會社同

人

一本會社設正主席一人總管銀兩各務於總理中舉一人當之副主席二人稽查庶務於協理中舉二人當之幹事員一人料理書籍及布告各事於値理中舉一人當之唯幹事員常川駐社酌送薪水餘俱以名譽而當義務每年更換拈鬮公舉

一本會社員遇有醫學精通著述宏富者卽將姓名爵里書於誌事部內待會社員調查的確卽標姓字於會社大堂以便患病延醫到會社諮訪有所採擇待開辦醫學堂教講卽辦

一本會社經費充盈卽行贈醫贈藥然贈醫設立醫案詳論病源治法並擬辦醫學叢報

一遇疫癘流行本會社必派員到處考察布告治法如欲會社員勸辦亦必派員協助免至無所措手

一本會社每月星期聚會一次如有精通活人及衛生學者敎延演說並研究中西治病各法

一如有熱心志士捐助鉅欵及書籍圖器等物謂之特別捐本會社定深感謝另將銜名標貼以彰雅意

一尋常叙會外遇有事關全省活人界者經主席認可則開特別叙會以研究之唯非關活人事者本會社概犧牲之

一各地會社員或因道途遙遠逢叙會時不能親到發議者若有卓見可函幹事員代爲宣布

一本會社設同人題名册一本凡願與會社者須依格填寫銜名爵里以便叙會時函邀

一本會社有擴充無停止將來資力充足擬擇各府要區遍設分會社並速開辦中西醫學堂

一本會社如有應改良之處可於叙會時隨時提議

一本會社捐欵請交省城雙門底樹香齋代收發回收條作據或直交崇辦活人爐發起總理人邱楹蓀收亦得

光緒二十九年甲辰五月吉日創辦廣東活人醫學會社同人謹啟

光緒三十三年五月望日第六十二期

醫學報

西馬路古香閣書坊代發行

每張售銀一分五厘

本館開設上海西門內孔家弄底周雪樵醫寓內

恭賀新禧

本館同人拜手

六十期後價目表

六十期已滿有願續定者請照下開價目寄來否則停寄凡定六十一期至七十二期者連郵費在內列表於下

本埠	一份以上	每份小洋二角
	十份以上	每份小洋一角四分
外埠	一份	大洋三角二分
	二份以上	每份大洋二角六分
	十份以上	每份大洋二角

補報	本埠	外埠
一至三十六	八角五分	一元
三十七至四十八	一角五分	二角
四十九至六十	二角	二角四分

醫學報　第六十二期　第一頁

滿銀一元請寄郵局洋票其不滿一元者可以郵票代之

本報代派處　本埠胡家宅小花園西上海醫會　西門內肇心河橋東首大街大全堂藥店　西門外乾昌和紙鋪

外埠　紹興寶珠橋何廣昌先生　又紹興派報處周德鈞先生　杭州清泰門內許衙巷張榮發先生
又忠衙街謝貝初先生　湖州所前街傅烈雲先生　又長興東魚巷宋子恩先生　又湖沙弄徐業敷先
生　又和平鎮客民保甲局沈華農先生　揚州古旗亭東立達小學校　寶應縣城內縣橋西記記香樓
姚蕊梁先生　香港上環作要街濟生堂藥店　松江崗南翔鎮石皮街張綺梅先生　又張堰鎮何獄臣
先生　張堰西鄉何望遠先生　蘇州青山巷醫學公會林先毓先生　安徽全椒岡裕館　常熟南門外
石延步橋丁横存先生　姜堰郵政局施縣池先生　江陰北門外大街先孝坊口達片恆廣貨號李子樓
先生　又布政卷醫學研究會　泰州北門上莫殿公報社　太倉詩學會　東台小海場祥記醫局袁境
官先生　徽州歙縣水南柘林程點原先生　徐佾鍛東街毛赤生先生　金陵白酒坊濮鳳笙先生　台州
府尚書坊太平縣金蕙卿先生

本館廣告

第八第九期業已重印，凡前欠者均已補寄，倘有遺漏，請來函告知。至第十十一兩期，須俟二三月中重印矣。

寄售舌鑑辨正啓

傷寒舌鑑一書，久已膾炙人口，此辨正書為茂名梁特巖先生作，由陶制軍公子葆廉部郎筆錄於蘭州節署，凡三閱月而竟，與舌鑑原書迥然不同，而可補正原書之紕繆，為醫家診治之秘笈，經此驗舌於表裏寒熱虛實各症，可以到手而辨。但板存蘭州節署南中，向無傳本，茲由友人付之石印，以廣流傳，凡業醫者不可不人置一編，於診治非小補也。今由本館寄售，外埠購者原同併信力自給，書印無多，購者請早。（每部一本小洋三角）

寄售全體闡微

全體闡微係美國柯為良譯，為全體書中最精要之書，各國專門醫學堂均以此為課本，坊間售者其價殊昂，每部索洋一元四角，茲由友人以廉價托本館出售。（每部四大厚本價銀一元）

論說

腦病新論

一總論

中醫腦病散見心肝腎三經。無所謂腦病也。自西醫輸入而後。於是人始知腦。而譯書之言腦亦較繁。然與中醫皆不能通也。僕治生理學。旁參諸籍。繼以深思。竊爲之說於左。

蓋人生百病。無一不由於血。而病之生也。無不由血行之改變而來。此可以斷言者也。而人之周身無論爲靜脉管。爲動脉管。爲毛細管。皆有神經以管理之。凡臟腑支節。發現其功用時。則血之流行該處者。必較多於平時。手托物時。手之血必多於不托時。足踢物時。足之血必多於不踢時。陽莖之舉也。其血亦必多於不舉時。惟腦亦然。方其運思時。血亦必汩汩而輸入於腦。

但此處血較多。則他處之血必較少。故此臟發見其功力。則他臟必減其功力。何以證之。如人當運思時。往往視而不見。聽而不聞。食而不知味。即此理也。

此血多血少者即一切疾病之根源也故病之提綱不外乎虛實二種何謂實血多之症也何爲虛血少之症也有全體俱實全體俱虛者則由於稟賦也有此臟虛彼臟實此臟實彼臟虛者則由於血之運行也故腦之病亦以虛實爲兩大綱

二遠因

腦病之由於血前既言之矣顧其遠因則由於心之發血蓋大動脉幹自心之左下房起當二尖瓣下直行而上至於心後轉回成拱曰動脉拱爲血行上下之分歧處上行之血多則下行之血少上行之血少則下行之血多故病之中有上實下虛症焉有上虛下實症焉凡其症上實者其脉必浮洪弦滑牢實等何也兩手動脉由動脉拱之上行者分歧而出上部血多則動脉管壁脹大故也凡其症上虛者其脉必沈細短濇微弱等何也上部血少則動脉管壁回縮故也

大抵男子之血易於上行女子之血易於下行其最大之原因爲女子有月經而男子無之女子月經月一至以淘汰其不潔之血故血之下行乃較多女子之多陰脉

職是故也中國纏足女子時時覺痛其下行尤易故憚於思慮艱於論說焉　未完

生殖器新書　三續

女子交合後之佐證　前言驗女貞否殆非易易以外狀固未改變也雖然亦有可窺驗而得者夫交合之最易驗者莫精蟲若矣新交者有氣可尋即交隔數年而其遺跡可由顯鏡得之精遺于布雖已乾枯若潤以外氣精蟲即能徐發且精與火有化性試以遺精之布熏於火上久之漸顯黃色中多白點蓋不能與他質相混也土師以此法破姦者不知凡幾古生物家嘗以陰膜一物爲生人獨具之體且以驗童女之德行今知其非也年幼之女其陰膜不僅由天水冲決而裂者即天水亦或無之若人與動物異者乃在內陰唇之有無多種往往無此故陰膜之用容有不盡知者然決非以驗童女舊約有言女至成昏之夕或遺布無血則拏以石礫之悲夫文化未開之日女以無罪而死者烏可以一二計哉

子宮　子宮爲由蛋成胎之地故卵生動物皆無之位界于大腸膀胱之間上端較

二體器高下端綴於陰道。自外觀之。若與陰道合一者。細加剖視分體。宛然狀與梨若。大端居上。為扁圓形勢稍彎曲向背面突。下端忽細名曰子宮之頸。植於陰道之內。有經爲繫於交骨。使勿偏倚所繫各經名目繁多。而本體所佔之位仍切合無間故常能安居而不搖。時或生某種疾病。而諸經因以懈弛。本體肌肉亦復寬鬆。則子宮因而下墜。治之之法。詳於後章。子宮約長二寸半。上端約闊一半寸。下端不及一寸。其厚亦復寸許。以油質極多。故外皮既厚。中心必小。且內形與外狀殊異。上為三角形。漸細而下。至下端忽又加大。為子宮之口。其形橫長。摩之以手。亦可觸覺。方未產育。是口光潤如油。既產則或裂。或有斑突。口之前脣較厚。故口若俯後。童女子宮甚緊。觸覺非易。及已生育。則口脣張舒。承之以手。即易尋覓。且童女之子宮較已產者為直。子宮之頸。徑亦較粗。其質為肌肉。故放縱如志。懷胎之頃。以次彌大。胎已長足。宮及一尺。胎出而宮縮。仍如故狀。凡出血與迴血之管與夫腦筋知覺皆極繁庶。補質下行。壹合長亥以下。言以子宮爲最有知覺。定書子宮之功用。惟長育胎孩以爲之本。無蛋核斯無子宮。子宮緊端界於陰道之上。是地爲交合感動之處。較之陰莖陰唇。尙爲過之。故人於交合之事。若徒於莖唇二者勉爲加意。則交合終非美滿。而必達是地以爲快。婦人於交合至樂之會。其子宮微微作動。血脈僨起。突然上升。此時男之莖頭。偶與相觸。則無上快樂。油然而生。且速其洩精之期。夫此爲我生以前之生物家。所不敢言者。謂余言及此。將於德行有傷。雖然。余又烏能隱之。或謂交合之際。陽莖直入子宮。此乃大謬之說。觀於二體構造之狀。可不辨而自明。或又謂交合而孕。乃精射入子宮而然。斯固然矣。抑二人洩精之期。雖非同時。而成孕如故。或子宮容小。而生蛋難。於久留則孕事較難於常人。或有幷子宮而無之者。某婦天水不至。既嫁亦復不育。嗣知是婦幷無子宮。或小焉。或欠缺焉。生物子宮之狀。至爲不同。或爲圓形。或爲長圓形。或爲三角形。或爲叉形。或誤某體爲子宮者。果子宮矣。疑其狀而指爲非嚼物之獸。如鼠如兔。其子宮必二。每一叭喇管。各綴其一。自外視之。顯然可見。袋獸則無子宮。其叭喇管直通陰道下端容闢以代子宮之用。既已如此。功用爲能完備。故胎居僅歷小時。卽推入袋內以爲長養。且其陰道有二。各綴以喇叭式管。動物未交以前。亦有陰膜蔽于陰道之口。但不如人類之完全耳。人亦間有二子宮者。有二口以通陰道。每一子宮。各綴於喇叭之管。核時或先後受孕。亦有一子宮而中有隔膜者。因是之故。容有先後迭孕之事矣。

譯稿

日本醫事年表

日本富士川游編　上海耿漢夢瀛譯

日本醫學博士富士川游君所著日本醫學史。紀述東土醫術變遷之狀態。疾病消長之歷史。該備無遺。其編纂之宏富。趣味之濃厚。研究醫學者所不可不讀也。予留學東京。嘗披是書。擬譯之以貢吾醫社會。茲先譯其附錄之日本醫事年表。蓋是表所載日本醫事之沿革。及漢醫之源流。西醫之濫觴。吾國醫界倘讀之。實可借鏡。或能奮然興起。而變厥趨向乎。

譯者識

此表網羅關於我邦醫學歷史之事實。其旨趣爲對照年月。以供參考之便。始自神

祇時代訖於明治三十六年

我邦之紀年修史以前推算有錯雖可訂正然此表悉據普通年表之例不敢改之以私說

并舉中國及歐西之事實以其著明者對照彼我之狀況故舉其要者而不設定例

記人名或用其通稱或用字或號其例既不一要之務使讀者便於理解

至若醫家之出處進退及其有名之著書等類則別載於拙著日本醫人譜

表中所列中國醫事概從原文直譯不稍增改讀者鑒之　譯者又識

神祇時代

奈良朝以前時代

奈良朝時代

平安朝時代

鎌倉時代

室町時代

織豐二氏時代

德川時代

明治時代

○神祇時代

天地初發之時有神原於高天所謂天之御中主神其次有高皇產靈神神皇產神以下迄於伊邪那岐伊邪那美兩神稱爲神世七代此時已有木造之宮殿布絹之衣服刀劍弓矢飲食之具烹炙之法文化之程度距人類創始已遠故知人之疾病而講治方案史紀邪那美命火神遇㷭生智時因悶熱懊憹而吐遂焦死云（日本書紀）此疾病之始見於史籍也其後有大穴牟遲神之火傷時神皇產靈神爲之施治療之事（古事記）據此可知當時已有一定之醫方然其事跡已載明於國史上大穴牟遲神者其始爲少彥名神之二柱神大穴牟遲神一名大國主神云又有國作大己貴命葦原醜男神八千茅神顯國玉神之名素盞嗚尊六世之孫也少名昆古那神者高皇產靈神之子也而與戮力一心經營天下復爲蒼生及畜產定其療病之方又攘鳥獸昆蟲之災異而定其禁厭之法云（日本書紀）

（中國）醫方始自伏羲神農黃帝軒轅氏伏羲始畫八卦六氣六府五藏陰陽

時水火升降昔有象百病之理可以類推神農以降昔因之炎帝神農嘗百草辨藥之宜以療疾病而救夭傷之命於是醫道立而本草之學興黃帝軒轅咨岐伯作內經命俞跗岐伯雷公察明堂窮脈息

（歐西）西洋醫學之事跡以埃及爲最古紀元前千五百年之時已有醫學上之著述其時印度醫學已興藥方手術亦有可觀云然今之醫學雖起於希臘而希臘之醫學其源亦發於古埃及其學者之才能忽進於隆盛之域至此始爲一科之學希臘神代史中最有名者「亞史雷僕」乃「亞僕魯」之子出自「彼非司」遷於希臘輸入埃及之醫學者相傳是此神云其子「希尼愛亞」者卽保護健康之女神也

專件

論鴉片原理及戒絕之法　此係山西省城戒烟會稿

鴉片源流　刺取罌粟殼上之漿熬曬成塊曰鴉片以其多產於印度國其處呼爲波不鴉片卽其轉音也又名爲土以先產自土國該處於二千年前卽知用以治病我國唐時始植爲花卉宋時蘇軾乃養其苗當春蔬食比秋穀粟謂其囊煮粥可

[illegible]老人迨明代西班牙來通商時始有射利者以一粒金丹通治百病其方見本草綱目阿芙蓉條下其後有南海島人用此治喘一日誤滴於爐炭中覺其煙悅鼻而無苦味遂時聞之喘竟未作於是傳佈漸以管吸又漸爲現在之煙具詎意我國竟因是受無比之毒害耶

鴉片性質　罌粟將熟之漿即其根所吸土中之淡輕與水上升合葉所吸空中炭養化成其質即將成粟之材料也所共有原質不外淡輕炭養四質而分劑化合各不相等遂成生物質廿餘種其中含有礆類性者十八種酸性者二種又含有香膠油各類質五六種其毒最大之礆性質即嗎啡其次即高底弱背具有醉性睡性提神止痛止瀉之性煙灰水中所凝之白屑即含嗎啡之雜鹽類質是也

成癮之理　以水煮鴉片濾去不化之油類質熬膏以火炙化爲氣吸入肺內小氣膛趁血質放炭養收養氣之會混入血中血行週身時其紅輪受其激刺而[illegible]大其輪內之鐵質亦活潑而速化腦筋遂大被感動其知覺運動更靈少頃則[illegible]顯醉迷之情形此時人若安靜則易熟眠若有所動作則精神陡增不覺其[illegible]久吸之則腦筋與之狎習非多加不顯其力若忽離此則腦筋倦怠殊甚故久吸之

一

人週身之功用無不頹廢而血液日弱尤爲顯著且人肝臟有化血成糖之能日吸煙以後其能力漸弱身中缺之糖質故喜食甜物而填臟長肉之品反不欲嘗其精神愈提愈疲故愈欲加煙猶之妄用以借債償債積而致貧愈欲借債以救目前之急也果欲治之非設法清償其債不可各種妄想皆無益也

除癮之理　人皆知由漸而增者亦必由漸而減然隨減甚難於是有改途之法大習用煙灰煙膏嗎啡等和藥末爲丸吞服以減之然多難減盡未及兩月而生煙癮又成矣生煙癮更難脫體因難覓更便之途以除之也改途即能減少之理以生煙和藥末入胃必漸以入血身雖不暢尚不大苦迨至下次吸煙之期其力尚未全盡故減去少許猶能如故也然究不如用代法今西醫院中所用即代法也其法用高告精化水飲以代煙其性略似鴉片而實不相同是秘魯國人所嘗食之樹葉與我國之茶相類提取其精華則成白顆粒形合輕綠酸則易消化每用一厘或二厘亦可至十厘若有不寐再加鉀溴治之除癮不過十日然我國之人並不甚喜之蓋西人意在速除雖苦不計我國人志在緩除戒煙時欲其如常人故明知售戒煙方

者無非煙灰嗎啡仍信之不疑總由不能吃苦一念害之也

除癮方法　按我國人之性情採用各國之法必須用替代抵癮之法更用調理與塡補之法以善其後庶幾可副　國家與各　大憲之期望擬訂方如左　風茄花一錢七分半（或以此花之子用四分之一代之）（或以鬧羊花膏減半代之亦可）煉樟腦八分七厘半　龍膽草膏八分七厘半　肉桂六分　乾薑六分　蔻仁六分　各研末加煉蜜四錢爲丸百粒如癮重身弱之人可加高告精二分二釐在西藥房買每服一二丸一日可服五六次至十二次三日後以次遞減至盡爲度如烟癮在一錢左右者服一丸二錢內者服二丸癮極重多者不過三丸因最重之癮總不過三錢以人雖日服兩餘而肺力所吸受不能過三錢也四五日後便可逐漸減少月餘可以減盡若吞生烟與泡與灰之人則癮無定限又難覓便之途代之其胃腸尤爲孱弱其人大概有飢寒之累並不得數月調養之欲籌一妥善實難借箸無已則先養其胃俾物日增俟生癮減至極小之時再用此丸以[illegible]法每飲食須擇軟潤滋補之品最宜者爲起酵之麵食與煮麵筋山藥山芋俱宜煮

嚼細嚼乃可咽切不可囫圇速吞而鮮雞蛋尤爲補養第一要物最宜用停沸湯沖服或加鹽少許或燉水蛋食之亦可總不可囫圇煮食以其易於困胃也一切雞[illegible]肉亦宜煮爛食之

減生烟癮方法　用當歸廣皮薄荷葉番木鼈末各四錢煎取湯二十六兩加汾酒十六兩和勻分貯二瓶內（一十六兩）（一二十兩）另照平日所服四十次鴉片之數和白糖四兩加十六兩之瓶內每次服有烟之酒五錢即以無煙之酒補其缺更以汾酒補藥酒之缺依此法服至一月以後再服此丸可除其癮不然徒無益也

高告精性質　該藥如茶類已載前說凡物有偏勝之性者服之皆有成癮之弊茶酒檳榔及各式烟卷之類此次戒煙丸用法逐日遞減爲日無多決不成癮就此物之癮未成而鴉片之癮先斷非嗎啡原係鴉片之精用以戒烟是以盜禦盜以他物偏勝之性奪鴉片偏勝之性於此中獲益西醫院中一代法也幸勿與嗎啡之流弊並論

雪樵醫案

有某錢業友人謝君頭生瘡癤雖不久旋愈然串發不已此沒彼出愈生愈多頸後

注：此面缺，未搜及。

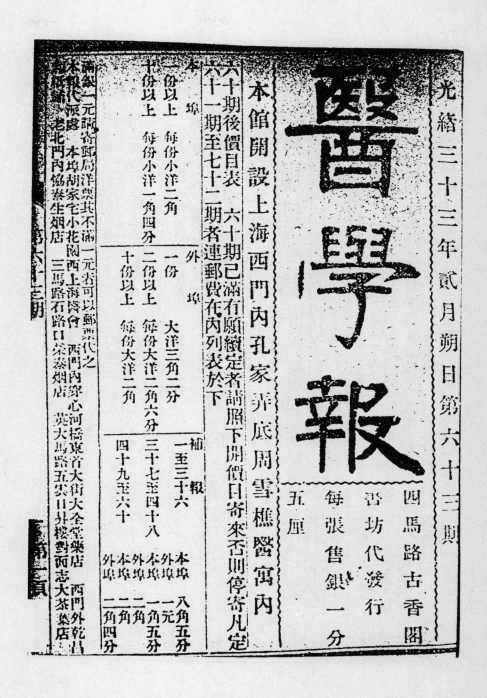

光緒三十三年貳月朔日第六十三期

醫學報

四馬路古香閣書坊代發行
每張售銀一分五厘
本館開設上海西門內孔家弄底周雪樵醫寓內

六十期後價目表　六十期已滿有願續定者請照下開價目寄來否則停寄凡定六十一期至七十二期者連郵費在內列表於下

本埠	一份以上	每份小洋二角
	十份以上	每份小洋一角四分
外埠	一份	大洋三角二分
	二份以上	每份大洋二角六分
	十份以上	每份大洋二角
補報	一至三十六	本埠八角五分　外埠一元
	三十七至四十八	本埠一角五分　外埠二角
	四十九至六十	本埠二角　外埠二角四分

滿銀一元請寄郵局洋票其不滿一元者可以郵票代之

本報代派處　本埠胡家宅小花園西上海醫會　西門內穿心河橋東首大街大全堂藥店　西門外乾昌紙號　老北門內協泰生烟店　三馬路石路口榮泰烟店　英大馬路五寔日外樓對面志大茶葉店

三茅閣橋北萬勝烟店
外埠紹興錢珠橋何應臣先生　又紹興派報處周德鈞先生　杭州清泰門內許衙巷張半農先生
又忠衙街謝旦初先生　湖州所前街衛程雲先生　又長興東魚巷宋子恩先生　又湖沙弄徐紫敬先
生　又和平鎮客且保甲局沈萃農先生　揚州古旗亭東市達小學校　設懸縣城內縣橋西紀記香樓
在袋先生　香港上環乍畏街濟生堂藥店　松江廬南猪鎮在皮街張鱗梅先生　又張報錢何啟臣
先生　張堰西鄉何醫達先生　蘇州吉由巷醫學公會林先禮先生　安徽舍徽圖書館　當甚南門外
石鎮步橋丁棋行先生　姿煙鄭政局於醫池先生　江陸北門外大街光孝坊口道日恒底貨號李子樓
先生　又布政巷醫學研究會　泰州北門上真殿公穀酬　太舍濟學會　東台小海寓醉記局裘塔
官先生　徵州敘縣水南柘林程鳴原先生　稲伯維東街二平生先生　金陵白酒坊灣底維先生　台州
府倘齋坊　太平縣金崇鄉先生

本館廣告

現在本埠已多為分傳處如諸君有願補購從前報者請寄書本館注明住址當着人送到　第八第九業已重印　第十十一十二三期本年二三月內擬即補印餘須暫緩

公益印刷所廣告

啟者本司刷所自備大小機器各種鉛字代印書籍報章股單表冊仿帖等件擺印迅速精美訂價約日無誤並售銅模鉛字花邊鉛版新法精刻圖畫銅版五彩花圖錢票速傳各種印書器具等物倘蒙　仕商光顧無不格外克己以廣招徠而圖久遠此佈　開設上海英租界廣西路寶安里第四百九十五號

寄售舌鑑辨正啟

傷寒舌鑑一書久已膾炙人口此辨正書為茂名梁特巖先生作由陶制軍公子葆廉部郎筆錄於閩州節署凡三閱月而竟與舌鑑原書迥然不同而可補正原書之紕繆為醫家診治之秘笈憑此驗舌於表裏寒熱虛實各症可以到手而辨但板存閩州節署南中向無傳本茲由友人付之石印以廣流傳凡業醫者不可不人置一編於診治非小補也今由本館寄售外埠購者原回件信力自給寄郵無多購者請早

（每部二本小洋二角）

續交會費姓氏錄

中國醫學會創辦以來前後會友不下六十人會費一元原定一年一繳將茲將續交者姓氏列下

朱讓卿　錢杏蓀　曹錫疇　孫夢蘭

論說

腦病新論　續

至於同爲男女則又各各不同以人品而言則善者多上行。惡者多下行。貞者多上行。淫者多下行。以人事而言則勞者多上行。逸者多下行。強者多上行。弱者多下行。多思慮者易上行。少思慮者易下行。以天時言之則暑時多上行。寒時多下行。晴霽時多上行。陰雨時多下行。午前易上行。午後易下行。以居處言之則爽塏處易上行。湫溢處易下行。明淨處易上行。黑暗處易下行。以病理言之則發熱時多上行。惡寒時多下行。故一切腦實症皆由發熱起。

此上下行之理非必其甚殊也假如以全身之血作一千分計之上下行俱五百者。

左右及髮際纍纍皆是瘡破則膿血水皆有甚至夜不能安枕俯伏而臥如是者自七八月至十一月屢醫不效來診余初以消風活血法治之不效覆診書方時方欲用防風謝君言大便閉結通之有效否余恍然大悟用防風通聖散五錢加以消散風熱藥治之五劑大便甚暢瘡亦漸平再診仍重用之竟十數劑而全愈

會友函作　○六十期報廣徵會友意見合辦一事經沈莘農二君來書照錄於下務希各　會友均紓偉論以多數爲從違幸甚盼甚

一醫書汗牛充棟無用者多若彙而錄之卷頁浩繁人亦厭閱似可不必然各人必有數部得意醫書各人自述由醫報館加以按語如儒家之四書五經諸子百家古文時文之數俾醫家得有指南不致汗漫無據如何

一西醫書目已譯成者列一書表加以按語孰優孰劣並示價目俾互相對勘以求一是

一各醫均有得手之病得手之方請各獻其自得之知彙登于報交換智識

一西藥重在試驗有試驗西藥或驗或不驗者均登於報蓋一人之試驗有限衆人之試驗無窮但必親手試驗者方爲確實可

血膜之血多至一倍許則澀膜之液不得上升而退入脊柱之內此類之液如淚如涕如口津皆屬之故熱入於腦者其人必渴渴而嗜飲者澀膜已燥也渴不嗜飲者濕膜之液雖不升而已升者未耗也發熱而不渴者濕膜之液無恙也中醫之濕熱溼熱症均由於此

生殖器新書　四續

陰道　陰道上系子宮下達陰道之口其形如管圍以堅厚之皮善自伸縮差度至不相若深約四英寸至六英寸不等余嘗見長及八寸有短至三寸者直徑爲一寸半至二寸半不等其道紆彎曲端向外凸端向背中細而尾大狀如蜂腰最後皮層曰液膜童女內皮有皺紋已嫁者則光滑可鑑液膜之下層爲網膜再下爲肌膜此膜專主交合時充血勃漲之用蓋交合能使子宮下迎卽此膜之力也且使於交時收縮切合以助愛慕余攷此肌膜爲全道所共有獨於尾端發力尤爲勇猛力能拒外物之入若力微而幷絕無者則陰道已痿痺病極危險陰道之口圍以圓肌以爲開翕之用全者其口常閉圓肌之至有力者方陰莖及內陰唇觸陽生慾之頃卽閉自[illegible]縮雖以屢經交合而常緊束如童女設圓肌與肌膜同時生慾則男女所洩之

精較多而時亦加速故洩精多少視圓徑大小爲比例距陰道不遠之地有多小孔交合之時流質出焉色灰而黏往古無知者以爲是亦精耳余驗交合之時四圍緊束而使諸體並貼于陽此時流液外放最難閉守慾之大者其所流液重及數兩舍陰道以外諸體有殘缺未全者內陰唇有未分剖者或陰道過大而子宮偶覆下墜治之之法亦尙易易且不必資藥石以爲助或有只二陰道者任一陰道皆可交搆子宮亦有多種之不同自有一以至三四不等其形或爲圓爲長爲長圓爲三角猴之子宮皮甚堅厚或薄如膀胱之皮凡皮厚而中小者受胎以往卽見外象子宮口漲大之時兒能脫穎而出袋獸之子宮其於受孕與未受孕幾無區別蓋胎居亦僅一時卽出舍於袋耳余攷多種動物牝戶不同之狀有令人不可思議者然皆與雄者之陽相合夫陰莖爲觸覺至切之處陰莖大者其雌必淫如獼猴是已動物之雄之陽莖若有一骨則雌者之陰亦如之野貓之陰道不縱而橫且地位與穀道相邇亦有相離甚遠者某動物之陰道至離穀道約爲八寸袋獸陰與穀道同位一空洞之地人類之生殖器斯有別矣

日本醫事年表　續

○神武天皇元年辛丑紀元

宇麻志麻治命　奉齋殿內天璽瑞寶奉爲帝後崇鎮御魂祈禱壽祚所謂御魂祭自此而始矣云云天神教導若有痛處者令茲十寶謂一二三四五六七八九十而布瑠部由良由良止布留部如此爲之者死人返生矣云云（見舊事紀）此祝詞爲厭病者於無事時祈禱壽祚後世所謂養生法之一端也以此亦可推知當時療病禁厭與藥方並用術

（中國）當東周惠王十七年

（歐西）當紀元前六百六十年

○神武天皇十七年丁丑

（中國）周襄王八年齊桓公有病扁鵲見之曰病在骨髓雖司命亦無可如何未幾桓公殂扁鵲姓秦名越人勃海鄚人也少時師長桑君有良醫之聞得素問靈樞之旨始別其章句又設問難以釋疑義名八十一難經後之言脉者皆據之

（歐西）當紀元前六百四十四年

○神武天皇五十八年戊午

日本書紀曰天皇獨與皇子手提耳命帥軍而進至熊野荒坂津時神吐毒氣人咸物瘁和訓瘁與疫同義此疫病之始見於史書也

○孝安天皇十五年癸卯
（中國）當周安王二十四年
（歐西）紀元前三百七十八年「希僕拉迪」𡚁希僕拉迪者伊太利人紀元前四百六十年生於瓜島「亞史雷僕」十八世之孫也初在埃及後漫游四方觀察實驗頗多著述及五十餘種稱爲醫聖

炭氣生化釋義　自無而之有曰生　自有而之無曰化　　馮筬若稿

炭氣之名。稱自中國。乃熱病內之一大宗。其所以稱爲炭氣者。實就西醫之意繹之。然皆語焉而不詳。即如人身中有發血廻血二大脈管。其發血脈管內之血皆紅。廻血脈管內之血皆紫。繹之者但稱之曰血內有炭氣。所以紫也。至其血內因何有炭氣。且炭氣究於何時入血則皆未明言。全體新論言生氣入血則赤。炭氣入血則紫。固矣。然其言血漸行漸改。則變爲紫血者。與各圖皆不合。蓋明明發血管血皆赤。廻血管血皆紫。何以發血管中血漸行而不漸改。必行至廻血管頓變而爲紫。此見其說非矣。嘗考發血廻血二管。其頭在心相通。其尾在微絲血管相通。而兩管厚薄亦不同。其發血管。因日借熱力發血。故日見其厚。若夫廻血管則其中血行無力。且有血或不足而扁。故見其薄也。而其發血之得以灌溉週身。則功用全在微絲血管。設一使發血迴血兩管粗細相等。無微絲血管以約束之。則心經中藉熱力逼發之血勢。必由脈管順轉迴環。流行自在。必不能使血直射週身。無微不入。而百管湧應。可見血中生氣。（生氣即熱力也）固由微管約束而愈足。然血中炭氣。要由微管約束其生氣。不能暢行而始生。所以血在發血管中常赤。及過微絲血管。入於迴血管中。卽變如紫。皆因發血管中生氣暢旺。迨一經過微管。生氣遽爲約束。幾成死氣。而血亦因之變紫。此猶火之始燃。其光熊熊。其焰赫赫。雖盛烈不可逼近。然皆純任自然。及火所附麗之物。化而爲炭。則火氣鬱伏於炭內纖微毛孔之中。遂變爲餘燼之死氣。故稱之曰炭氣。因援此以爲比例。凡人身血脈中所涵生氣。如微絲血管約束之。亦幾幾變爲死氣。因並稱之曰炭氣。非人血脈中果有所謂炭氣也。血中有生氣則赤。血中有生氣兼有炭氣則紫。血中無生氣而盡存炭氣則黑。猶豬羊初宰。其血全涵生氣。故赤。繼則變紫。生氣炭氣參半矣。終則變黑。有炭氣而無生氣矣。並血中有炭氣而無生氣。則直有血無氣矣。此則明明顯然者也。所以迴管中紫色之血。一經肺氣謂之平。然不可得也。必有一二之多少焉。若多至十之六。則病實上行十之六。則其病。實其症熱。下行十之六。則其病虛其狀寒。此大概也

三近因

欲知近因。須先言生理。大動脉管起於左下房。而上行。發爲二動脉。右曰右冠動脉。左曰左冠動脉。大動脉。再上升左而曲至上部。又分一枝曰無名動脉。向右斜進。更分二枝。右曰右鎖骨下動脉。分布於右肢者。左曰右普通頸動脉。則蔓延頭面頸諸部者也。大動脉又彎曲而上。更分一枝曰左普通頸動脉。上昇左頸而配頭面頸諸部。而大動脈又彎曲下行。又起一枝曰左鎖骨下動脈。分布左肢。然後彎回而下。由此觀之。左右鎖骨下動脈者。脈管之入左右肢者也。左右普通頸動脉者。脈管之上行頭面及腦者也。

顱骨之內。腦質之外。有膜三重。外曰筋膜。中曰滏膜。內曰血膜。滏膜薄而中空。專藏津液。血膜如綱。分無數小脈入腦以養腦。而血膜之血。與滏膜之液。有互相消長之勢焉。凡滏膜之液較多者則血膜之血較少。血膜之血較多者則滏膜之液較少。若

有把握、吐由酒起、解酒便是治吐、如攻敵者之貴斷其糧道也、今不爲拔本塞源之計、徒貿貿然强止其吐、即使用藥不甚相懸、而癢處終未搔着矣、乃疏葛花解醒湯與之。果一劑而吐止、囑以後宜節飲焉、

舌上生瘡、血熱居多、陰虛次之、格陽則絕少矣、虛寒則未之見也、隣婦李氏舌上生瘡、伸縮必痛、臨食不堪其苦、乞治於蕙屏、時蕙屏酒醉、婦家遂不診其脈、不問其源、慨然以犀角地黄湯去白芍、加羚羊紫草元參銀花連翹生草殭蠶板藍遠志與之、去白芍者、畏其斂也、連服三劑、有小效而無大效、伊遂疑爲酒後立方、恐有未妥、逕請再診、欲改服温補大劑、蕙屏曰舌上生瘡、實熱多、虛寒少、且僅屬血分之病。並非危險、切忌小題大做、況觀爾神氣有餘、不露一毫虛象、倘妄進温補之劑、萬一火毒壅遏、不久瘡潰舌爛、鄙人無能爲力矣、仍囑以堅守原方、愼勿半途中止、果服至十餘劑而愈、

夾嶼王某患水腫症、適蕙屏赴該處探親、乘便求治、診其脈濡遲而細、唇色㿠白、四肢面目浮腫、所異者舌色紫絳、且間現青黑點數處、心甚疑之、竊思症屬水腫、不該

如此等舌旣現此舌、便不能作水腫治、舉筆沉吟、不得其解、凝而恍然悟曰、此水腫而挾瘀血者也、若專退其腫、而不兼行其瘀、日後積瘀致變、終非萬全之策、乃以五皮飲加夏陳麻附以治其腫、歸鬚赤芍紅花延胡以行其瘀、服至三四劑、而週身浮腫皆退、舌上紫絳青黑、皆隱而不現、想必瘀已逐去也、後服歸芍六君湯收功、

杭湖官學堂中、有趙生者、患氣喘症、胸悶不舒、兩耳轟轟、日夜作聲、伊粗知醫理、自擬用蘇子降氣湯及四磨飲定喘湯等、皆湯頭歌理氣之劑也、屢試不效、又自疑爲格陽氣喘、欲用桂附引火歸原、躊躇不决、商於蕙屛、診其脈洪實有力、唇舌鮮紅、面目精彩、觀其現象、不過因勞動喘逆、萬無用桂附之理、乃曉之曰、汝恙係陰虛陽越、非陽虛氣喘、但使育陰潛陽、則一劑見功、若妄用補陽納氣、則助氣作壅、而喘終不可得而平也、更或妄用桂附、則禍不旋踵、爲立方、用牡蠣爲君、佐以牛膝白芍棗仁茯神生地丹皮川斛麥冬驢膠當歸龍眼等、一劑而喘卽止、不覺大喜過望、蓋育陰潛陽、首重牡蠣、爲湯頭歌所未備、伊固未之前聞也、

雪樵醫案

治病非難欲病家之必服則難致病之能瘉與否亦有天幸存焉歐月中有宣君者

清江人至上海南洋中學肄業病舌炎症舌心紅腫而腐臜血[illegible]皆絳脉來洪疾身有壯熱臥不能起食惟粥湯就近處醫生診之病日劇由其鄉人之在師範傳習所者延余診詢悉大便已七八日不通因思此症原因由血爲熱逼壅遏於上而不下行致成此症必用釜底抽薪之法使大便通則血自下而腐處自鬆矣因以連翹牛蒡等解其毒菊花薄荷山梔黃芩等散其火而以製大軍三錢通之一劑不下加大黃三錢又不下而舌腫則覺其較鬆時其父已由籍趕至復延診余乃改用生大黃四錢且加芒硝二錢以助之其父懼不敢服幸介紹余者與余有師生誼信余頗篤力爭之始服然一劑後仍不下其父延診余不往詔之曰可俟大便通時再診復一劑始得大便初皆堅粒而不甚暢至二三次出宿糞甚多奇臭非常余乃復診則舌病已減膿出較稀然尚有鮮血出已能進麵包等余曰可矣但有血而無膿可見血已不變膿所以猶有血出舌之創口未合故也用清熱解毒之法調理數劑即能附輪回籍今年仍至滬矣此症固甚單簡但須有胆自能向愈然亦有可以考見者數事焉一可以知社會之畏惡大黃二可以知大黃之質不足畏三可以知大便燥結則血即易於逆流四可以知逆流而上任瘀何處則何處致病五可以知血既瘀結則血清與血質分離變爲膿水既變膿之後必求出路六可以知欲

其不成膿必使瘀血不復結又必使血行至此者驟減而上部之症最妙者使血下行凡分利二便皆下行法也七可以知人生疾病屬於血者幾十之八九八可以知醫家欲愈病必不可揣摩迎合病家之意見但病家之見解如是若付之不服則醫家亦無如之何最妙者用大黃等製爲丸藥數種而美其名由醫家給發或可以不生阻力耳

擬編學愈錄啟

改良醫學不外乎保持舊學研究新學而已中國醫書浩如烟海閱之非易而各有閱歷各有偏勝別擇之亦殊難故補救之者乃有類書之作如蘭臺軌範張氏醫通東醫寶鑑之類是也但詳畧不同掛漏不一而病情之變幻復各人各病一時一代不同執古之方以醫今之病引古之論以例今之病求其密合也綦難況乎疑難之病今世醫林能發明新理而治愈之者能有幾人疑難之病今世醫林能徧繙羣籍而研究其治法者能有幾人卽有熱心志士臨棘手之症焦慮旣窮而鄰架之書復東鱗西爪不易薈萃則編輯之事容可緩乎自中國醫學會創設以來前後一年而遠近入會者不下六七十人然散居各處面目不相識學術不可知音問不相通有會之名無會之益故本館創論擬合全體會友合編此書彙萃成者頗多而斟酌其辦法者亦不少謹述其體例與夫辦理之法於下

體例　一茲擬合會友全力合編此書務使一病之源流遷變皆有的當之治法故命名曰學愈錄　一是書編次擬照製造局所譯之內科理法分上下二編上編專言普通理論及方藥學下編專言病理治法　一普通理論宜分生理及普通病理四診等方藥學中於方則當彷醫宗金鑑之名醫方論於藥則當彷西藥略釋先言產地次詳功用次論用法分兩及其所以能主治之原理而摘錄前賢之緒論　一病理治法先詳無界限病次言有界限病何謂無界限如傷寒溫病時症等之關乎全體者也何謂有界限如肺癆咳嗽痰飲之限於一方面者也此類編次先編病理次詳病狀病原次述傳變終詳治法至方藥則或附病理病狀傳變之下　一病雖各異方藥多同擬擇其主治較多另爲一卷而詳注於方藥之下彷溫熱經緯之例若主治不多不須明言分兩者則附注主治方下以免查檢之煩

辦理之法　一茲事體大須分豫備及編輯兩層請先言豫備之法　一須會友多數承認其不願承認者如得多數承認亦須照允如不得多數承認者作爲罷論　一多數承認後須各開家藏醫書名目寄交本館當登報中明其極熟之書如本草從新醫方集解等書可無須開載　一各交書目後各會友須聯合醫會同人或未入會同志使能多多益善并祈將知而未有之書且必不可少者列其名目以備購取　一是書蒐采必期宏富如會友公缺之書請各量力分購購得後

之呼吸。將炭氣疏熱而達之於外。則紫者赤矣。　未完

會友心得錄

本報此後擬闢會友心得錄一門凡夫會友素昔之有精理者診治之有實驗者札記之可以研究者與夫單方秘方等類均入其中以前寄來醫案等頗多當陸續刊入務希同會諸君源源見教如有鴻文鉅製則列之文編中

金蕙屏醫案

海門楊某、忽患兩目紅赤、色如猪血、不痛不腫、初起以爲風火也、用辛凉散風、如黄菊蔓荊桑葉蟬衣薄荷牛蒡連翹殭蠶等、不效、繼服龍胆瀉肝湯、亦不效、蕙屏曰、此血瘀所致也、較之風火作祟、兩目腫痛者、病源迥異、欲退其赤、非專行活血不可、爲立方、用茺蔚秦艽當歸川芎赤芍丹皮木賊防風、略加祛風明目之品、一劑而赤退其半、兩劑而赤幾退盡、向使風火目赤、而誤服茺蔚當歸等品、則其害有不可勝言者矣、同時有某布莊夥、右目紅赤、左目無恙、不痛不腫、亦以此方治之而愈、珠村趙某素嗜酒、久之患嘔吐、連服温中行氣、暖胃燥濕等藥、時發時止、終不斷根、遷延至數月之久、困頓異常、登蕙屏之門而求診焉、蕙屏曰、治病須從源頭着想、方

光緒三十三年貳月望日第六十四期

醫學報

望平街時中書局代發行

每張售銀一分五厘

本館開設上海西門內孔家弄底周雪樵醫寓內

六十期後價目表　六十期已滿有願續定者請照下開價目寄來否則停寄凡定六十一期至七十二期者連郵費在內列表於下

本埠

一份以上	每份小洋二角
十份以上	每份小洋一角四分

外埠

一份	大洋三角二分
二份以上	每份大洋二角六分
十份以上	每份大洋二角

補報

一至三十六	本埠 八角五分	外埠 一元
三十七至四十八	本埠 一角五分	外埠 二角
四十九至六十	本埠 二角	外埠 二角四分

滿銀一元請寄郵局洋票其不滿一元者可以郵票代之

本報代派處　本埠胡家宅小花園西上海隆會　西門內穿心河橋東首大街大全堂藥店　西門外乾[illegible]

[illegible]老北門內[illegible]生烟店　三馬路石路口榮泰烟店　英大馬路五雲日升樓對面志大茶棧店

第附橋北萬勝烟店外埠紹興寶珠橋何廉臣先生　又紹興派報處周德鈞先生　杭州清泰門內許衙巷張宇農先生　又忠清街謝旦初先生　湖州所前街傳稱雲先生　又長興東魚巷朱子忠先生　又淘沙弄徐紫瑕先生　又和平鎮客民保甲局沈幸農先生　揚州古旗亭東立達小學校　寶應縣城內縣橋西配記香樓姚蓀梁先生　香港上環作畏街濟生堂藥店　松江嘉南翔鎮石皮街張附梅先生　又張堰鎮何獻臣先生　張堰西鄉何望逵先生　蘇州吉由巷醫學公會林先耕先生　安徽全椒閱齋館　常熟南門外石邇步橋丁樸存先生　姜堰郵政局施醫池先生　江陰北門外大街光孝坊口達昌恆廣貨號李子樸先生　又布政巷醫學研究會　泰州北門上鼎殷公報社　太倉醫學會　東台小海場祥記藥局袁境官先生　徽州歙縣水南柘林程鳴原先生　邵伯鎮東街毛弁生先生　金陵白酒坊濮鳳笙先生　台州府尙醬坊　太平縣金惠卿先生

組織通俗報啟

是報係學界同人所創以普及教育破除迷信開通社會養成國民資格爲宗旨專用淺顯文字使婦孺皆能領解每月兩期每期售錢十文於閱者所費無幾而獲益良多擬集一百股每股洋五元月交一元五月付畢每人止許一二股並聯合各會中熱心志士各分地段不論城鄉外埠廣任勸導閱報之義務以期目的之達如有贊成此議願入股願勸導願運動各會者希函寄西門內醫學報館如贊成者多卽尅期開辦

論說

中國製藥公司序

合生理病理解剖組織診斷方藥而爲醫方藥也者其醫家之末技歟然亦爲醫學之歸宿今有人焉其學博矣其技精矣而用藥或不愼則人之生死決焉又有人焉惟湯頭歌訣本草從新等是務而有時亦足以愈病甚有竭名醫之力所不能愈者而故老相傳之單方反足以愈之一丁不識之藥草亦足以愈之不特此也凡土苴木偶之籤方神水方士師巫之符籙祈禱有時亦足以愈病是則又關乎心理學焉可以知醫之爲學雖不純恃乎方藥而改良之道則不妨由是入手其效爲彰明較著也特是方藥之治病泰東泰西亦無必效之理而外人之於病於藥亦惟憑病院醫會之試驗而以統計學決之假有一病甲藥治之統計患病者百人中能愈若干人又試以乙藥治之統計患病者百人中能愈若干人兩數相較而藥之優劣於以判歷數千萬人之理想之試驗之評判而藥學於以精中國不然人自爲學家自爲

教。惟守古人之師說。絕少同志之觀摩。其一二負盛名。廣閱歷。確有心得者。其子孫門徒復尊爲秘方。製爲丸散。湮沒其發明之偉業。而必不肯宣示醫林。此藥學之所以衰也。然此種性質。成於遺傳。普於習慣。且可爲獵衣食長子孫之計。又非公德之所能感。口舌之所能爭也。則仍有以利治之耳。善乎中國製藥公司之組織也。公司爲社友孫君夢蘭及其友裘范二君所創辦。凡經驗之丸散膏丹。不拘中外。悉爲發行。如有方秘而憚於洩漏者。則仍其制作權。而攬其發行權。竊謂是公司之組織。有四善焉。使機秘經驗之方。効用於世。一也。以銷數之通塞。衰旺。驗其方之優劣。二也。於售藥之中。寓鼓勵藥學意。三也。合中西爲一爐。使互相比較。四也。其或因此而藥學有所進步乎。其或因此而中醫有以自立乎。其或因此而新學可以沁入乎。均未可知也。孫君勉之。余日望之。

生殖器新書

生殖器病理

雪樵輯補

中國醫學不知病理。而婦科爲尤甚。詳觀前賢所著。以血崩血虛二者爲綱要。其內

提綱

其由於產時致傷者有子宮頸爛會厭裂爛子宮翻捲陰戶兩旁及骨盤統膜等處
核有瘀血症　亦有產後因傷而反常者則或子宮或陰道或會厭或子宮筋或子
宮內皮每起毒症或胎盤不能盡出或子宮離本位而成偏墜及前後不正等患
其由於遺傳者有子宮翻捲或子宮頸生長不足或子宮頸路陰道縮窄或子核不
生及全無症
其由於跌損者如用力而傷下部則有子宮曲扭或彎曲與褪落離本位等患
亦有由於生瘤者如子宮子核等處易生囊瘤間有生毒瘤者
若骨盆與統膜發炎而生明汁則子宮易於不正子核易於生大且亦有不正者有
經痛者有骨盆等處紅腫者
若其人有白濁及疔毒則陰戶內皮子管內皮骨盆統膜均易於發炎亦有肌肉爛
而生假皮者

子宮病理

婦人子宮內關各臟故其病理在婦科中最為重要其無病者本體必安舒而平正
神經血脈亦必通調若子宮歪曲神經疼痛內皮發炎及孕時離其本位而產後不

能復則病矣今將其病條列於下

一曰子宮積血症　此症之起子宮內皮血管先脹斯時也該婦必全身失力或肢體不安數月之後漸波及連納肌肉無不腫脹更久則子宮重大有墜落於骨盆外者有子宮頸攣縮者有脉育塞閉者又有子宮頸彎曲將子宮逼歪離本位者其病狀可見者一爲白帶二必腰痛三則月經澀痛四則周身動作皆不能如常

● 日本醫事年表　續

孝安天皇七十三年辛丑

(中國)當周慎靚王元年

(歐西)紀元前三百二十年「亞雷山獨理」學校興於此醫學之外又有數學器械學建築學等之專科其醫學重解剖與實驗解剖科有大陳列場之設醫學之分內科外科藥科始於此時云

● 孝靈天皇十一年辛巳

(中國)當周赧王三十五年

此天皇之朝秦之徐福求仙藥來我國留於斯土其所帶者有百工技藝而醫人亦在其中云

(歐西)紀元前二百八十年「海魯希史」歿海魯希史者「亞雷山獨理」學校之首座教授與「愛蘭雪史」共解人屍以視內景是爲人體解剖學之鼻祖

腦病新論　四續

雪樵撰

腦質生理

生理者人體之常病理者人體之變故欲知腦之生理當先知腦之病理腦之爲物有本有標標者何神經是也本者何腦質是也

腦之周圍有硬骨環之分頭骨面骨二種頭骨八一爲前頭骨形如介殼以凸面作額下作眼窩上大骨二爲後頭骨位於後下有大孔三爲顱頂骨左右各二互接頭頂四爲顳顬骨位顱頂下亦左右爲二五爲篩骨爲鼻與眼窩之底部亦爲蝴蝶骨位後頭骨之下茲八骨者互相結合如鋸齒之交錯面骨凡十四構成口鼻二物與腦無關頭骨之內有膜三重貼硬骨者曰硬腦膜又名筋膜厚而有力能自伸縮有脈管多條屈曲行其中在前堅者曰腦衣前脉有數條由羅篩前後脉並頸內脉來在中堅者有腦衣中脉腦衣小脉係由腮內脉來又有自食管頭來者在後堅內有腦衣後脉由枕脈來若迴管則歸入各回穴此外又有腦丸者白而小生於膜外此

膜入腦分數摺隔腦爲三一曰大腦鐮膜二曰小腦帳膜三曰小腦鐮膜人之智愚每視此膜摺襞之淺深而異其縐襞深者智其縐襞淺者愚硬膜之內是曰溼膜亦曰蜘蛛膜薄而强韌在腦底頗厚更內曰血膜亦曰輭腦膜包全腦且隨腦曲隙而入腦由血網連綱合成分數小脉入腦以養腦溼膜與血膜之中有空處藏淋巴液淋巴者卽津液管也溼膜之名因於此惟淋巴之液與血膜之血有互相消長之勢焉

節錄家庭衛生書序

家庭衛生書爲華陽曾君科進所編中有自序一篇指陳中醫之失頗爲精要醫界不能言而學界代言之爰節錄之以詔我醫林

（上畧）僕習算術暇偶取內經難經脉經諸醫書讀之猝讀不可解其可解者又多矛盾其論心謂心者君主之官神明出焉又云心之所憶謂之意意之所存謂之志因志而存變謂之思因思而遠慕謂之慮因慮而處物謂之智是五者皆藏於心也既藏於心何得又云脾藏意志腎主奇巧肝主謀慮胆主决斷膻中主喜樂其論肝謂左右有兩經卽血管從兩脇肋起既云肝左右有兩經何得又云肝居於左左脇屬肝其論脾謂脾屬土土主靜不主動脾動則不安既云脾動則不安何得又云脾

聞聲則動動則磨胃化食脾不動則食不化其論腎謂有兩枚中間動氣爲命門既云中間動氣爲命門何得又云左腎爲腎右腎爲命門於是盡棄其書而更讀全體通考全體闡微內科全書體用十章化學衛生論等始稍知醫學之梗概而漸覺吾國醫學之不足據矣惜其書詳此畧彼各明一義且譯意多有未諳丁酉冬游學於京師通藝學堂堂中特多解剖各圖懸列廊下其圖大如人身巨細靡遺每於課餘輙立廊下細閱而牢記之以爲參考於是購取和文之解剖學生理學衛生學藥物學病理組織學臨牀診斷學實用看護學諸書而讀之乃獲援摭以進糾吾國醫學之謬如筋骨主運動而醫者不解其槓杆之物理幷茫然其成分之原質也內臟司營養而醫者不識其相助之官能徒附會以生尅之舊說也外腎生精藏於精囊而醫者未明其機能也膵臟有管泌其膵液而醫者未明其作用也膀胱有上口因聯絡輸尿管以斜通於兩腎而醫者不知有此器官也腸壁有細管能吸收滋養液以運輸於全身而醫者不知有此構造也神經本知覺運動之主體而腦脊髓反以爲無用也皮膚爲保護排泄之機關而附屬腺更其所未聞也其他肺五葉而以爲六葉肝五葉而以爲七葉既誤其形矣脾在左而以爲在右肝在右而以爲在左又誤其位矣心運血而以爲神明之主腎製溺而以爲藏精之府更誤其用矣至於諸狂

幻覺不知其爲神經病之現象而以爲鬼神所祟瘟疫瘧痢不知其爲黴菌物所傳染而以爲氣數所關黃連本有益於消化而以爲苦寒敗胃秋石爲無用之廢料而以爲能治虛勞種種荒謬不勝枚舉後之醫者咸師其說罔知改良四千年來一無進步以不士不農不工不商之廢人降而學醫以五色五味五運五行之臆說奉爲名言化學未知幾何未習惟憑診脉以斷症徒誦湯頭之歌訣無惑乎不能療人而反以病人不能生人而適以殺人也故淡志有有疾不治常得中醫之說古今人有等醫於巫卜一流之詞及其弊也醫者以師心自用患者以數盡自甘甚至靈藥仙方轉而乞命於土偶鬼符神咒得以流毒於人間戒殺卽能延生食齋卽可却病腐敗如斯已達極點僕心焉痛之每於稠人廣座痛詆吾國醫藥之謬妄冀以喚醒士夫崇拜古人之幻夢而應者寥寥(下畧)

炭氣生化釋義　（續上期稿）

不但此也。凡入飲食入胃。所化津液。先達迴血管中。因津液中涵有生氣。與紫血合和。而血仍變而爲赤。猶養氣濃烈。必以淡氣淡之。始成爲中和之氣。其身中一切廢料。大半由便溺毛孔中出。至血脈之中。本皆精華。本無藉肺氣呼吸而去之。其所藉乎肺氣呼吸者。不過解散炭氣。增入生氣。猶世所用風箱然。如爐火將熄。一經風箱之呼吸。將炭氣噓出。生氣增入。而爐火復燃。同一理也。然則血中炭氣之生。生於微絲血管之約束。遽將生氣變爲死氣。可知矣。炭氣之化。化於肺氣之呼吸。能散死氣增入生氣。又可知矣。或曰。草木最喜吸炭氣。此又何故。蓋草木生殖。全賴地中熱力。得此暢茂。炭氣者。乃熱力鬱積凝結而成。雖曰死氣。實生氣之尤甚而烈者。故草木喜吸之。以助生殖也。

按人身精理所以構成臟腑之功用者大都在微管中其屬血者則由養而變爲炭其在肝者一能製造糖質二能製造胆汁三能製造尿素其在脾者則能製造白血輪腎之提吸溺質也肺之呼炭吸養也幾無不藉微管爲功用故微管者百體之製造工廠也其理最宜研究而泰西全體書泰東生理書鮮有言之者翰不敏當於下期報中爲微絲細管說推究其理　本館記者注

▲衛生漫錄

◎戒不潔　保身之要在潔其身而欲潔其身宜先淸其外境也凡各種之病源常潛在於汚垁塵穢之中苟有罅隙可以乘直逞其威而不易抑也故居室衣服常能灑掃浣洗除垢祛塵特如廚房溝渠及廁圊最要細心留意也廚房苟不潔飲食汚染病毒入口腹溝渠廁圊其造搆淨掃苟不得其宜惡水沉滯于內糞尿滯潤於

外揚氣飛散病素沈著大氣爲汚濁井泉乃含毒霍亂腸窒扶私赤痢其他疫癘之犯人由於此也可不懼哉

◉擇居室　日光之利各種之病菌一逢之或減其勢或失其生故居室常欲明居室明豁則不惟不容病菌之潛體內之新陳代謝常旺盛則無病之可乘也所謂流水不腐者反之居室陰鬱則不惟不妨病菌之繁殖滋潤成害代謝緩慢雖欲無病不可得也窒暗病魔來之語眞不欺人也

◉薄衣服　衣服不可過厚也苟襲重溫保則膚理緩暢毛孔弛開發汗多饒而潛溫放散終使肌膚陷於輭弱也肌膚輭弱則乏於抵抗之力抵抗之力乏則易感於外氣病遂由此而生故曰衣服不可過厚也

◉勤冷拭　肌膚不可不鍛鍊也不鍛練則肌膚弱故溫浴之後宜以冷水摩拭之及其潮紅而止也世俗往往爲以冷漑代之者雖然冷漑決不可濫也宜先諮之於醫也何者肺心若有病不惟無其益却傷其生唯冷拭概無可禁忌者也拭後肌膚緊肅氣味爽朗快不可言也

◉勤換氣　人之呼吸攝取氣中之酸素排出體內之炭酸炭酸混大氣愈多害人愈甚概室內之炭酸以含大氣之千一爲限度凡人之在室內室小人衆則酸素

之量有限而炭酸之排出愈多而其量遂至超常度於是乎酸素缺乏炭酸內積呼吸促迫頭痛涔涔其甚者遂至於失神矣密室之中衆人稠坐尤爲不宜宜時時開放窗戶驅室內之氣於外引室外淸鮮之氣於內以疏通內外而代謝新陳至於寢房尤宜用意於氣流之疏通夜間却炭火及油燈每朝必開放焉然則可以無太過也

◎戒自恃

利刃恃其銳漫斬堅則毁損矣人身亦如此自恃强則輕侮之念生若夫恃禀賦之强健不畏於小害不愼於微恙肆情放恣罅隙乃百出遂至釀大害而自傷其生所謂犯時微若秋毫病重如山嶽者强不足以自恃也强健者時夭折尫弱者却保生是由自恃不與恃也尫弱者自知其身之不堪於事造次顚沛一事不苟噫以禀賦强健之身敢自毁傷不若資性尫弱之壽不孝莫大於是矣

◎戒自暴

人之壽夭天命自定雖尫弱者能養生而不失其道亦以得享其定數也今有人資惟尫弱或罹難治之疾以爲不可得長生乃甘處世終太且短於是乎不飭志不抑慾放恣縱逸以取一時之快所謂自暴殄夭之所與者也遂不得罪於天則幸也何其不思之甚乎尫弱者必非短命難治之疾必非死病宜盡人事而待天命也修心於死生之外事天地君父以無愧則人間之能事足矣

◎戒安逸　安坐逸居則元氣沈鬱血脈偏行飲食停滯處事則疎懶因循內慾常萌抑制力衰小人閒居爲不善無不至者遂耗氣傷胃大患成於冥冥之中矣是以養生之道常戒安逸而欲小勞也人身時時小勞則元氣順暢血脈流通飲食消化身神共爽快內慾不追於萌疾病不得乘隙嗚呼流水不腐戶樞不螻動也形氣亦然故宜時時步行動作以勤肢體且養形氣也但要無大疲及強所不能堪耳

◎宜擇醫　造室擇名匠裁衣求良工有病於身醫不擇而可也哉醫有等差無志於醫道不讀醫書察脈用藥暗中摸索者謂之庸醫也讀書而不曉理知常而不能應變盡心而不能收功者謂之迂醫也飾己之無學以學問無用於治術慣於人情熟於世態奔走於權門苟合諂諛治療偶中而得虛名幸見用於世謂之時醫又福醫也深於學精於術多慣於病能知其變權威不能屈富貴不可奪者謂之良醫也良醫難知而難得也庸醫教而不曉導而不知時醫言而不聞誨而見怨遂非飾過其有害而無益也迂醫教以方導以道信而不動處事而不苟也擇而不得良醫吾寧取迂醫焉　（未完）

會友心得錄

王士翹醫案

支塘周姓婦胎前患咳嗽產後仍不愈幸胃納頗旺乳汁亦多惟咳益甚醫用二地

二冬阿膠諸膩藥胃納減竟不納自春徂秋病日加增形容瘦削臥不能起上咳下泄乳汁由是不通其婦貧不能僱乳媼乞乳於鄰婦鄰有沈姓者力勸其求治於余[illegible]非欲已病也欲通乳耳余謂乳汁乃水穀之精液所化今胃氣已敗飲食不納是猶求水於枯井求油於蔓稗也況不食便泄脾陽下陷脾胃兩傷乳汁何由而生爲目前計莫如鼓舞脾胃之氣庶幾有效因用補中益氣湯囑服四劑其婦之族叔亦業醫者索方觀之乃作色而沮之曰萬不可服服此必吐血蓋方中有升柴故也婦因疑且懼即以其言述於沈沈曰此方必有深意姑試之汝叔畏升柴汝盍以升柴蜜炙先服一杯如無恙則進以第二杯其夫從之服畢約半日許乳汁果通其夫喜奔告沈曰乳通矣惟清淡耳沈爲之大快囑其後照方服升柴不用蜜炙服至四劑胃陽漸甦脾泄亦止乳汁亦濃兒可果腹矣後沈告之余余曰治病必求其本此證上下皆病當治其中從此著想故用此方僕亦初不料其如此之神速也東垣之立此方取升柴以助蔘芪之力著眼全在升柴而又取陳皮之疏利脾氣自無中滿[illegible]弊去此三味便不靈動遂成呆補方非惟無益而有害之彼沮之者知一不知二也余家用一老嫗其孫女年纔二十患鼻衄多年不愈其家以紡織營生自有此證不[illegible]發則鮮血淋漓鼻出不已併入於口發後頭痛飲食減少面色[illegible]白天[illegible]

不多近則衂發更甚幾乎無日不發向余求單方余思久病非單方所能療治但未曾診脉亦未便立方且其家貧藥費諸多支絀因憐老嫗之誠於求治乃靜思其故知此証不獨在肺并衝脈亦損以衝爲血海其脈隸於陽明火旺則海沸騰逆流上泛假途於肺而鼻衂發焉法當瀉陽明以鎭攝奇經涼太陰以肅清上焦然急則其標治標之道以涼肺爲第一要着必得大苦大寒之物以降逆瀉火因耆生枯芩二兩分作四服囑渠每早煎一服夜臥用大蒜頭搗爛成餅紮兩足心渠即依余言治之越旬日其女父來告曰服藥後鼻衂從未一發近日面有華色胃納亦增眞靈丹也余曰鼻衂雖止其中血室空虛必須塡補其女父駭曰補藥必貧家何以堪此余問前日之芩價若干答曰三十文耳余曰今之補藥每服止數交並不貴服一月不過百餘文何惜此小費而致病根不除耶囑伊購紫石英醋煅研細末每服三錢清晨用米飲湯送下後其父又來云如法服至一月後其病果不再發余按苦芩大苦大寒善瀉肺火獨用一味功專而力峻故取效甚速然苦寒之藥未可久服後用紫石英末所以塡實衝脈用末取其質之重鎭下降用米飲湯取其養胃即前所謂衝脉隸於陽明之意也先治其標後治其本須分緩急而調劑之余治此証並未用鼻衂通套藥可見醫者以用心爲第一要事故述其顚末如此

光緒三十三年三月朔日第六十五期

醫學報

望平街時中書局代發行
每張售銀一分五厘

本館開設上海西門內孔家弄底周雪樵醫寓內

六十期後價目表

六十期已滿有願續定者請照下開價目寄來否則停寄凡定六十一期至七十二期者連郵費在內列表於下

本埠	一份以上	每份小洋二角
	十份以上	每份小洋一角四分
外埠	一份	大洋三角二分
	二份以上	每份大洋二角六分
	十份以上	每份大洋二角

補報	本埠	外埠
一至三十六	八角五分	一元
三十七至四十八	一角五[illegible]	二角
四十九至六十	二角	二角四分

滿銀一元請寄郵局洋票其不滿一元者可以郵票代之

徵求單方

如有靈驗單方爲驗方新編等所未有者務請惠寄本館公之於世此公德也

本館廣告

第十期業已重印凡前欠者概行補派現缺十一十二十三期擬每月補印一期如有整購全份者須暫行記帳俟缺報重印後補寄十三期後亦以次將缺若欲俟本報完全時再購不可得也

組織通俗報啟

是報係學界同人所創以普及教育破除迷信開通社會養成國民資格爲宗旨專用淺顯文字使婦孺皆能領[illegible]每月兩期每期售錢十文於閱者所費無幾而獲益良多擬集一百股每股洋五元月交一元五月付畢每人止許一二股并聯合各會中熱心志士各分地段不論城鄉外埠廣任勸導閱報之義務以期目的之達如有贊成此議願入股願勸導願運動各會者希函寄西門內醫學報館如贊成者多即尅期開辦

代售天然戒煙丸啟

此丸能絕一切老癮大癮及因病之癮并能戒通體有形之病癮無形之心癮能令氣血復元精神倍長念天減盡服法俱詳仿單每瓶洋一元每打洋十元凡購一元可戒癮四錢批發另議

代售江陰醫會求本戒烟丸

戒癮易戒有病之癮難市上戒烟丸絕少計及此者茲江陰醫會創製特別求本戒烟丸係會友馮篋若君主持其事集諸名醫朝夕研究而成計分十種仿葛氏十藥神書之例以十干定名各就體質立方按症用藥統治者甲字丸陰虧者用乙字丸陽虛者用丙字丸遺精滑泄者用丁字丸咳血咯血者用戊字丸淋濁者用己字丸痞滿服痛者用庚字丸便血痔漏者用辛字丸脾泄腎泄者用壬字丸休息久痢者用癸字丸此與一方通治者大不相同所有成癖原因癮來現象凡與烟癮最相密切者無不該括於十種之中而確無嗎啡烟灰等攙雜刻已歷戒多人卓著功效服丸與吸烟一樣起居動作飲食便一切如常毫無流弊所有詳細情形另有章程一冊仿單一紙取閱便知有志戒烟者請即函告本館可以代購甲字丸定價大洋五角其餘乙丙等丸九種皆定價大洋一元藥丸貴賤不同以分兩輕重分之有[illegible]一[illegible]者[illegible]藥一[illegible][illegible]多[illegible][illegible]

會友題名錄

黎兆蕃別字錫傚年三十歲廣東廣州府順德縣人寓省城西關洗基黎崇正草堂　會費已收

續交會費姓氏錄　本社會費原定年交洋一元茲將續行收到會費者列下

朱雅南　馮箴若　韓靖盦

贊成聚愈錄者　錢杏蓀　朱雅南

論說

微絲血管功用說（雪）

人生百體。無不有血。卽無不有血管。血管有三類。有動脈管。則由心房而出者也。有靜脉管。則廻歸於心房者也。而介於動靜脉管間則爲微絲血管。動靜脈管。其大小不一。隨處而異。若微絲血管。（日本謂之毛細管）則周身上下內外。無大小之殊。每管之徑。約三千分寸之一。而人身之血。其直徑爲三千二百分寸之一。每一微管。僅容血輪一枚。而血之運行各血管者。其色互異。在動脉管者。色皆鮮紅。在靜脉管者。

血皆殷紫。此鮮紅之所以變殷紫者。則以炭氣混入之故。而炭氣之所以混入處。皆在微絲血管中。今試將各管中及呼吸時炭養氣之分劑列表于左。

	養氣	炭氣
吸氣	二〇、六八二	〇、〇四　或〇、〇五
呼氣	一六、〇三	四、三八
動脈血	三、九	二、八
靜脈血	二、九	五、四二

以右表觀之。吸入養氣。作二萬零六百八十二分。中止炭氣四十分耳。至呼出時。則養氣止一萬六千零三十分。已耗去十之二。吸入炭氣。止四十分。而呼出則四千三百八十分。加至百倍許。動脈血中。有養氣三百九十分。炭氣二百八十分。而靜脈血則養氣止二百九十分。炭氣居五百四十二分。由是觀之。炭氣由微絲管入血者。凡五分之三。由周身呼出者。凡十分之二。惟是有問題焉。一周身之炭氣。胡不於動靜脈管入血。而必於微絲管入血。二周身之炭氣由何而來。

欲研究第一問題。當先明肺所以呼炭吸養之理。肺之呼炭氣也。其炭氣由血內分出。可知肺之功用有但令氣出而不令血出之理。肺之吸養氣也。亦必入血而後能變血色。可知肺之功用有但令氣入而不令血出之理。此蓋微管之作用也。其入之吸氣。由鼻而喉。而氣管。而氣管支。皆有氣而無血。及入肺體微氣膛後。而氣乃混合於血中。呼氣亦然。其氣之由血中擠出也。亦在微氣膛。至氣管支。則無血矣。此何故乎。蓋肺之小膛。其膛極薄。而通明膜面之隙。但可容炭養氣出入。而不能容血出入。以氣之微點。更小於血輪之徑也。其理如羅篩然。粉之細者可出。粗者不可出。血猶粉之粗者也。氣猶粉之細者也。觀於此而炭氣之入血從可知矣。蓋動靜脈管其管壁皆厚而無隙。故氣血均不能出入微管之壁。透明纖薄與肺之小膛等。且其管極微。僅容血輪一枚魚貫而進。故其行也較緩。且兩管之間必有隙地。而非線繞堆積。故血行至此。血中養氣即滲透微管壁而出。而管外炭氣乃滲入以補之。此養氣所以變炭養氣之原理也。

生理學粹云。血行動脈中。一杪時達三百耗。血行靜脈管中。一杪時達二百耗。行微管時。則一秒時止行一粍許。(一粍合中國營造尺三釐一毫三絲三忽)是行緩之證也。體用十章云。二微管隔縫之處疏密不等。而最疏之地。亦較之一微絲管或尤大焉。故微管雖密。而隔乎微管者。仍有餘地。是炭氣由餘地入血之證也。

生殖器新書　續六十三期　雪樵輯

此後一期言生理一期言病理各相蟬聯特此布告

卵巢

由腹膜直下而居尻骨盤左右者曰卵巢其形與男子睪丸等長約一寸三分廣約六分半厚約四分許重一錢六分如杏子而色淡紅外作凹凸式纏以白膜成以柔韌之纖維血管甚多釀成透明小細胞曰顧臘甫氏胞顯禮氏數一八歲女子之小胞有三萬六千許云成年則初如粟粒至生育期內則以漸脹大可如豆爲釀含卵珠之用方其脹大時有大力若覇全體當於後詳之

古解剖學家以卵巢爲女子睪丸今乃知其眞功用爲預備生殖之要物巢內生有卵珠爲一切生物之原故曰卵巢

巢內顯微甫氏胞之大者有二三十枚胞內皆血液流質卵珠卽生於其中卵珠之形大如繡花針之尖其式圓非微鏡不可見珠卵內可分卵體卵黃爲二物卵黃之核曰胚胞卵黃之外蔽以卵膜而卵黃中又可分成形卵黃營養卵黃兩種成形卵黃者成生物之原質也營養卵黃者成生物時營養生物之質也人卵珠內營養黃僅少許包藏於成形黃中鳥卵內則含之滋多形成顆粒

胚胞之外有卵皮焉色白不透明有細點隱現其外曰卵斑狀如楊梅生成小顆粒彼卵黃者卽此小顆粒變成者也卵黃互相壓榨其圓形乃改變而成蜂房形縱橫有紋橫貫卵膜有無數氣孔管

卵珠之形初時甚小至生育期乃成熟則逐漸脹大此脹大之故不關於交合亦不由乎春情無論爲貞爲淫皆能成熟惟此卵之性不能自長足不能自完全須與男子之精激蕩凝合方有生氣可以成孕故女子生卵不因男子猶男子生精亦不因女子也必兩物化合乃變成新物耳

卵巢之卵非同時成熟乃次第成熟者計扣足二十八日乃熟一卵蟬聯而下自生育期至經閉前照常工作並無間斷而成熟之卵則其理頗奇試於經來前三禮拜

查驗卵巢巢內各卵大小一律也至經來前二禮拜更查驗之則內有一卵較他卵高大矣於是此卵乃逐日高大至臨經變成小瘡相似之顆粒內有尖頭突起後更綻裂有小卵由裂處送出是曰產卵猶鳥之生卵也但人則生卵之後入居子宮耳

腦病新論　五續

雪樵撰

校勘記　上期腦質生理第一行「欲知腦之生理當先知腦之病理」當作「欲知腦之病理當先知腦之生理」

腦之質應分爲四曰大腦曰中腦曰小腦曰腦根頭腦之全體以五十兩左右爲最重之數以二十兩左右爲最輕之數甚有重至六十四兩者有輕至十八兩者以四十兩左右爲平均數女子之腦其平均數較輕於男子者五兩從前生理家俱以腦之輕重判人之智愚今則以腦質之粗濁腦筋之精粗判人之智愚焉

腦之爲物不外白質灰白質二種大中小三腦則白質在內灰白質在外腦根頭則反是白質在外而灰白質在內今人稱此白質曰腦之髓質部稱此灰白質曰腦之皮質部白質之組織合乳白色而有光之微絲以成之其絲之徑凡二萬五千分寸之一灰白質之組織爲細胞合成之膠質黏韌如魚膠時或集成小塊曰腦[illegible]

經通過腦結宛如竹節也但灰白質除細胞而外亦含纖絲但徑則更細於白質至於化學原質今尚未能深知大抵蛋白質與脂肪及含燐養之物質化合而成者也

試更將四腦分言其體用

大腦　在各腦爲最大居頭顱骨內前上處上如蛋前窄後闊占全體重量三十六分之一占全腦重量十之七凡動物之程度愈高則此部愈顯其質爲白色細絲繞成大塊外綴以灰白色細胞白灰相疊者凡六重灰質復或此或彼聚爲腦結此腦分左右爲二中有一直裂裂之底有腦大連系以連之日本曰胼胝體　灰質有三種曰竇周灰白質出動眼神經（第三對）根護中竇二曰腦底灰白質大腦脚纖微殆皆入此三曰皮質灰白質包覆表面爲橫行纖微之出入所而結合兩半球但此質多縐紋惟嬰兒無之中年最現深者至一寸老年則又隱人之智愚可以紋之深淺決之　至其功用則爲智慧之發源意想之起點精神之寄府人之所以能應付萬事者皆此腦之用也若有疾則昏迷沈亂不能言語矣欲證明其理可取蟾蜍而破壞其大腦則其現象可以考見者數事（一）投之水中不復能游泳（二）出水

頭板上不能自動然能舉頭正坐呼吸與生命如常(三)使之仰臥能復其倚匐之本象(四)若欲斜其坐板則亦能勉力支持不致傾落(五)戟刺其腹亦能悲鳴(六)暗中擊之亦能逃至明處　試更取一切動物而摧陷其大腦則狀如眠睡不能自由運動而大腦之功用可以知之矣　腦之所以有二者其故與耳目等(一)可互相輔助(二)則傷其一猶可用其一也(三)可一面讀書一面思想兼可一時營兩事凡人病重時往往覺靈魂離軀殼而出或以己爲兩人者皆左右腦不符故也　然大腦於人體雖爲最靈之物而有人傷其腦刺其腦或腦有病則均不能自知與目能視千里而不能見其睫等　十二對神經起於大腦者凡四對卽嗅神經視神經動眼神經滑車神經也則此四者之功用其關係於大腦者可知而近人言則大腦之各處復各有其發出之功用其前部爲思慮考究之中樞其中部爲運動之中樞其後上部爲感覺之中樞其後下部爲視覺之中樞其側葉後上部爲聽覺之中樞其側葉之內側爲嗅覺之中樞其側葉之外側爲發聲之中樞故何部失其功用者卽可知大腦之傷其何部按圖以索而病理無由遁矣　而大腦有特別之

能力焉凡目之所見耳之所聞日夜之所思均有終身不能忘之理人之記性劣者特為萬事萬物所蔽而暫忘之耳必知此理而後奇夢囈語冤魂索命等方有着落非眞有鬼附之也

會友心得錄

國朝名醫拾遺

賴植卿

康熙朝天都僧普明子俗姓程名國彭字鍾齡精於內外方脈傳徒甚夥著有醫學心悟一書內分汗和下消吐清溫補八法外科十法及雜症婦科分為六卷刻傳甚廣且久至今不衰

新安鄭重光字在辛號素圃晚曰完夫　康熙時人自曾祖入南雍父溥如公食餼儀庠家焉上遡軒岐下逮漢唐近代研貫旁搜悉以意會治人輒效初寓瓜渚繼來邗上所至人咸托命焉壽至七十有九子四人皆成功名叔子能承先生業孫曾十有四人梓有素圃醫案傳世

雍正初年江南句容縣余天池名茂鯤批註翁仲仁痘金鏡錄集解心法集錄精

靈細膩凡六卷行世余家素封精於醫理尤神於痧痘雖不業醫然求治者踵相接余亦不問風雨寒暑悉應其求甚至參桂之需貧不能備者輒與之不取值凡其疏方調劑起骨而肉之者蓋不可計性慷慨遇歲祲斥其貲購米若干石爲糜以飼饑者藏殆罄弗惜也晚年諸嗣君亭亭玉立別圖生活所著書皆他人爲之刊印流傳至今

江西南昌進賢縣舒 詔字馳遠獲交南昌羅子尙先生羅年已八旬蓋幼年親炙嘉言老人之門者今盡傳之於馳遠馳遠乃奮精殫慮著有傷寒六傳中定法悉得嘉言尙論得失之旨凡數易其稿重刻三刻始獲成書並附痢門挈綱女科要訣傳世時在乾隆盛年

道光中葉鎭江丹徒李冠仙 名文榮通儒也而精於醫受知於兩江陶文毅公尌著有知醫必辨載諸邑乘其子士麟刊其生平診愈諸奇險症方案 文毅公爲之命名曰仿寓意草凡二卷行世後孫曾林立皆入士林

上海醫會簡章

一宗旨　本會以研究醫學爲要素以改良術爲目的古人云不學無術醫爲體術爲用體不全則用不備故改良醫術必先研究醫學中國之醫醫中國人之病垂數千年今乃趨信東西醫而中醫之信用日失中醫之價值日低若不設法改良吾恐此消彼長日甚一日將無立足之地然改良二字談何容易不知已之短則不肯改不知彼之長則不能改知彼知已貫澈中東西醫學之源流得失方可以議改良吾會友不欲改良則已欲改良醫術則宜虛衷研究以期貫澈中東西醫學凡會外之事足以助我研究固當取爲資料否則可勿干涉

二入會　本會既以研究醫學爲宗旨則會友無取乎多但求眞心好學立志欲爲良醫者常來會中討論卽十人八人此會亦可成立亦可以得極好名譽若欲借本會爲釣名牟利之用會友愈多品流愈雜名譽必愈壞則雖多至千百人不轉瞬而破壞解散隨其後矣故願入本會者每逢星期下午七時必到會或講演或談判凡外界一切之事無關於醫學者概弗議及

三會費　本會既以研究爲要素事約而費省除房租煤火用人工食外無他費用

每月需洋五十元足矣凡入會者各認月捐隨其心力不計多寡不足則董事設法籌足

四會期　每星期下午七時爲常會之期如會友多至百人以外每年開大會一次期在二月中旬如會中有事不關於研究上者開董事會商議其有決議方藥等事關於研究上者開臨時會以相討論

五會所　暫設英租界廣西路寶安里第四百九十五號門牌內

六職員　本會以研究爲宗旨他事不涉故職員無須多備舉董事七人經理會務凡書記收支等皆董事當之或董事另有委託不能開支會費

七演講　本會既重研究則演講亦爲要務但講員難得非貫澈中東西而持其平則必有一偏之論於改良上易生激刺茲擬常會之期會友有讀書得間或臨證心得者皆可講演不限時間但講畢卽止如無人講卽爲談判總期活潑而有實際耳

八規約　醫家以立品爲先立品以存心仁厚爲主會友中平日對於病家須量人之力以取人之貲並須審己之學以治人之病若有敲詐病家婪索無厭或鹵莽

立方艸菅人命者一經會中訪聞必面加詰責如二次不改全體會友宜鳴鼓而攻之其會期討論各須心氣和平從容議論不得相尙意氣口舌紛爭當知本會以改良醫術爲目的有公道德而無私是非也

敬擬聯絡各醫會簡程

一研究醫學之團體不嫌其大故擬聯絡各會交換智識以期醫學之進步

一本會以上海醫會爲體以醫學報爲用凡經醫會研究發明後卽登之醫報

一各處醫會如會友有發明新理及譯著新書由該會認可者可函告本館爲之登報

一各處醫會如有經驗單方抄得秘方等均須關告本館登報

一如醫會有靈驗丸散及出板新書可分寄各醫會由會中經理人代售如果確係靈應確有心得卽由各會會友爲之吹噓廣勸購用一可爲診治之借助二可爲本人之利益庶新書新方新藥可日出而不窮

一各醫會友宜調查本地出板醫書函告本館登報如有各醫會託購則出板處醫會當爲代購如有託購上海之醫書器械藥品等本會本館亦當任採辦之役

一各處如出有治病靈效之藥草當由該處醫會設法栽之瓦盆分贈各醫會如各醫會有續行採辦等事該會宜力任其勞

一會友有疑難問題本會不能解釋者可函告本館合各會之力共同討論之

一如有爲醫林公益及爲醫林巨蠹者可徧告各會同其好惡倘有應行資助之處各量力而行但須由各會代表人具名函告

一以上章程如另有卓識應行增删之處儘可函商以期完美

一現當聯絡之初姑以便於遵守者訂爲簡章倘聯絡有效而各醫會有餘力再當以次推廣合力組織學堂及編譯部等

一聯絡之後每屆年底各將本會辦理情形報告本會一次如有特別要事隨時報告均爲登報

一如有願相聯絡者請各寄該會章程一紙本會亦以所刊章程答之卽爲聯絡之據惟既經聯絡之後該會會反均須閱看醫報一份卽以該會爲代售處

一聯絡章程不妨隨時增減但未經改定之時則以已定章程爲斷

光緒三十三年三月望日第六十六期

醫學報

望平街時中書局代發行
每張售銀一分五厘

本館開設上海西門內孔家弄底周雪樵醫寓內

六十期後價目表　六十期已滿有願續定者可照下開價目寄來否則停寄凡定六十一期至七十二期者連郵費在內列表於下

本埠

一份以上	每份小洋二角
十份以上	每份小洋一角四分

外埠

一份	大洋二角二分
二份以上	每份大洋一角六分
十份以上	每份大洋一角

補報

一至三十六	本埠 八角五分	外埠 一元
三十七至四十八	本埠 一角五分	外埠 二角
四十九至六十	本埠 二角	外埠 二角四分

滿銀一元請寄郵局洋票其不滿一元者可以郵票代之

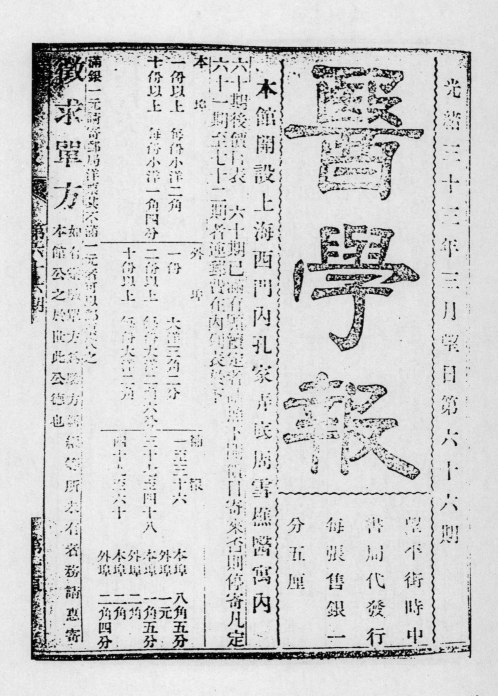

徵求單方　如有經驗單方者醫方雜稿等所求有者務請惠寄本館公之於世此公德也

本館廣告

第十期起已經印[illegible]凡閱欠者祇有補派現缺十一十二十三期擬每月補印一期如有欠補者請先行記賬俟續重印後補寄十三期後亦以次將缺若欲備本報完全者不可不早也

代售天然戒煙妙丸

此丸能絕一切煙毒又癮及因病之癮并能戒通體有形之病癮無形之心癮能令氣血復元精神倍長念大減癮戒法俱詳仿單

每瓶洋一元每打洋十元凡購一元可戒癮四錢

批發另議

寄售人體解剖生理圖

此圖共十六幅內列總圖五分圖四十九自神經以及消化循環等系皆剖釋分明其著色明潤於人身組織之原理一覽可知尤可激賞者則爲華人自行石印本而其工藝乃出東人之上又可代表中國工藝能與世界競爭之一斑誠前此未有之偉業而爲愛國志士所表同情者也凡我醫界諸君誠宜各置一組懸之座右本館亦樂爲之代售計每組十六幅原價大洋二員四角信資自給郵寄另加郵費

代售江陰醫會求本戒烟丸

戒煙易戒有癮之癮難市上戒烟丸絕少計及此者茲江陰醫會創製特別求本戒烟丸係會友馮箴若君主持其事[illegible]分十種仿葛氏十藥神書之例以十干定名各就體質立方按症用藥統治[illegible]者用甲字丸[illegible]用丙字丸遺精滑泄者用丁字丸咳血咯血者用戊字丸淋濁者用己字丸[illegible]用乙字丸[illegible]脾泄腎泄者用壬字丸依息久痢者用癸字丸此與一方通治[illegible]與烟癮相合切者無不該括於十種之中而確無嗎啡烟灰等[illegible]起居動作飲食[illegible]使一切如常毫無流弊所有詳細情形另有[illegible]甲字丸[illegible]大洋五角其係乙丙等[illegible]購藥一服[illegible]多加[illegible]

續交會費姓氏錄　〇本社會費原定年交洋一元茲將續行收到會費者列下
陳銘清

論說

微絲血管功用說（三）　續

若夫第二問題則周身之炭氣。蓋由食物而來。食物之滋養質。以小粉、蛋白、脂肪、含水炭氣、灰分五者爲最多。無論爲穀爲豆爲蔬爲肉爲菓。蓋無不含之者。而小粉與含水炭氣則爲炭酸水三質。脂肪之質雖亦炭酸水三類而化合頗異。蛋白之質爲炭、酸、水、淡氣、磷、硫六質。而灰分之爲炭不待言矣。由是觀之。食物中蓋無不含炭氣者。調和之味要者爲糖。糖之爲質。輕養水炭俱有之。而必經火煮熟。乃能入胃。則又炭氣之一大原因也。飲食之炭氣入血。以胃爲最早。以腸爲最多。蓋胃之內皮有微絲血管甚多。湯飲入胃。即爲攝去。不令入腸也。攝去之後。即由微絲管而入靜脉管。不至動脉管也。當炭氣入微管。養氣出微管時。二氣相遇。即發大熱。其理與柴燭之燃者相同。故食物入胃後。其人必煖於平時。若其由小腸入血者。則由乳糜管吸收後。或入心臟。或入微絲管。或散布於淋巴管中。觀於此可悟二理焉。一則人身之筋絡肌肉。凡血管之外。皆炭氣也。而此炭氣者。皆在淋巴管中。試思人身上下。如汽如汗。徧體皆有而汽與汗之中。無不有炭氣之腐料隨汽汗而出其臭惡劣有一時一刻不能排泄使出者則病矣故汽汗中之氣實可斷其必爲炭養氣與肺之呼出等

二則人身之熱度發洩於微絲管前言養氣吸入必至微絲管乃能與炭氣遇又必相遇後乃能發熱故微絲管者如火爐然而動靜管者則通流之熱水管也

飲食中炭氣必爲微絲血管以吸收之者何歟蓋淋巴管之排泄其途狹而迂分流入血則排泄較易且吸收入血後又有種種之變化有益於人身此造物之妙用也

按中國醫學動以人身眞熱爲起於命門穴其理殊難深求西人謂其由微絲血管則較爲親切有昧然虛弱之人往往有熱度低落而易於畏寒者何也曰人身眞熱以養氣與炭氣化合之多少爲高低而養氣之多少又關於肺體吸氣之强弱吾人吸氣之强不獨恃肺體也必藉膈膜肋間筋與夫全腹之肌肉概行工作而後吸氣可以强反此則弱故其人疾行或負重者周身發力熱度必加皆此理也若不甚運動久而久之肺吸養氣少發炭化合少血輪變化少則其人之氣體必弱氣體既弱則精神疲乏不任運動故中西補火之劑皆所以提挈精神使助呼吸各體鼓發其力以輔肺體之呼吸耳

(未完)

太后重視醫學

太后深以醫學必須實心講求蓋關係生殺之權也大學堂之醫學實業館舊生業已畢業現在已將中西醫學分設（係徐侍御定超所請）將來更加講求民政部之官醫院辦理亦甚有成效惟太醫院中醫士尚不免有醫學未精之人特在該院設立醫學館認眞講習特派該院正卿莊守和爲該館之總理業已開辦

學部奏議覆請分辦中西醫學堂

奏爲遵　旨議覆仰祈　聖鑒事本年十一月十五日軍機處交片本日御史徐定超稱中西醫派不同擬請分辦學堂以宏造就一摺奉　旨學部議奏欽此原摺內稱中西醫派確有不同造士不能合併中醫多想像西醫憑實驗中醫主述古西醫貴求新其詣力獨到之處各有不同思議之精微學者各專一門已苦難於精到必欲兼營並鶩心力更有不逮等語臣等竊維中西醫術各有獨到之處奏定醫科大學章程於中西醫學必令兼習未嘗偏廢惟中西醫理博大精微融會貫通必俟諸已入分科大學之後下此則兼營並鶩學者輒以爲難誠有如該御史所陳者查京師設有醫學館擬即改爲京師專門醫學堂中西分學科肄習各以深造有得切於實用爲宗旨其應如何補習普通編設課程酌定年限之處容俟臣部遴派妥員詳

議章程具奏請　旨辦理所有遵議緣由謹恭摺具陳伏乞
皇太后　皇上聖鑒謹　奏　奉　旨依議欽此

太醫院整頓醫學

▲太醫院以醫學一道衛民生保國學關係匪輕不能不極力整頓以保全本衙門之名譽現已擬定章程數條將由管院大臣奏請實行大致如左　一在本院設立中國醫學大學以造人材　一通飭各省撫保送學識兼優之醫士考試合法給予出身　一通飭各省府廳州縣由紳勸立醫學研究會　一略記醫方不通文理者勒令改業　一出洋畢業之醫學生回國後仍須補習中國醫學　一各城鄉市鎮宜公立施醫院

署靜海縣潘震聲稟醫傷白附子散方請示通飭行用文並批

敬稟者竊維民間命案大抵因傷致死者爲多一經斃命拘兇究辦死一人償一人兩家之父母妻子同時皆失養無依加以干證牽連拖累又不止一人其情均爲可憫誠能於受傷之後用藥調治不致戕生則傷者不死逞兇者可以不抵活一命卽可保全兩家再免拖累多人是醫傷不可不急而傷藥之方不可不認眞講求也卑職前次省垣未任靜篆之時得有白附子散一方醫傷輒皆應效前歲到任後照方

合藥預爲存儲遇有呈報驗傷之案當時給藥敷服即傷重至破骨折肢命在呼吸一綫危者亦無不漸就平復是以兩載以來雖驗傷之案不一而足而因傷致死之事什不獲一推原其故實皆方藥之功伏思各廳州縣報驗之案無日不有而受傷未曾報案與夫自行跌撲致傷者更不知凡幾此方既經屢試屢驗藥品又不甚貴重配合較易若得廣爲流傳民間亦可按方配藥給送受傷者醫治痊愈亦屬救生之一道不揣冒昧用特錄方稟呈仰祈　宮保察核俯賜通飭各廳州縣俾少兇殘並請飭登官報以供衆覽肅此具稟恭請　勛安伏乞　德鑒

今稟呈醫傷白附子散一方　生白附子十二兩　白芷一兩二錢　天南星一兩二錢　明天麻一兩二錢　羌活一兩一錢防風一兩二錢　以上六味不可見火晒研細末盛罐內勿令洩氣刃傷血流者乾敷跌打傷青腫者火酒調敷皮被傷風黃酒沖服八分重者一錢蓋被取汗不可輕用

督憲袁　批據稟單均悉仰按察司查照飭知並通飭各屬一體遵照暨候飭登官報以供衆覽此繳

生殖器新書　續六十四期

子宮病理爲婦科中最大部分其病理當分九節以明之　一婦人產後子宮收縮

不能如故始則血管積脹內皮生津液次則經水不調子宮離位且壓住附近各部致他症發生甚則不能生育　二子宮本位不合或離脫或變曲於神經血脉不調血管積脹帶及肌肉連網則經行必阻痛甚則內皮發炎不能生育　三有起於子宮內皮發炎者漸至肌肉連網腫脹致子宮離位月事不調不能生育、四有起於經閉者次則血積纏則內皮炎白帶經行阻痛子宮歪曲或其內變成血囊　五有病在子核波及子宮之神經血脉而積脹漸至內皮發液多則有白帶經水不調子宮歪不能生育等事　六子宮內生有啲沙毒瘤等則子宮易歪必有經水不調白帶骨盆疼痛并及附近各部不安等事　七骨盆纖膜炎其明汁黏連子宮則肌肉易厚易有生歪脹大之痛　八分娩時子宮頸或裂而不能愈則連累及於內皮兼有裂處翻捲者有所觸則痛不可忍　九陰戶肛門有病亦易於波及

至其病狀由淺而深其淺者即上文所言之白帶腰痛月經不調等是也其重者或腫大異常焉或內皮炎腫焉或頸口處發舊炎起肉砂焉或子核腫焉甚有陰戶子宮頸因炎而擦損破爛者亦有子宮頸墜長而拖出者

此部之病最要最多欲查察之實為不易而中國婦女之習慣則查察尤極難西醫於此症有入指陰戶者有入指肛門者有腹面相按者有兩手摩擦者有用探條者

有用脹具脹開陰戶者有用銀線鈎察者有用吸針管吸之有用顯微鏡窺察之者中醫皆茫不能行則子宮病之診斷殆難言之矣

至於治法於子宮脫離或彎曲等症往往須用手法及刀針法在中國亦必不能行惟所言衛生之法及簡便易行者錄之於下（一）人當靜養凡操作辛苦等事俱不可爲以安臥爲要（二）凡已出嫁者宜絕房事（三）一切淫慾煩惱忿怒皆宜禁絕（四）或移鄉村或移居海面吸受淸淨之氣如有泉石山林之趣者尤佳（五）食物以牛羊雞鴨等瘦肉及粉絲蛋等易於消化之物臨臥時宜飲牛乳及雞鴨粥湯等（六）早起與臨臥時用煖水一盆生鹽撮化入用巾由陰戶揩抹再用乾布擦乾之（七）早起揩抹之後略爲行動持畧重器物行呼吸宜長（八）一晝夜睡足須有九點鐘加午臥一點鐘（九）大便燥結則以輕瀉藥通之以一日中大便一次爲度（十）月經來時宜靜臥勿行動無憂愁思慮而此外復有一法焉則筩射洗是也此射洗之法不必醫者亦不必用他人病者一人可自爲之可購橡皮水筩一枚以盆盛煖水上置一板病人坐其上水筩之一端須深入至子宮頸一端置盆中用手揑之水自射入（此物今上海藥房內皆可購得）射洗之時約二三十分鐘之久（但此類水筩之嘴有一孔者有四孔者宜用四孔者射洗庶射出不向前而向後以免

次入子宮）此熱水之中或加白礬胡麻子楡皮鴉片酒甘油菊花閙羊花等若陰戶發炎則須加石灰水此法最爲簡易除子宮脫離及生蛀等症皆可治加入之藥中醫更可酌量添入而濃煎之以待用誠有益無損之妙法也

腦病新論（十）　六續

小腦　約重五兩闊自三寸半至四寸厚約二寸半。居腦殼下。得大腦八九分之一。灰質在外白質在內灰白相疊計十二重形如蝶。左右兩翼突起而中小。兩翼之紋。自上而下而隆起。與大腦之有縐紋者頗異若剖視其白質部則狀如樹枝。而有多葉。上葉二前曰方葉後曰半月葉下葉五曰蒂下葉最前者也第十對神經起於此。次曰杏仁葉。次曰雙腹葉次曰紛窕葉。最後曰下後葉。故生理家稱之曰生命之樹。中有灰質一粒曰小腦結　此腦之用蓋節制周身各體運動之中樞也試取鴿雀等。破傷其小腦則不能奮飛。卽能動作。亦無規則使之仰臥。亦不能轉側故人之病此者。其目眩其頭暈如醉如痴其行動俱難自主病甚者或麻木焉或癱瘓焉蓋小腦者受大腦之命令傳達於百體。受百體之報告。而入達大腦譬之國家大腦如君。小腦如相相需爲用者也

中腦　在大腦之後小腦之前下寸厚之腦核也左右分合其形如橋故亦曰腦橋有紋中橫作號係狀縱者前會大腦後接延髓橫者通小腦左右葉　至其功用爲人生立志之本蓋人之所以能有恒而遇事能反覆推勘者皆中腦爲之也而具此作用實爲橋內之灰白質一團以官制而論猶君主之顧問官吏之幕府也故此部有病或功力不足則其人必浮薄而躁急顧彼而舍此可以終其身不能成一技之名苟此部發育完善者其性必高尚其學必根柢其體雖微爲腦之至寶貴者十二對神經中三叉經(第五對)則起其兩側外旋神經(第六對)則起其與延髓相鄰處

腦根頭　舊名腦帶日本曰延髓形若蒜起於中腦下漸而止於頸骨前麗枕骨底後麗大腦第四房底居小腦左右葉之中長約一寸二分闊不及寸厚約寸半前後皆有隙可分左右而左右又各有隙可分爲四柱前曰前柱後曰中柱有附粒如橄欖曰橄欖塊更後如繩曰繩柱最後曰後柱　雖亦腦之一種然與腦絕異三腦之質皆灰質在外白質在中而此則白質在外灰質在中與脊髓等故神經之過此者

害之所及有不可測者不但榮養不給之諸疾隨而發見甚至有夭折事焉

亞支奶戒烟丸

屢有友人爲僕言亞支奶丸中有硫磺等凡服之者凡如係陰虛體常有吐血等症亦有頭目眩暈者初未敢信近見兩症一爲徐姓住法界外國墳山前一爲陳姓住西門外皆因戒烟而吐血問其所服之丸則亞支奶也迺知友人之言有確據乎

社友心得錄

俞道生醫案

肺感風寒而爲咳嗆宜用麻黃桂枝等汗之俾邪從毛竅入者仍從毛竅而出若因循失治或釀成肺癰或延成勞嗽往往致不起者甚多諺云傷風不醒變成勞非虛語也呂巷近鄉有戈姓者年約三十餘於乙巳初秋患咳嗽寒熱時或見血就近醫治均未見效因至松郡就某名醫診之謂爲勞傷投以沙參川貝等淸潤之劑寒熱愈甚胃納轉呆適蓉冬其同族延予勸病商治於予診脉弦緊舌白滿佈明係風寒逗留在肺肺氣不宣欬甚則震動血絡血遂上溢治當峻洩肺邪邪去庶咳自定血自寧不可用疲藥以圖幸中也方用小靑龍湯加杏仁橘紅囑其服藥後溫覆取汗

者佐消化之力而今當其榨取發售之際塵埃或混之病菌時雜之故又與畜舍密其容器常不可不淸潔也凡各種之病菌逢於熱乃死滅是以多煮沸然後發售者坊間所謂消毒乳或殺菌乳者是也但乳汁中之蛋白質及釀酵素其性甚脆弱今加之以高熱或分解或死滅而失其滋養同化之本能矣則爲防病菌之害併又損害其滋養之効所謂矯枉而折者余未知其可也然則如何而可乎蓋熱之須不害蛋白質及釀酵素之本能宜以攝氏驗溫器六十度乃至七十度爲限而各種病菌亦逢其熱十五分乃至三十分時而概失其毒性故用牛乳者宜加之以低溫長其時焉則滋養之本能不至損而病菌之害毒亦不爲累是爲最得其宜若夫代人乳以食乳兒者亦須加恤今以牛乳比人乳其成分有少差牛乳中之蛋白質及脂肪其量多於人乳消化亦稍劣而人乳中含所謂糖化釀酵素使澱粉質化成糖質者在牛乳則欠乏之今與牛乳於乳兒宜矯正其差使之近於人乳也其多則薄之其少則增之凡生後二月之間加牛乳以水其比一之三自四月至六月則一之二自七月至八月則一之一自八月至九月二之一至十月初用純乳且常可加之以少許之糖也其量牛乳五勺中以加糖一勺爲可若夫體質之强弱疾病之有無宜諮之於醫而後處理欲消其毒亦可加之以低溫如加高熱長煮沸不惟無滋養之效其

亦爲之交互而相反左面神經則蔓延於右支右面神經則蔓延於左支故左癱者其病在右神經也右癱者其病在左神經也十二對神經自第七對以下皆起於此部第十對迷走神經雖生於小腦而亦出於此　至於功用與脊髓同具反射之能力（詳脊髓生理）又能傳腦之命而達之於脊髓而其特別功用則主司呼吸關係生命凡肺體之呼吸心臟之翕張血管之脹縮食道之運行無一不管領於此三腦雖傷猶可生活此部一傷人即立死試以針少刺之血內必多糖質其症如消渴蓋內腎導糖之功已失故也一針之微其影響猶如此况真傷乎若此部經風經熱則人必病其經風者即傷寒論之太陽經症也其經熱者即夏月之急痧立仆症也故天之生人必爲髮以護之雖勞力之人作苦於赤日中必爲凉帽垂其後簷皆所以護此部也

映溪草堂筆記

論牛乳

牛乳之有功於人身滋養固矣而用之有方苟不由其方不惟無功而有害焉夫牛乳主成於蛋白脂肪少許之鹽類及水且含二三所謂醱酵素前者爲滋養之素後

服之果徧身得汗小便清長三劑而寒熱止四劑而咳嗽除胃口大開神清氣爽復診舌白漸化脉轉靜細改用調中理肺藥以善其後云夫以四月餘之病竟收效於數劑之間謂非醫家之快事乎

莊君藹然張堰北鄉寒字圩人也年屆半百體氣素强今春三月初患鼻衄症傾盆盈碗所去頗多醫投清凉止血之劑仍淋漓不斷更醫恐其虚也補以黄芪其衄彌甚因遣其族弟速余診治適余在乍未回明日始泛舟往視診其脉弦洪緊數剛勁無倫面赤心煩不得安睡詢之少時嘗有是症已數十年不發故向來不敢飲酒去冬無意中購服葡萄酒數瓶今春遂發此證其爲酒熱之毒迫血妄行上沖於腦腦中接血太多從微絲管迸裂而出可無疑義必須釜底抽薪峻瀉血中之火庶足以殺其炎上之威若但以清熱凉血猶不啻揚湯止沸恐終無濟也處方以犀角地黄湯合三黄湯加入生錦紋四錢另以青麟丸早晚各吞服三錢一劑而便下二次鼻衄遂止再劑而衄不復來起居仍舊步履如常矣復診以養陰清胃調理之計其效驗之神眞一劑知二劑已者也然非大黄之功曷克臻此

張堰姚介三部郎平生素嗜茶水患停飲症已有二十餘年之久發時嘔逆吐水傾囊而出今則年逾半百氣分有虧愈發愈勤發必臥床多日委頓不堪乙巳仲冬其

病復發因飛刺速余往視診脉兩手均細小舌苔厚白而膩心中泛泛飲食不思此症全因眞火虛微不能化水水邪汎濫得陰寒凝滯而成金匱謂飲邪以溫藥和之正與此合方用苓桂朮甘湯去甘草以蒼朮易白朮復加入附子煨薑半夏陳皮澤瀉吳萸益智藿梗等辛溫滌飲之品連診三次率由舊章出入加減大致不外乎溫理一途從此胃納漸開日增佳境姚君問善後之法湯與丸藥孰勝余謂停飲由積水不化丸藥較湯劑爲優乃就原方略爲變通參入溫補之品爲丸藥以與之聞丸藥已服過三料至今不發

有湖廣人羅某者開設麵館於半巷鎮其妻於乙巳秋間產後血氣淤滯寒濕停留致面浮足腫欬逆納呆時或便溏殊形委頓夜間不得平臥臥則氣逆愈甚必起坐而坐後已三月間因延予診治脉象細濡舌苔色白憶讀醫報麻黃附子爲治浮腫之聖藥今與此症恰相吻合正可援例引用方爲附子麻黃桂枝乾薑白朮帶皮苓防己砂仁穀芽半夏陳皮等味服七八劑後腫略退氣略平然未能十分見效細思之知病與藥應而病重藥輕故驟難達其目的仍原方加重其分兩附子用至三錢麻黃八分乾薑一錢五分桂枝改爲猺桂一錢五分他藥稱是凡診視五次而得全愈焉

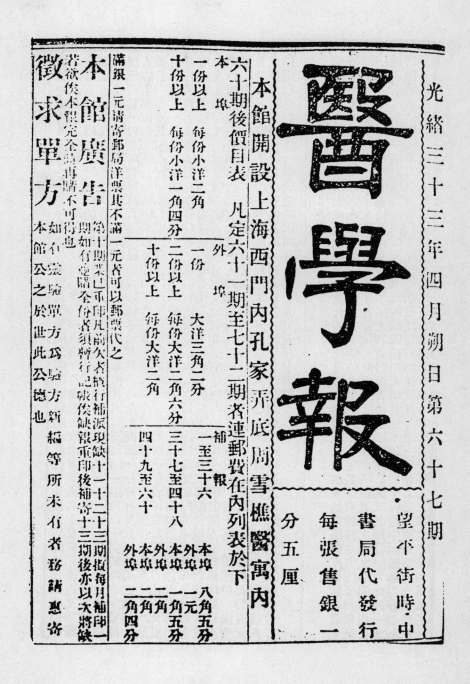

光緒三十三年四月朔日第六十七期

醫學報

望平街時中書局代發行
每張售銀一分五厘

本館開設上海西門內孔家弄底周雪樵醫寓內

六十期後價目表　凡定六十一期至七十二期者連郵費在內列表於下

本埠	一份以上	每份小洋二角
	十份以上	每份小洋一角四分
外埠	一份	大洋三角二分
	二份以上	每份大洋二角六分
	十份以上	每份大洋二角

補報	本埠	外埠
一至三十六	八角五分	一元
三十七至四十八	一角五分	二角
四十九至六十	二角	二角四分

滿銀一元請寄郵局洋票其不滿一元者可以郵票代之

本館廣告

第十期業已重印凡前欠者概行補派現缺十一十二十三期按每月補印一期如有遺購全份者須暫行記號俟缺報重印後補寄十三期後亦以次將缺若欲俟本報完全時再購不可得也

徵求單方

如有經驗單方爲驗方新編等所未有者務請惠寄本館公之於世此公德也

通俗報簡章

使婦人野老略知文理者均即地方自治及東西國悉法取其簡而易行者聯電同志幾而可益社付之神智但欲人以上務使每宗閱石一份各石一一份使其家人婦子閱月繳足○一費成 本報辦分任義務者務使閱報施間鄉鎮均希發成○一發用足矣凡房屋生財主筆等均門內醫學報館爲辦事處如屏 夏琅雲 楊月如 姚月交一元分五月繳足○一一元逐月於初一日收取在外則用○票爲憑○一招股之

一宗旨 本報爲學界同人所組緘陶錄國民爲宗旨○一內容 者論能領解爲度所載新開以極有關係等所殺學德分地文地理地質博物多人分門演錄○一發作 本報月者通人民年閱此報必須多爲訪導中人以下或南家合看或四家合有有提借社付○一集股 擬先集股法費啟者必多請分三類一願人之日益推廢應社付之程及高同入發擬延司帳一人僕人一名可收支開盡義務不分開支如有節除酌請發有贊成之人即請投兩該報館○股論墳 姚孟益 周字標○附招股無論城鄉村鎮本埠外埠均可入時埠者請按期寄來○一收取股洋股期以四月底爲止准於五月中出報

以開通社會普及教育破除迷信鼓吹自治說次政治次學術次工發者用淺近文字務而從爲普通人民所不可不知者所教政治衛生縣史宗教等所載工發以改良農工務出術期每期一張售錢十文於附者所發無之人擬聯合各付付友分任勸導之義務中均可經售之人均有折加凡學界中人均請在百元爲一百股每股銀五元月繳一元五者者二編任勸導附報者三願述動各會員日的達無論城兩租界本埠外埠各州縣各報等事每月工資飯食雜用估計銀二十元尉○一經理 現由周雪機爲經理即以西起人 囊說瀾 兌子英 圓紹伊 呆少章程 一集股五百元作一百股每股五元○一於五月初一起每股收洋一元以後四即以本館緒發之收條爲憑至第五次收洋

代售江陰醫會求本戒烟丸

戒癮易戒有病之癮難市上戒烟丸絕少計及此者茲江陰醫會創製特別求本戒烟丸係會友瑞箴若君主持其事集諸名醫朝夕研究而成計分十種仿葛氏十藥神書之例以十干定名各就體質立方按症用藥統治者甲字丸陰虛者用乙字丸陽虛者用丙字丸遺精滑泄者用丁字丸咳血咯血者用戊字丸淋濁者用己字丸搭識服諳者用庚字丸便血痔漏者用辛字丸脾泄腎泄者用壬字丸休息久痢者用癸字丸此與一方通治者大不相同所有成癮原因癮來現象凡與烟癮技相密切者無不該括於十種之中而確無焉非烟灰等擬雜劑已驗戒多人卓著功效服丸與吸烟一樣起居動作飲食溲便一切如常毫無流弊所有詳細情形另有[illegible][illegible]一[illegible]仿單一紙取閱使知有志戒烟者請即函告本館可以代購甲字丸定價大洋五角其餘乙丙[illegible][illegible]丸[illegible][illegible]定價大洋一元[illegible]丸[illegible][illegible]不同以分兩[illegible][illegible][illegible]

論說

醫學通論之緒論（續）　做絲血管功用說俟此篇畢再續

寒暑變而成春秋。日月變而成晝夜。生土質變而成老少。養炭氣變而成呼吸。凡據附於地球上者。無一年一月一日一時一分一秒有不變之勢。而最不知變。最不欲變。必迫於天時人事。驅之使不得不變者。實惟中國之人。自通商以來。東西各國挾其政治學術工藝。以與中國戰。固不獨船堅砲利也。然三十年前。惟變而之船砲。復見土貨日絀。金錢外溢也。二十年前。乃變而之工藝。然哲學科學不發達。則工藝無自改良也。故近十年間。乃變而之學術。然代議自治。尤爲內政之綱也。故比年以來。又變而至政治。此中國進步之一定時期也。

然一時期中。保守派之與進步派。其相爭必極烈。保守派曰。吾中國神聖相傳。何必師夷法。進步派曰。大勢所趨。豈容獨異。及其究竟。則保守派無不敗。進步派無不勝者。此又中西之公理也。

然當其相爭之時。保守派必前仆後起。覆轍不知鑒。屢敗不知悔。進步派之對付必漸衰而漸勝之而調停其間者必曰此非外人之學然也吾國固有之於是剌取經傳中一二可以傅會語謂古人已先我言之初必曰以中學爲體西學爲用繼必曰取彼之長補我之短迨保守派浸淫其說蹉蹶其間則亦合同而化悟其不我欺且恨見之不早矣此又中國新舊相爭之通例也

故工藝學術政治其類萬殊其新舊相爭則一例其新勝舊敗也又一例今且駸駸乎及醫界矣夫中國學術之程度以醫界爲最低中外衝突之潮流以醫界爲最後而革新之希望亦以醫界爲最難以改革醫界之時期而論猶咸同朝之工藝甲午前之學術戊戌年之政治也雖一二熱心早智之士窮年累月連篇長舌嘵音瘏口昌言改革知反對之派必居多數試縷述之

一曰混沌派人生百事唯知[illegible]利世界學術唯知醫學醫學之中唯知方藥窮則走方賣藥達則與[illegible]以此類之人而期其進步當以醫林中幼稚者處之

二曰保守派參中醫頗有根柢其間亦有閱歷但交通殊少一得自矜其言曰中醫自黃帝以來已數千年各科具備何病不治[illegible]

議論。僕於工藝界學術界政治界聞之已數十年。今各界此數已日少矣。知醫界當繼之而起。

三曰桑榆派。其神經非不靈也。其議論非不達也。於進步派之言。亦初不反對也。但有兩種觀念焉。一則其門如市。即墨守古法。亦足以溫飽而澤後嗣。不必他求也。一則中醫之學研究已深。雖擁皐比而稱醫師。可無愧色。若更求新學。則轉將退而就弟子之列。所不屑為也。此等見解。最為新學之害。而亦萬不能期以進化者也。幸其暮氣已深。必待其死而後已。

四曰皮相派。非不知東西醫也。但斷不肯瀏覽其書。其言曰外人之所長。特解剖耳。恃刀針耳。若臟腑之深奧。氣化之精微。則軒岐之留貽。斷非西人之所能夢見。故中醫之所短。特外科眼科傷科等耳。於內科無與焉。此等議論。實為改革史中最古之反對派。今則醫界中尚有極大之勢力。

五曰冥頑派。非不知進化之趨勢也。而有自慰之見解焉。甲之言曰。醫之為學。非工商比也外國工藝製造在本國而銷行可徧全球外國商人足跡限租界而灌輸可及全國若醫則必診斷而後可施治其人數既少就令日不暇給斷難一網打盡也乙之言曰西醫之來者未必皆上駟又未必定勝華醫也丙之言曰西人之居處服食無一不昂則診資亦必昂吾以廉資待之可矣丁之言曰西人足跡多在租界不能至內地也即能至內地亦不能徧內地也於中醫之生計妨碍猶少吾何爲望風降附之此類之人目光最短實爲華人之眞相不至山窮水盡斷不能幡然改也數十年來利權之喪失皆此等見解爲之

六曰鄉老派其言曰世界各國皆有國粹國粹不張國乃滅亡靈樞素問傷寒金匱者中醫之國粹也今舍此而他求於人爲漢奸於學爲忘本吾之信中醫者愛國故也此等議論同於鄉老最爲似是而非蓋世界交通無不愛國無不求學凡號稱國民而留學各國者世界公例也蓋學與國異必兼精他國之學而後能保其國故世界各國其疆土異其語言異而學術則公且同

未完

神經生理

神經者。日本名詞也。舊譯西書作腦氣筋。後作腦筋。計頭面共十二對。兩兩對列。神經之起。始於腦之灰質中細胞。以細胞爲中樞。以白色絲爲傳達線。然神經之絲。皆白質而無灰質。（此全體闡微說日本生理學則言白質在外灰質在內與脊髓同未知孰是） 細胞形如星。膜軟且薄。中容稠粘液。有神經絲縱橫屈曲起於其中。間亦有核。核亦有仁。或一或二。外有突起之小粒。此類小粒。亦有與他細胞相連者。兩細胞間。有中樞神經。一切神經。卽於此起。 神經爲光白如銀之絲。散布全身。雖有互相貼近者。然各司其職。絕不相混。 其形甚細而長。有薄膜圍之。東語曰西尤蘭氏鞘。鞘有縊節。曰拉皮愛氏節。節有結束。更圍以白色絲之膜。曰軸索。軸索外更有膜圍之。曰髓鞘。與脊神經交感神經之組織略異。今將十二對神經列表於左。

	神經名	發起處	經行處	功用
第一對	嗅	大腦前葉下面共三本	穿羅篩骨孔分布鼻內	司嗅覺
第二對	視	大腦後結共二本	由蝴蝶骨眼球	司視覺
第三對	動眼	大腦四房底	由馬鞍前角至眼外直肌分上下	司眼肌運動
第四對	滑車	大腦四房上	由馬鞍後角入眼窩至眼上斜肌	同上
第五對	三叉	腦橋左右延髓共前後兩本	此對最大經行處最多	能運動知覺味覺
第六對	外旋	共淺深二本（淺者延髓 深者大腦四房）	由馬鞍後角入眼窩至眼外直肌	司眼肌外轉
第七對	顏面	延髓旁	分布顏面	司面肌運動分泌津液
第八對	聽	延髓上側	內耳	聽覺
第九對	舌咽	延髓上有深淺兩本	舌咽頭	味覺　動舌
第十對	迷走	延髓上側	由頸而下至心肺腹部經中最長者	知覺運動
十一對	副行	延髓下部	頸迴管胸鎖柱馬乳肌	運動
十二對	舌下	延髓橄欖塊	由下牙床入舌	運舌

神經有本末。其本曰中樞神經。其末曰末梢神經。末梢神經短而銳。且甚敏。有知覺之能力。而傳之於腦。神經有二種能力。一曰運動。則由腦傳令而出者也。一曰知覺。則由末梢經稟告於腦者也。但知覺運動。各有一神經司之。故斷其知覺線。則此部之知覺失。而運動猶如常。斷其運動線。則此部之運動失。而知覺如故。傳痛之理。多在末梢神經。然其知痛也。又在腦而不在末梢。然腦雖知痛。又覺其痛所。必在末梢、假如擊肘。則痛所必在第三四指。以三四指之知覺線。行於肘也。假如截去其手足。則痛所似在已截下之手足內。而不在所截之處。亦一貫也。　由是觀之。五官中何處有病。即可知何神經有病矣。

生殖器新書　續六十五期

喇叭管

喇叭管亦名輸卵管。卵珠之舟車也。凡卵珠入子宮。必經由此管。其外連子宮。其內貼卵巢子宮之左右各一。長約三寸。管下有韌帶承之。其韌帶亦由卵巢至子宮。此管較韌帶略長。一端大。一端小。其內如管。大端通卵巢。其口亦大。小端通子宮。其口亦小其大端之形作五指開挙之狀曰翦綵此物功用專爲輸卵入子宮故蓋卵珠成熟如瓜菓之能自落方其落時不齊自卵巢逃出而翦綵實盛之此管能時伸時縮試剖此管內有形如頭髮之細絲布滿鄰近子宮處此絲之性能蠕動如小虫時伸時縮喇叭管之伸縮蓋細絲爲之也卵珠墮落翦綵中管即竪起翦綵能伸開抓住即依此伸縮之性逐漸而運至子宮如水中波浪然平低起伏卵落翦綵後即不能復還卵巢而通子宮處之管又能拒外物故卵入子宮亦不能復還喇叭管而子宮各物亦無一能入喇叭管者方卵入翦綵時此管之縮力甚大同時子宮亦因其縮而爲之漲大此時通子宮之管亦因縮而閉及逐漸運至子宮相近處其口始因伸而開而卵乃入子宮矣

凡婦人春情過盛卵巢激動亦有流質生出由此管流入子宮易令本婦春情不能自制若此管有阻致流質不能通流則卵巢有生瘤生癬及鼓脹症

此管伸縮之力弱即不易成孕而所以致弱之原因每由於交合之頻春情之盛則管每能伸而不能縮而全體亦爲之弱矣妓女之難於受孕由此故也若本婦絕無春情則管即能縮而不能伸久而久之其功用亦易失其人亦衰弱多病

亦有伸縮力弱致卵珠之運動極緩者則未入子宮時卵珠已敗壞此卵即

[illegible]無用壞卵留此管中不出易令閉塞而卵巢於是有生炎等症有[illegible]腹生虫者以此故者　此管閉塞可以相當之銀針通之但針外須爲銀管刺入子宮然後由子宮通其管須有精巧器具耳

內經八字圖表說

東臺府鴻恩大來氏編輯

總論

內經一書爲醫學之鼻祖撮其大旨不外乎標本勝復太過不及八字而已知標本則知六經之傳變知傳變則知治法而傷寒溫熱之症可無遺矣知勝復則知六氣之主病知主病則知治法而雜感內傷之症可無遺矣知標本知勝復尤必知太過不及而凡症體之虛實亦可無遺矣如是則症無不具治無不備天下豈有無治之症哉後人不察恐以此八字者託諸天地運氣而言以爲天有是氣人卽有是病於是見道愈遠求道愈難此一誤也又有矯其誤者以爲運氣不足憑而不講夫五運六氣化而爲五臟六腑醫者不講運氣可不講臟腑之理乎此又一誤也嗚乎二千年來醫學缺點皆在於此醫學不昌亦由於此孟子曰萬物皆備於我天地者萬物之橐籥也天地既備於我身則云天地可云我身亦可云我身卽天地亦何不可吾敢得而斷之曰內經以外無醫書標本勝復太過不及八字以外無內經自內經以下諸書雖舉如仲景猶未免有不合時宜之處下此更無論矣存參之可也採擇之

可也用其意焉可也然究不若內經之包括無遺也

六經標本症治表

太陽症　內經云太陽之上寒氣治之中見少陰寒氣本也少陰中也太陽標也又曰太陽從本從標從標本者有標本之化也又曰太陽爲開又熱病論曰傷寒一日巨陽受之其脈經頭項循腰脊故頭項痛腰脊强傷寒論曰太陽之爲病脈浮頭痛項强而惡寒　按太陽主一身之表六經中最外一層表中備發汗諸法

陽明症　內經云陽明之上燥氣治之中見太陰燥氣本也太陰中也陽明標也又曰陽明不從標本從乎中見從中見者以中氣爲化也又曰陽明爲闔又熱病論曰二日陽明受之陽明主肌肉其脈俠鼻絡於目故身熱目痛鼻乾不得臥傷寒論曰病有太陽陽明者脾約是也本太陽病不解太陽之標熱合陽明之燥熱以致之津液爲其所灼而窮約正陽陽明者胃家實是也燥爲陽明之本氣無中見溼土之化而實有少陽陽明者發汗利小便胃中燥煩而實大便難是也少陽之上相火治之少陽病誤發汗利小便則津液竭而相火熾胃中燥實而大便難矣言陽明病雖有三者之分而其爲胃家實則一也　按陽明本燥而標陽其病主裏表中備攻裏諸法

少陽症　內經云少陽之上相火治之中見厥陰相火本也厥陰中也少陽標也又

曰少陽從本又曰少陽爲樞又熱病論曰三日少陽受之少陽主膽其脈循脇絡於耳故胸脇痛而耳聾傷寒論曰少陽之爲病口苦苦從火化咽乾火勝則乾目眩風火相煽則眩也柯韻伯曰口咽目三者不可謂表亦不可謂裏是表之入裏裏之出表處所謂半表半裏是也三者能開能闔開合樞機之象又少陽病脇痛以脇居一身之半故脇爲少陽之樞岐伯曰中於陽則下少陽少陽病往來寒熱玩往來二字卽得樞機之趣　按少陽居表裏之界所謂陽樞也表中備和解諸法

太陰症　內經云太陰之上溼氣治之中見陽明溼氣本也陽明中也太陰標也又曰太陰從本又曰太陰爲開又熱病論曰四日太陰受之其脈布胃中絡於嗌故腹滿而嗌乾傷寒論曰太陰之爲病腹滿吐食自利不渴手足自溫時腹自痛

按太陰溼土純陰而主寒表中備溫補諸法

少陰症　內經云少陰之上火氣治之中見太陽火氣本也太陽中也少陰標也又曰少陰從本從標又曰少陰爲樞又熱病論曰五日少陰受之其脈貫腎絡於肺繫舌本故口燥舌乾而渴傷寒論曰少陰之爲病脈微細但欲寐柯韻伯曰少陽爲陽樞少陰爲陰樞樞機不利故欲寐與少陽喜嘔嘔者主出陽主外也寐者主入陰主內也喜嘔是不得嘔欲寐是不得寐皆在病人意符而得樞機之象如此又云但欲寐卽是不得眠然但欲寐是病情乃問而知之不得寐是病形可望而

知之欲寐是陰虛不得寐是煩躁故治法不同

按太陽本寒而標熱少陰本熱而標寒其病或從本而爲熱化或從標而爲寒化標本寒熱不同居太陰厥陰之界所謂陰樞也表中備寒熱並立法　未完

新智識（十）

發明靈魂之重量

字林報云美國末西邱塞省有醫學博士五人已費六年腦力研究人體之靈魂是實是處得其報告謂五人中有名藤根末道爾衛者宣言曾用精慎之法研究人體靈魂並考察靈魂在人體內出入有何物質可以試驗茲經驗出人之靈魂約重一兩此法在人當將死未死之前用至準之天秤以較量其重輕業經試驗三次在一分鐘之前後此屍身竟輕一兩之重量惜該醫生尙未驗出靈魂究係何物惟知與人體之輕重確有關係云

電光醫病

奧京某醫士攷人之病有可以熱水浸之而愈者至電光之入身尤較熱水爲速熱水之浸可至二百度與三百度今則電光蒸之熱度加高其用更神法德英美諸國已通行矣

驅蚊奇法

疫病傳染大概出於蚊蟲近美國一女子論驅蚊之法曰余所居地蚊蟲極多余懸

試而得一法凡身穿黃衣時蚊卽不近余身有格致家亦於多蚊處設紗幕入夜蚊集幕中蚊性夜出日匿故特置各色紗匣於幕內以供晝時之藏匿而暗藍色之匣藏蚊最多黃色之匣蚊不入之數禮拜歷驗不爽且知蚊所喜之色暗藍爲最深紅次之又次爲棕色紅色黑色青灰色綠色妃色白灰色與白色而所惜者獨一黃色於是有人驅蚊則用黃色多蚊之地衣黃色衣懸黃色帳及黃色窗帘捕蚊則於室中用藍色匣蚊於天明時恒匿於中收而滅之易如反掌於是蚊之勢力可少衰矣

銅能避疫

中國於醫藥各方有知其然而不知其所以然者如霍亂症嚼銅而愈以銅能殺微生物也如銅之顯粒消化水中能去植物微蟲又如以銅勺盛水食之可避傳染瘟疫故人食水能加銅質少許最善然亦不可過多

人性之研究

法國生理學家近著一書曰人性之研究大致謂肉體之中他日有大進化如腸之過大發爲各病之源而最有害於人類之發達物類之慾情在他人觀之得知其爲可危之事而爲之者率不識不知深陷之而不悟若夏日之蟲自陷冰塊中或投火焰上終必斃而後已此等缺點爲肉體上精神上之缺點俟科學進步與自然之進化則自消滅其次卽疾病老衰死亡是疾病一端徵諸學病理學有進步患者必日稀老衰亦爲疾病之一種綜合各種原因皆變更網膜之硬質而成然亦有避之之法若是則人類可得百年或百五十年之長命矣

光學厚生

植物之茂盛全恃日光近有人用阿山德里尼燈其光與日光似以分光鏡試之誠然如有植物以此燈照之使永不見日光其茂盛亦與飽受日光者同或以紅蘿蔔數枚一置日光中一置燈光中其夜得燈光者之茂盛較於昔得日光者加倍試之豆類其雜燈光者已開花兒莢而僅得日光者則尚無蓓蕾也以上乃美國大植物家所研究至人之居宅亦宜常有日光於衛生獲益甚大

衣服利用

近時之衣用法蘭絨冬時令身氣不散夏時能令收汗不速散而生冷否則棉布勝麻布因傳熱慢而能收汗也衣服用黑色其收放熱較甚於白色夏時穿黑衣較白衣更熱冬時穿黑衣較白衣更冷大抵淡色衣服令人更精神耳

電熱煏木

英國格致報云近得新法用電氣煏木使乾因凡作木料器具必俟乾後方可用令以電氣吸盡水質一面灌藥料於微隙中可使木堅固異常云

陷阱植物

植物中有天生最奇之陷阱能捕鼠者美國奔邦大學校植物院有各種食肉之植物其一種名膽瓶草者能捕鼠當開花時形如膽瓶上有蓋尋常蓋啟鼠入其中食瓶內流質則醉旋蓋下刺鼠之背恒不得出且未幾鼠之皮肉盡消化矣此種食肉植物熱帶下多有之小者能捕蠅蝶之類惟養之極難移種後不如野生者之強健

光緒三十三年四月望日第六十八期

醫學報

望平街時中書局代發行每張售銀一分五厘

本館開設上海西門內孔家弄底周雪樵醫寓內

六十期後價目表 凡定六十一期至七十二期者連郵費在內列表於下

本埠
一份以上 每份小洋二角
十份以上 每份小洋一角四分

外埠
一份 大洋三角二分
二份以上 每份大洋二角六分
十份以上 每份大洋二角

補報
一至三十六
三十七至四十八
四十九至六十

本埠 八角五分
外埠 一元
本埠 一角五分
外埠 二角
本埠 二角
外埠 二角四分

滿銀一元請寄郵局洋票其不滿一元者可以郵票代之

本館廣告

第十期業已重印凡前欠者概行補派現缺十一十二十三期如有愿購全份者須暫行記帳俟缺報重印後補寄十三期後亦以次將缺若欲俟本報完全時再購不可得也

徵求單方

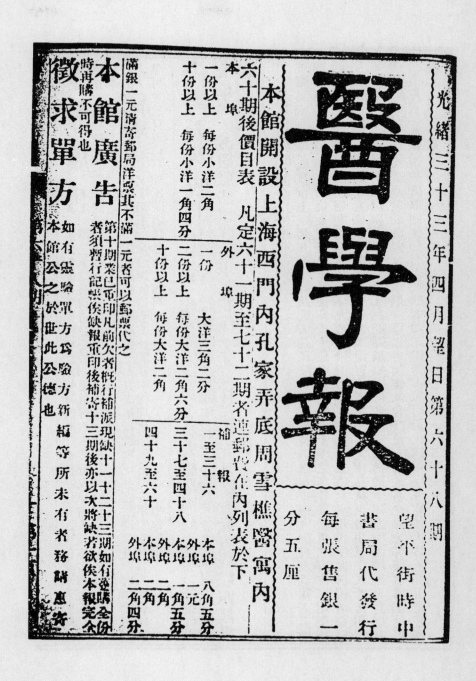

如有靈驗單方爲驗方新編等所未有者務請惠寄本館公之於世此公德也

本館廣告

通俗報館章上期已登之本報并將所印章程隨報分送現在交來入股單已得三十餘股尚希熱心於開通社會者入股贊成早將入股單寄來至本月底截止

前登舉慈錄章程閱者均以爲極要緊但擔任經紀者尚少切望會員非會員協力贊成爲盼

介紹理化教習

茲有陳君金華者年三十許去年在數理化專修學校蒙日本理學士山形秀治郎教授卒業長於算學物理化學堪充高等小學堂教習人極幹練和平可兼充管理員有願延請者請貽書本館可也

醫學報館啟

代售天然戒烟丸啓

此丸能絕一切老癮大癮及因病之癮并能戒通體有形之病癮無形之心癮能令氣血復元精神倍長念天減盡服法俱詳仿單每瓶洋一元每打洋十元凡購一元可戒癮四錢批發另議

代售江陰醫會求本戒烟丸

戒癮易戒有病之癮難市上戒烟丸絕少計及此者茲江陰醫會創製特別求本戒烟丸係會友瀏蔗若君主持其事集諸名醫朝夕研究而成計分十種仿葛氏十藥神書之例以十干定名各就體質立方按症用藥統治者甲字丸陰虧者用乙字丸陽虛者用丙字丸遺精滑泄者用丁字丸咳血咯血者用戊字丸淋濁者用己字丸痰滿脹痛者用庚字丸便血痔漏者用辛字丸脾泄腎泄者用壬字丸休息久痢者用癸字丸此與用方通治者大不相同所有成癮原因癮來現象凡與烟癮故相密切者無不該括於十種之中而確無馬非烟灰等攙雜刻已懸戒多人卓著功效服丸與吸烟一樣起居動作飲食溲便一切如常並無流弊所有詳細情形另有章程一冊仿單一紙取閱便知有志戒烟者即請函告本館可以代購甲字丸定價大洋五角其餘乙丙等丸九種皆定價大洋一元藥丸貴賤不同以分兩輕重分之有癮一錢者購藥一服癮多加倍

一

論說

醫學通論之緒論（未完）續上期

七曰胆虛派。其言曰。中西之人。服食不同。體質不同。他若習慣性遺傳性。亦無一相同。故黃連龍胆。中醫之寒藥也。而西醫以爲補。人參毛燕。中醫之補藥也。而西醫以爲無用。故西人宜西藥。華人宜華藥。且西藥尚覇道。其藥力猛。其殺人也易。華醫尚王道。其藥力善。其僨事也難。與其學西醫。不如學中醫。此類議論。最合於富貴家性質。

八曰望洋派。其神經靈。其智識早。而才力苦不及。短於科學則闕其書。難絀於財力則購其器。難其病名症治。既絕異則參觀互考也難。無名師益友之討論。則引繩批根也難。不善東西文法德文。則不能達高深之程度。一知半解。必不可易言改革。則未有不望洋而歎者。

有此八派之人。合而爲阻力。則欲醫學之進步。尚不知其何日也。然而僕竊有一言。敢爲醫林正告者。中醫之所以能自立。恃民智之不開耳。恃外醫之數少耳。不覩失新政乎。凡肄業於外國醫學堂者。則有舉人進士之出身。而中醫無之也。其可危一。凡各省醫學堂。其經濟完足者。必研究東西醫。以外人爲教習。其可危二。凡各省軍醫學堂。其要緊治法。無不純爲西醫者。其可危三。醫家之言生理。尙不如初等小學生。凡學堂教員。聞陰陽生尅司天運氣等談。無不引爲訕笑。故滬上學界中人多樂就東西醫。而不願延中醫。其可危四。不觀牛痘乎。通商大埠土法之種痘者。業已絕跡。倘西醫種子傳播益廣。能保中醫一道。不如商埠之土法種痘乎。其危五。教會所設之醫院。施醫給藥。其匯必滿名城巨鎮。無處無之。倘漸推漸廣。凡教士所至之處。卽爲西醫所至之處。其危六。易有之。履霜堅冰至。早知之士。不能不大聲疾呼。爲未雨之綢繆也。

然改革醫學。有治本治標之二策焉。何爲治本。曰多派留學生。分赴歐美日各國學其最新之醫學。學成而歸。以爲改革之先導。次則多設醫學堂。必中學卒業生。始准入學。卒業給憑。方准行世。然其收效。必在數十年之後。非吾儕之力所能爲也。處今者過渡之時代。則亦不能不爲過渡之辦法。是當相醫林之程度。定改良之次第不苦之以所難而誘之以其易則舊學醫者日無不樂改良矣請言治標之略。

一先改形式而後其精神也。西醫之於病。有診病器焉。有治病器焉。其診病者若寒暑表聽病筒量氣尺顯微鏡喉鏡拍聽檢尿器類是也。其治病者以外科眼科婦科爲最繁。其屬於內科者則惟空針水筒電匣等。購置極易。中醫則切脉望舌外。無餘事焉。即此診病之時。優劣已分。凡略有智識者。已無不嫌華醫之略。喜西醫之細矣。宜於各醫會中。先爲陳列所。凡西醫有一器具。無不陳列其中。標明價值。以待醫林之購辦。爲傳習所。凡一器具之用法。聘精於此者反復詳言之。約一二月可畢。則數月之後。中醫形式可先行改良矣。

一先求溝通而後判其優劣也。今日之中醫。固不可不急於改良。然必欲其迥異本國之醫。則五洲各國斷無此理。是宜採西醫之長。補中醫之短。然中西醫理。其稱名異。其論理異。其用藥又異。幾如風馬牛之不相及焉。醫林之所以不樂參觀者。以其於中醫毫無裨益也。假宜於西醫之病名。一一臚列。其病理病狀與夫遞及之症。辨療之法而後以病狀分類考其所有種種之原因假如頭痛一項有血虛血積水積生癖等病理則亦分類詳言之較之陰陽五行等迂腐之談似覺信而有徵也（不佞於前年醫報中曾有診病要訣之作即此意也惜未能畢其業願同志賡續爲之）中外相通後將中西醫優劣爲之一一比較而平心論之則醫林中人未有不擇善從者矣。

（未完）

生殖器新書（續） 子宮病理 續六十六期

子宮炎症 炎者紅腫痛熱之謂也人體各部皆有此症

定名 子宮炎症可分三等 一曰子宮內皮炎 二曰子宮頸內皮炎 三曰子宮內皮及子宮頸內皮俱炎又有新舊二種新炎歷久不愈則變爲舊炎三者皆有之

新炎病原 一受傷或跌打損傷或男子陽具過偉 二經行時外感風寒 三體質虛弱血行無力 四有因疔毒而起者 五房事過度 六經閉不通則血積於子宮 七血分有毒如痲痘斑疹每易累及

新炎病狀 陰具腰腿骨盆等處俱痛而重墜 陰道熱如針刺 二便頻數而不爽 四五日後則有白帶流出甚則八日後并見赤帶 按之如鼓而痛 子宮亦重而下墜 亦有兼泄瀉者則侵及直腸神經也 流出之帶或酸性或鹼性酸性者由於陰道其鹼性者由於子宮亦有因流帶過多致腿腹戶口奇癢而色紅者亦

有擦破而奇癢者并有周身發癢如瘖痦者

新炎內狀　以指探之覺子宮質硬宮頸腫脹按之則痛宮體略大而隆以照鏡窺之亦有水腫者色略紅中有蛋白形物由宮口流出若于宮頸內衣炎則此處精液管最多白帶即極多死後剖割其肉皮汁料核脹大綻有稜角核口亦腫大與努肉潰爛同亦有變硬如繭者微絲血管亦變大如小努肉潰爛情形外則子宮口如嘴唇翻出與陰道皮相摩擦易致日久不能愈所流白帶多毅而厚有時赤色

新炎辨症法　與此相似大約有三種一統膜炎二骨盤連網炎三陰道炎但前二症則重於此必惡寒而有壯熱此則無之骨盤炎少腹即痛統膜炎無白帶皆易辨惟陰道炎則輕於此必內查而後可決此等病症一月許能自愈惟有妊娠則其愈較難

新炎治法　此症治之頗易但亦須善自衛攝切不可經風受寒食物更宜清淨凡難於消化者忌之　用藥則莫善於鴉片或服鴉片末一釐七三點鐘一次或用嗎啡箭射均可治其炎大便極結者輕瀉之　腹部痛處可以胡麻子菊花煮爛及麥糠等敷之包以細布等十二點鐘一次兼用水筩洗陰道法一日三次　如用中藥以逍遙散為最宜凡當歸芍藥丹皮梔仁荊芥香豉菊花白芷車前等皆可用如見泄瀉則升麻葛根木香等亦可加入

腦病新論(四十)　續上期

脊髓神經之生理

脊髓者。腦之百官僕隸也。起於腦根。而終於腰脊骨。人身脊骨、共三十三節。而有髓者念四節。其髓貫各脊骨之中。兩端肥大。上端由腦帶。其外包裹之膜。亦有三重。其質同於腦。所異者。外爲白質。內爲灰質耳。脊梁前後有縫。其左右各半脊神經。卽由此孔出。　脊髓之灰質。深貯中央。有前後角。左右各一。前角之神經細胞大而多。後角之神經細胞細而少。其細胞皆有突起。前角突起入前根。後角突起入後根。

脊髓神經共三十一對。計頸神經八。背神經十二。腰神經五。荐骨神經五。尾閭神經一。(日本作荐骨神經六共三十二對、)脊神經之構造與腦神經畧異者。惟無西尤華氏輔耳。每神經一。俱有前後二根。前根司運動。後根司知覺。但既出脊梁後。則兩者混合。故脊神經知覺運動。皆有混合性。　其神經互相錯綜。成爲神經叢。分布各處。有腕神經叢一。由頸部下四對與背部上一對。結合而成。布於左右手。有腰神經叢二。其一由腰神經上四對。互相結合。分布臀與下體。其二由腰神經下一對與其下神經結合分布左右足。餘則各行其道。達於全體該神經之功用。爲受腦之命令。而達之諸部。受諸部之激刺。而達之於腦。前後根實分司之。後根司知覺。故能由外而告之腦。前根司運動。故能由內而傳之外。而又有反射之作用焉。何爲反射。不經腦之思索命令。而便宜因應外事也。其作用可分二種。一曰經常之反射。如肺之呼吸也。心之張翕也。胃腸之消化也。肝之釀糖與胆汁也。腎之排泄廢料也。凡不隨意筋之功用。皆屬之。一曰機變之作用。如光燄逼而目瞬。熱體觸而手縮。口之泌津液也。鼻之爲嚏噴也。咽頭之作咳也。凡如此類。皆屬之。他如學習工藝。則爲大腦與脊神經通力合作之[illegible]之絃管琴瑟。初習之幾於手足無所措。習之久而熟。則綽有餘力。不復經意焉。則又爲脊神經之事矣。蓋因應身外之萬事萬物。腦已甚發其繁。若人身各事。復大小鉅細。悉煩腦力。則更不暇給矣。故人身百體。皆爲神經。以各司其事。而皆有因應之令。儻苟非特別者。固不必盡行請示於腦也。故工藝一切。腦既習而能之矣。則付之脊神經而管理之。凡夫乘馬游泳等。均此理也。

內經八字圖表說（續）　東莞曾鴻恩大來氏編輯

厥陰症　內經云厥陰之上風氣治之中見少陽風氣本也少陽中也厥陰標也又

曰厥陰不從標本而從中見又曰厥陰爲闔又熱病論曰六日厥陰受之其脈循陰器而絡於肝故煩滿而囊縮傷寒論曰厥陰之爲病消渴氣上撞心心中疼熱飢不欲食食則吐蚘下之利不止　按厥陰以風陽爲本陰寒爲標厥陰爲陰極陰極陽生木中有火故不從標本而從中見表中備清火諸法

此總揭六經提綱也雖太陽亦有裏症膀胱者表中之裏有蓄血之辨如太陽證其人口渴煩躁不得眠脈浮小便不利水入即吐以五苓散主治爲膀胱蓄水症也其人如狂少腹鞕滿小便自利脈沉以桃仁承氣湯主治爲膀胱蓄血症也陽明亦有表症如內經所謂目痛鼻乾不得臥有爲陽明經病有未罷太陽已罷太陽之辨若兼頭痛惡寒項背強八八自汗脈緩以桂枝加葛根湯主治無汗脈浮以麻黃葛根二湯主治此未罷太陽之表也若無頭痛惡寒但見壯熱口渴以白虎湯主治此已罷太陽之陽明本經症也厥陰亦有寒症如傷寒論所謂病初起手足厥冷脈微欲絕以當歸四逆湯主治是也太陰亦有熱症如病入太陰之邪從陽化傷寒論所謂發汗後不解腹痛急下之以大承氣湯主治是也然提綱却不在是者蓋一切宜發表法備之太陽一切宜攻裏法備之陽明一切宜利解法備之少陽一切宜溫補法備之太陰一切宜寒涼法備之厥陰一切宜寒熱兼用法備之少陰此仲景傷寒論之六經與內經熱病論之六經不同立法宗旨不可不嚴也

（未完）

徐家匯高等實業學堂疫症記

徐家匯高等實業學堂於前月望後病疫傳染者數十人死者三人致停課兩星期亦可爲學界一鉅劫矣然各報攻其飲食不潔辦理不周則亦未免太過蓋疾疫之來其防禦之難十百倍於盜賊水火西國於防疫之策必火其居鏟其埠而訖無絕疫之良法何可爲該校咎該校校醫本有西醫柯克斯月俸頗鉅必欲歸咎則衛生一事本校醫之專責而無人及之徒以其爲西人亦我國習慣性也至病者漸多始延僕往診第一次爲三月二十日開方至十七八人二十一日再診開方至二十五六二十二日則紛紛回去者甚多而開方猶十七八人惟二十三日最少以病者皆送之回家也其症分輕重二種輕者喉痛發痧點而惡寒發熱也重者喉痛有白腐痧發後復壯熱無惡寒也僕之診治分疏風泄熱二法其輕者則以喉痺散清咽利膈湯加減以透發痧點爲事痧點既出以清其餘熱爲事方爲荊防象貝豉梔桑皮馬勃殭蠶黃芩等其重者則憑寒暑表用藥凡熱在華氏表一百零三度內用銀翹散加減以泄熱解毒爲事在三度上者加元參犀角生地丹皮板藍根等計內有極重者三人而死者一人死者曰楊斯盛嘉興人年約十七八二十一日診時手足厥冷而舌底熱度至一百零五度僕頗慮其危用銀翹地斛丹皮等治之至二十二日忽下利熱減一度兩手俱熱但神氣不甚佳至晚而逝蓋小腸胞膜炎而痧氣不得

外遂故也後至醫會研究其治法則會友言內熱重而厥冷且下利者其症殊難治陳蓮舫先生言亦然并據會友言今年喉痧與丑寅年略異丑寅年症可以瀉而愈今年則多自行下利者其死甚速云此外有方氏兄弟症皆重痧點已透而熱度極高若色鮮絳且有赤刺血熱斷難以犀角治之者皆滅更有陶姓者則死於病院中此在之症二十日午後僕往診視其症頗輕後此[illegible]變而至校醫所設之病院至二十三日而逝其症之反復傳變如何則不得而知也又有徐姓小者還家調治兼請中西醫皆不效而死平心而論此等疫症必欲十全爲上無論何等中西醫均無能任之者皆但以成敗論人則中醫西醫均不能免且留校還家及住病院均死一人無可歸咎也而以情節論則住病院者西醫每日必診治三四次且隨時可籌良法中醫則一日僅診一次而世之論者於西醫多恕於華醫多刻亦我國習慣性也至於校中衛生事宜非診時所能調查缺點所在則自習室與寢室不分著校役一日僅掃洒一次而學生一日中之痰涕菓實等則斷難時時打掃此則因該校開設已十年許此等制度未能詳悉調查但一成之後改良非易辦事人亦無如之何也然私家公立之學校類此者甚多未可爲疫症萌芽之據細揣各報之論其歸咎於掃帚人者均無原理之可言所畧以爲慈者校外三四十丈許有[illegible]

五底二十二日校中移病生在此宿是日風甚大甚移也又以馬車送之回傳於移居後之所診其病勢俱重於前楊君即以是晚死或者感受新邪乎但此係泰西醫之命且亦疫症之正當辦法惟某君云「今年疫症何以不起於他校而獨起於該校」是則亦有原理焉蓋疫症之起係久雨之後草木腐爛驟經烈日蒸提空中遂成有毒之微生物該校前後皆草地其以此歟然疫症之起無形迹無端倪不可思議該校不幸偶罹其災憫之可也責之不可也

紅痧症論

唐乃安

本埠發見紅痧症牽涉咽喉或者不察視爲喉症貽悞實多上月廿九日部入診商部高等實業學堂病假之徐生履中以鼈醫誤作喉症無可救藥遂致不起今其家屬及同居者均傳染焉且本埠傳染何日之間亦已不抄撥冗草此敬告同道並抱病者冀有以善其後焉

紅痧症之歷史　此症在一六七六年前皆誤以爲風痧日維醫家新害海晤氏苦心研究始定今名此症之媒由於一種微虫大概出於水空氣或食物中一入人身遂佈滿血分滋生不息旋遊行於病者之氣中汗中痰中外膚中遂入空氣其傳

藥力速而且大凡患此症者痊後收拾不淨卽數月以後此蟲之能力依然仍足爲患一八八五年英國倫敦此症盛行經醫士（開來氏）調査知得自牛乳中者我國素無此症自庚子聯軍入都歲秋（此症大都發於春末秋初）東三省直隸陡然發見死者甚夥想由聯軍沾染而來癸卯新秋本埠此症盛行卽向所稱爲紅痧症者是也惟並不牽涉咽喉而本年自三月中旬至今日凡患此者每與咽喉頗有重要之關係則較癸卯殊多差異之點此吾人所最當注意者然誤以爲喉症則有大謬不然者

平常之紅痧症　此症自萌芽而發生而平復約歷兩三星期初發冷旋壯熱至百零五六度膚燥欲裂脈洪數咽乾而紅腫頭頸牽强惡心口渴苔厚邊尖俱絳而刺四肢酸楚頭略疼有時通體奇癢心神煩亂夜分間或發狂兩日而痧粒始見初發於頸部胸後延及面部與全體先爲紅色光亮之細粒細粒相綴叠成一片略似紅雲旋變爲黑而肢灣及頸項最多七日後熱度降膚更燥而外層之細皮屑如痂脫下當時皮膚頗形粗糙且體温反較常人爲低此爲普通之證也

紅痧與咽喉之關係　咽喉之關係有輕重兩種輕者喉部腫而乾燥重者結核壅塞喉核腫爛不能下嚥眼鼻口內膜均發炎如燒熱度日增大概得此症者另四

至八度之高脉每秒跳百廿五至六十次溲色紅如腎内則有潰爛之症則溲内含有蛋白質凡紅痧至極點時期其見象有如此者

劇烈之紅痧症若其較重之症喉間疼痛十分難受喉核小舌脹腫有時被白膜網住喉部腐爛呼出臭氣令人難堪且累及聲管臭涕塞鼻苔焦黑吐瀉交作有時腹痛因口内毒涎咽入胃腸也然雖劇烈尚非不治之症又有神思困乏或不寐以致發狂驚痫脉沉面色灰時寒時熱冷汗不止此毒之已入腦部者也是謂不治之症

防避之法　如遇此症急以消毒藥水（各大藥房俱有）蒸汽或遍洒以殺病室之毒微蟲人由病室而至他處者須先以消毒藥水噴其衣服俾免傳沾他人至幼稚斷乎不得使入病室蓋最易傳沾也

會友心得錄

治瘋犬咬傷方　金薰屏錄

當門子七錢半　上梅冰一兩分五　明腰黃五兩三錢二

飛透牙硝二兩一錢六　提月石一兩八錢　製甘石二兩二錢半

以上各藥俱要道地研極細末勿令洩氣專治瘋狗毒蛇咬傷兼治重痧用銀針鋒挑藥少許點兩大眼角如數服藥狀約半炷香時候一次共十二次傷口用小便洗

淨甘草末敷之如怕穢用金銀花生甘草煎湯洗之每日洗一次或二次俱可原文此方係蕭山陸學師所傳原文不易一字紀實也據陸學師言此方甚秘曾以番佛五百餘換來故未嘗輕易示人雖贈藥救世全活甚多而原方總不肯洩漏至卸篆之日臨歧餞別始當筵傳出然亦僅贈鄙人真可謂極大之人情也間嘗照方配製施送鄉里靈驗異常今將原方抄寄俾世人被瘋犬咬者暖更生焉

朱雅南醫案

皖臬世廉訪病脾瀉自去冬至今飲食大減畏寒口渴大小便不能分行大便多水小溲甚短服脂禹餘糧湯理中湯五苓散法均不差華二月二十二日抵皖省早間診脈沈遲而弱舌淡白昔肥今瘦精神倦怠喜暖食則欲嘔脇間作脹房內裝暑針升至七十度身擁重裘猶覺怕冷華意瀉久脾陽下陷陷則氣不上升故口渴渴則多飲飲助溼氣脾氣愈陷而瀉愈增胃府因水溼下流微絲管不能外皮小腸及吸核亦失外吸之力酒量頗大飲必醉胃家有溼熱擬補中益氣湯而朮重於芪芪重於參去甘草（酒家畏甘）柴胡加川連砂仁半夏茯苓重用牡蠣五錢穀芽一兩服一帖稍好廿三日服兩帖大小便分行畏冷稍好連服五帖廿七始能去皮衣飲食亦漸增擬去升麻川連加薑棗囑其多服數帖遂於廿九日返申

光緒三十三年五月朔日第六十九期

醫學報

望平街時中書局代發行
每張售銀一分五厘

本館開設上海西門內孔家弄底周雪樵醫寓內

六十期後價目表　凡定六十一期至七十二期者連郵費在內列表於下

本埠	一份以上	每份小洋二角
	十份以上	每份小洋一角四分
外埠	一份	大洋三角二分
	二份以上	每份大洋二角六分
	十份以上	每份大洋二角

補報	本埠	外埠
一至三十六	八角五分	一元
三十七至四十八	一角五分	二角
四十九至六十	二角	二角四分

滿銀一元請寄郵局洋票其不滿一元者可以郵票代之

本館廣告

第十期業已重印凡前欠者概行補添現缺十一十二十三期如有欲購全份者須特行記報俟缺報重印後補寄十三期後亦以次將缺者欲從本報完全時再贈不可得也

徵求單方

如有靈驗單方爲驗方新編等所未有者務請惠寄本館公之於世此公德也

第六十九期　第一頁

本館廣告

前登學報錄章程閱者均以爲極要緊但擔任編緝者尚少切望會員非會員協力贊成爲盼

介紹理化教習

茲有陳君金華者年三十許去年在數理化專修學校受日本理學士山形秀治郎教授卒業長於算學物理化學堪充高等小學堂教習人極幹練和平可兼充管理員有願延請者請函告本館可也

醫學報館啟

代售天然戒烟丸啓

此丸能絕一切老癮大癮及因病之癮并能戒通體有形之病癮無形之心癮能令氣血復元精神倍長念天減盡服法俱詳仿單每瓶洋一元每打洋十元凡購一元可戒癮四錢批發另議

代售江陰醫會求本戒烟丸

戒癮易戒有病之癮難市上戒烟丸絕少計及此者茲江陰醫會創製特別求本戒烟丸係會友過燧若君主持其事集諸名醫朝夕研究而成計分十種仿葛氏十藥神書之例以十干定名各就體質立方按症用藥統治者甲字丸陰虧者用乙字丸陽虛者用丙字丸遺精滑泄者用丁字丸咳血咯血者用戊字丸淋濁者用己字丸痞滿脹痛者用庚字丸便血痔漏者用辛字丸脾泄腎泄者用壬字丸休息久痢者用癸字丸此與用方通治者大不相同所有成癖原因癮來現象凡與烟癮最相密切者無不該括於十種之中而確無嗎啡烟灰等攙雜刻已經戒多人卓著功效服丸與吸烟一樣起居動作飲食溲便一切如常毫無流弊所有詳細情形另有章程一冊仿單一紙取閱便知有志戒烟者即請函告本館可以代購甲字丸定價大洋五角其餘乙丙等九丸[illegible]皆定價大洋一元藥丸貴賤不同以分兩輕重分之有[illegible]一[illegible]者隨藥一服[illegible]多加隔

中國國民衛生會叙文

（日本留學生來稿）

快鎗巨砲不足恐强敵利兵不足憂所足恐憂者獨吾人之病弱耳一人之身體一人之精神寄焉一國人民之身體一國之元氣存焉西哲有言健康之精神寓於健康之身體今復伸言之健康之國家寄於健康之國民保護健康衛生尙矣夫生物世界中生存競爭之道既須臾不息則適者生存之理亦須臾不可離吾人苟抵此競爭之侵襲而不獲適當攝養生殖焉能全此生存哉此衛生法之所由生也衛生法者發於生理的動機照準於生存競爭自然淘汰之理加以人爲淘汰之力使享身體健全之佳境也古代衛生如吾國所載一二於醫籍歐西則含孕於宗教意中可名祈念的衛生歐洲衛生語 Hygiene 乃取義於女神之保護健康者自世進文明星移物換科學之理日明由祈念而臻於實驗由個人而進於公衆今者先進國人民群執學於衛生事業英國衛生公債億餘萬磅衛生工事皆占大部焉今之殖民法亦漸減武斷政略之分子而增加衛生政略又萬國衛生會議盛行於國際間者其重可知矣故衛生者人間萬機之要素一國之休戚一家之盛衰所由繫也觀

衛生之程度則興替之兆文野之判爰待筮卜哉彼歐美國民於衛生義緒家喻戶曉爲節約夭病之損失而改良衣食住爲爲掃蕩都民之身神迫害而竭力於都市衛生設備爲求貿易之旺通而除海港危害爲爲維助戰鬪力而研設救衛事業爲其強其盛誠有以矣竊觀吾中國土地氣水之汚惡救濟除病之未備不潔之名譽遍傳於各國慢急傳染病猖狂於全土無辜生靈之遭傷滅者何可勝數則講究衛生不誠當務之亟哉若長此腐敗吾恐孳生雖極其繁有何足恃且今日交通日盛捨舊趨新勞身神之事業日益發張生理之要約之遭變更即病患有增加之兆公衆衛生之設計尙漠然寂然者此同人所日夜焦憂也夫求衛生之進步固賴乎國家社會之施設究厥本源必先賴國民之盡力國民之衛生進步則公衆衛生之事業因以發揚其基礎因以鞏固東西各邦衛生法之完美首推英國而群傚之者正以其國民之富於自治力也然漠昧如今日全胞闕覺其衛生觀念灌播以衛生新智則本會之倡爲可容緩西諺有言汝欲爲近神聖之事業莫善於與人以健康

(Hominens nulla re propius ad Deas accendere quam salusem hominibus dando)

旨哉斯言冀我遐邇君子共贊厥成淑身淑國壽世壽人發宏濟之毅志進國際於文明前途幸甚國民幸甚

生殖器新書　女子生殖器生理　續六十七期

月經

月經者婦科中最要之證據而妊娠之原素也

形狀　其物爲如膠如血之水從陰道流出有一定時期通常無病者約二日至四日之久或更短或較久則爲病行經之初其色淡白微帶粘液略含血色繼則鮮紅至將盡則漸少而又作淡白色矣此時之性不能凝結蓋血絲已去有津液參雜其中也其物有特別臭氣居子宮久者則其臭甚烈其最久者變爲黑黯色每次所出其中數爲五勺至一合有病則多少不等

來源　月經之源由於產卵每月卵熟而逸出至喇叭管時其卵巢必發炎其炎也與膿水潰爛同附近血管皆發脹至卵逸出時其炎亦最甚而血管中遂有如膠如血物隨產卵由喇叭管而入子宮復由子宮流出而爲經水與外症之膿血同理故經水製造塲在卵巢內有輔助產卵出巢之能力有運輸產卵至子宮之作用故卵巢無卵巢死則月經絕

時期　女子經行無病者每月大約淨後二十八日則復至與月繞地球一周同故日月經通常婦女行經時以三十年爲中數月經初至大約十四五至十六七歲然早行者各處不同北美合衆國人早者十二遲者二十餘歲英國則四百五十人中十歲來者得十人二十歲來得四人印度等處間有九歲即行者竟有八歲而生子者回教祖穆罕默德亦有八歲之妾經閉之時遲早亦各異早者或三十歲遲者或五十餘歲間有至六十餘歲者亦有經閉數年而復來一二次者此因一二卵餘於卵巢停工數年始漸能長足故也大都經行之後無論幼女均能妊娠未閉之時無論老婦俱能生子則可一言斷之而此遲早之故一由於地一由於人其由於地者大都熱帶之女子易早寒帶之女子較遲其由於人者以情竇之通塞爲斷城市之女必早於鄉村經未行而破身者其至亦必早故淫詞小說幼年女子當切戒之女子破身過早易於致病且身體每不能長足經閉之遲早亦然貞女寡婦易於早閉春情濃熾者閉必較遲但有病者則不可援此例

影響　女子行經於全體頗多影響其一切如常毫無知覺者實居少數大概則經來時多頭重胸悶微寒熱背腹微痛亦有將行而腰腹先痛者亦有行經時痛甚不堪經將淨而愈者其性情與平日亦多不同幼女行經後較未行之前改變甚多

一爲身量之易長二則爲乳頭之發脖三爲情竇之易開但發身之時其經行十二月後方可若經行過早則雖至十二月後亦必驗其下體是否完全長足否則勉強破身於發育康健必多阻碍　女子性情骨格較之男子常不完全每有憂思抑鬱肝氣乏力胃弱等症皆由月經之暗耗其力故身弱爲女子之常例但抵禦毒氣則較男子力爲强蓋經水功用能將身內廢料逐出似專爲洗淨女身而設也者故業金類工作者其地多毒氣發出男子聞之不死即病惟女子則安然可知毒氣能由經水出也故經閉後每多血脹之病宜常令發汗及二便通利　此篇未完

腦病新論

交感神經之生理

交感神經者。輔脊神經用事。而連絡全身者也。前譯西書。作自和腦筋。其發源之處。在脊梁之左右。由上而下。形如鏈。共二十四對。下至尾骶骨則合成一球。此如鏈如球中。皆神經組織而成。故亦曰神經球。全體爲灰白二質所混合。其上端通腦脊兩神經。計頸部三對。胸部十二對。腰部四對。薦骨部五對。各球之內。均有神經無數發出。布滿於周身內外。多爲神經叢。其神經之形、軟而細。色呈灰。分頭胸腹三大部。

其功用略等脊神經。其植物之機能。在頭部者。司瞳孔開放。及外耳顏面中耳眼膜咽頭腦膜之伸縮。唾腺淚腺汗腺之分泌。在胸部者。司心臟張翕。及四支軀幹肺臟之運動。與脣之分泌。在腹部者。司腸脾膀胱輸尿管子宮精囊之運動。而其特別者。在連絡全體。五知狀況。互相協助。凡七情之發。每見於面。如羞之色紅。憂之色白。驚恐之色青。怒之氣逆。思之氣結。喜笑之色舒等。均為此神經功用。故此神經病。則痿痹麻木。動作不靈矣。

界說

腦之構造組織功用。皆生理學之事也。其反乎常者為病。有病理學焉。若夫腦與神經之種種作用。則為心理學之事。半為科學家之言。半為哲學家之言。若夫腦之有主宰與否。而研究其理者。為靈魂學。則純為宗教家之言。今文化日進。智識益開。靈魂學之說。漸見其衰。而心理學之說。則益見其盛。催眠學者。心理學中新發明之事業也。然各種學術中。心理學猶為幼稚。若益經深造。必有先知之一日。然非醫學事也。故茲論亦不之及焉。自此而後將專言病理矣。

總工程局上瑞道憲稟稿　爲擬設上海中西醫院事

敬稟者竊維生人之苦莫苦於患病而養病之便莫便於醫院各國醫院之設無地無之上海租界醫院林立然皆創自西人院中但有西醫而無中醫夫中西醫藥各有所長雖中國醫道每爲外人訾議然古籍名言先師良法苟通其理治病未嘗無效故比年以來信西醫者未嘗乏人而民間習慣多尙中醫民病之生究屬就中醫者多就西醫者少惟中醫向無特設之病院地方善堂及官設醫局之送診給藥皆無病房留養且所延醫生多不學之徒少有道之士就診者皆貧苦之人並非重要之症若西國之醫院其醫學生皆學堂畢業極有名望之人其病房則男女區分傳染與不傳染異室服事病人謂之看護亦從學問而來故養病者不論貧富皆以入院爲便中國未嘗有此故每逢疫癘之作一人患病往往傳徧一家且並探病之親友左右之鄰居無不傳染此事最屬可危可懼設有醫院凡遇染病皆入院醫治則必不至於蔓延一方傷害無數生命鍾珏夙好研究醫學往年遊歷新嘉坡及香港澳門廣州各處醫院近地如蘇州之天賜莊上海之仁濟公所同仁廣仁婦孺各院無不參觀雖未到歐美二洲縱觀博大而考其建築治療管理之法大略相同每欲在上海內地設一中西醫院惟建築及常年經費需款浩大近來各處災荒上海歷

辦賑捐羅掘殆盡醫院雖同爲慈善要務然比之賑災有緩急之殊是以遷延未辦本年入春以來喉症盛行傳染極烈如高等實業學堂因一二人患喉症而徧傳同學及至學生抱病回家又傳家人至今此症未罷且以年少好學之高材生接踵夭殤殊爲可惜倘內地設有醫院一有此症即送院醫治何至成斯慘厄興言及此上海醫院之設誠有急於賑災者商之董局諸議董僉謂事誠至要而目前勸捐實難惟有就上海銷售之湖北籤捐彩票江南公益彩票安徽鐵路票廣東票各項每期每張加價壹角則事不難而欵易集且每張壹角加之買票之人並不見多於彩票銷行決無妨礙而各票之在上海銷售者有三萬餘張每月即可集洋三千餘元以第一年所收爲造屋開辦費以後所收即作常費較之勸募月捐年捐事易而欵鉅想承辦彩票者人人有公德心決不輕視生命阻格善舉爲此謹議辦法懇請轉詳督撫憲批准立案并咨行湖廣廣東安徽督撫院札飭各該局遵照辦理以成善舉而保生命

內經八字圖表說（續）

東臺陸鴻恩大來氏編輯

按傷寒論宗旨遵內經從本從標從中立法後繪圖如左

六經標本應十二支圖

太陽之上寒氣治之中見少陰少陰之上火氣治之中見太陽陽明之上燥氣治之中見太陰太陰之上溼氣治之中見陽明少陽之上相火治之中見厥陰厥陰之上風氣治之中見少陽

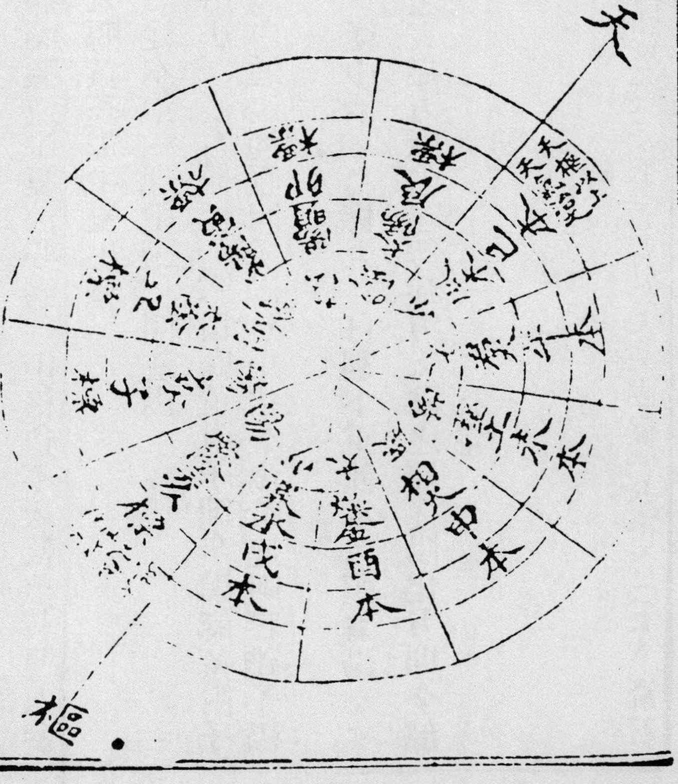

本之下中之見見之下氣之標

傷寒六經主治例

溫熱病不在此例然要不外標本中三治故曰用其意焉可也

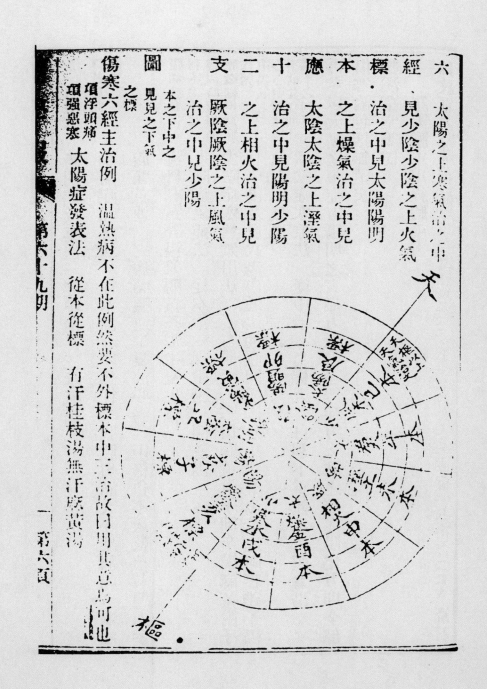

項浮頭痛 項強惡寒 太陽症發表法 從本從標 有汗桂枝湯無汗麻黃湯

胃家實 陽明症攻裏法 從中治 三承氣湯

口苦目眩咽干 少陽症和解法 從本治 寒熱往來胸脇煩滿大小柴胡湯 嘔吐腹痛黃連湯 痞滿嘔逆半夏瀉心湯 拒格食不入乾薑黃連人參湯

腹滿吐食自利不渴手足自溫時腹自痛 自利黃芩湯乾嘔黃芩加半夏生薑湯 太陰症溫補法 從本治 理中湯 四逆湯

脈微細但欲寐挾緊 少陰症寒熱兼用法 從本從標 寒用麻黃附子細辛湯麻黃附子甘草湯及眞武湯白通湯通脈四逆湯熱用豬苓湯黃連阿膠雞子湯及大承氣湯

消渴氣上撞心心中疼熱飢不欲食食則吐蚘下之利不止 厥陰症寒涼法 從中治 烏梅丸 自利下重飲水白頭翁湯

再參以太陽之裏症方陽明之表症方厥陰之寒症方太陰之邪從陽化方則全部傷寒論包括無遺矣

未完

映溪草堂筆記

羅大鵬軍用經驗藥方

錦紋軍六錢生用蟾酥二錢酒發麻黃二錢公丁一錢鉤藤一錢薄荷一錢藿香二錢 滑石

一錢台射三分明雄一錢茅朮二錢牙皂七五分紫土□一錢二錢木瓜一錢根朴一錢重樓三錢巴

豆三錢匣桂五分明天麻三錢甘草一錢

共爲極細末糯米煮湯糊爲丸如萊菔子大硃砂二錢爲衣每服三四五六分不過七八九分用生姜黃土煎湯送下口渴加上等烏梅一枚量人老少壯弱調用因藥性猛烈不可過多此藥專治疫毒伏藏腠原氣滯血凝結成疙瘩咽喉痛乍寒乍熱腹痛眩暈四肢散敗諸般疫症服之無不神效此方數十年來屢試屢驗

按去年臘月至今年正月奉天南路蓋平熊岳一帶疙瘩疫症盛行傳染頗烈由西醫研究所委員褚麟凌採用此方合藥施治稱已救活多人疫氣消滅并言受病之由各有不同應用引藥是在知醫者略加參酌云隨由奉天將軍咨送江督稱爲疙瘩瘟症良方特登之於報以告遐邇

夏季眼之衛生　本館附誌

凡含有鹽質之物皆能刺激皮膚不見食含鹽質之物如黏於口吻不爲之拭淨即當立發鹽徵。

大人皮膚。較之小兒。既強且厚。而皮膚尚有被刺激之處。故小兒皮膚。往往因鹽質而起變化。其薄弱之黏膜。一遇鹽質。即起刺激。此本無足異者。

凡人啼哭之後。眼必發紅。此皆由眼淚中含有鹽質。眼之黏膜被其刺激故也。康健之人。一時雖可復元。然如罹一種害眼之病者。其病輒因此而增劇。

眉睫皆所以衛眼。勿使汗流入眼中。萬一有汗流入眼中。當速即用清水洗之。罹一種害病之人。因在海水中浴身。海水流入眼中。致病由此加重者亦不少。日本有一人。則因海水流入眼中。幾至失明。醫治數月。始漸愈。故有海水流入眼中者。當急用清水洗之。千萬注意。

雪樵醫案

溼溫之症種類甚多。其病所大都在腸胃。腸胃各處其神經最多。而敏治之失宜。易於不起。治之而得宜。則見效之速亦有皆不可思議者。僕年來遇此病頗多。其治法亦大同小異。爰條錄之去年七月內人患此症初亦不以爲意而內人素性不肯服藥僕亦聽之至五六日病情忽重其狀惡寒發熱熱高一百零三度頭痛胸痞渴甚而不能飲數日不食亦不大便苔白膩如粉而厚與以飲食絕不知味口出穢氣數尺外即聞之神思迷糊語無倫次大有垂危之勢僕乃自製化濁湯以厚朴爲君佐以藿香黃芩前胡腹皮佩蘭枳殼香豉梔仁等而加玉樞丹以降之一劑後熱竟全退神思亦清但苔膩如故大便不行仍不能進食乃以輕瀉藥通其大便繼以平胃散法調理之至五六日後食始知味又二三日乃能起

朱雅南先生之二哲嗣達哉於去年之秋兄弟夫婦同就學於滬其來也途次感冒復飢飽不節至寓而病頭暈發熱胸痞作嘔吐出痰飲甚多初以滌飲劑治之熱益重至一百令四度許周身癱痪口出穢氣苔膩如粉神識迷蒙其兄甚焦急僕仍用化濁湯治之而重加蘇梗一劑後得大汗甚澈熱竟全退神識亦清但大便已六七日不行穢氣苔色仍如故用前方加減入製大黃三錢下之一劑不知再加大黃二錢又二劑乃得大便穢氣頓已食亦漸進僕日病已去矣但以飲食善調之自愈不必服藥矣又四五日乃起此君體質極強十餘年無病故其病亦深且實

今年四月初同鄉汪太史淵若之次子廉卿年四歲亦病此症但尚不能自言其苦屢屢驚厥有一次厥去一點鐘許家人意爲死而哭幸復蘇數夕不得眠邀僕治之見其色慘白其頭倒其神思倦怠喉間略略有聲脉滑數知有痰飲多按其腹滿而軟日數日不食不應有此殆有食積以表候其腋下得零二度日口中之度必零三度許也其汗則黏膩非常泣而無淚渴且嗜飲然臥時復以被不知自去之也知必有表邪又每以手自按其頭知頭必有痛脹等事口中亦有穢氣數武外即可嗅而知之因知亦爲化濁湯之症亦以此方與之而改蘇梗爲蘇子用玉樞丹四分未服藥之前尚驚厥請推拿者推之始已服藥至數分鐘中後忽嘔出膠痰兩大堆約一小鍾許黏厚成塊又數點鐘後得大便一次極臭而多其色黑此夕即能安臥明日復診則熱退神清病竟全去以搜捕餘邪法治之曰一劑後可不藥矣次日竟下地行走如常

此類之症一年中凡治十餘人皆可以一劑見效惟此三人則病症最重病情頗有同異其愈之時日亦遲早不同大抵苔白如粉者以川朴爲主藥至口有穢氣則玉樞丹亦最要惟其分兩則視大便之結否以爲斷耳

光緒三十三年五月望日第七十期

醫學報

望平街時中書局代發行
每張售銀一分五厘

本館開設上海西門內孔家弄庭周亭樵醫寓內

六十期後價目表　凡定六十一期至七十二期者連郵費在內列表於下

本埠
一份以上　每份小洋二角
十份以上　每份小洋一角四分

外埠
一份　大洋二角二分
二份以上　每份大洋一角六分
十份以上　每份大洋一角

補報
一至三十六　本埠八角五分　外埠一元
三十七至四十八　本埠一角五分　外埠二角
四十九至六十　本埠二角　外埠二角四分

滿銀一元請寄郵局洋票其不滿一元者可以郵票代之

介紹理化教習

茲有陳君金華者年三十許去年在數理化專修學校畢日本理學士山形秀治郎教授卒業長於算學物理化學現充高等小學堂教習人極幹練和

[illegible]須延請者亦貽害[illegible]可也

醫學報館啟

代售天然戒烟丸啟

此丸能絕一切老癮大癮及因病之癮并能戒通體有形之病癮無形之心癮能令氣血復元精神[illegible]長念大減盡服法俱詳仿單每瓶洋二元每打洋十元凡購一元可戒癮四錢[illegible]另議

通俗報館啟

上月底集股截止已得七十餘股現擬展期一月准於六月中開辦如外埠[illegible]熱心志士願入股者請於六月底將入股單寄來每股官利一分起息外埠股[illegible]由於經售報款內扣除本埠一年發息一次如有折耗歸周君孝懲貼補官利照發若有贏餘以五成為[illegible]酬勞五成為股友分紅此係開通民智之切要辦法有與於贊成者多多益善特此盛告

代售江陰醫會求本戒烟丸

戒癮易戒有病之癮難市上戒烟丸[illegible]少計及此者茲江陰醫會[illegible]特別求本戒烟丸係會友[illegible]特其事集諸名醫朝夕研究而成計分十種仿葛氏十藥神書之例以十干定名各就體質立方按症用[illegible]治者甲字丸陰虧者用乙字丸陽虛者用丙字丸遺精[illegible]者用丁字丸咳血吐血者用戊字丸淋濁[illegible]字丸痞滿脹痛者用庚字丸便血[illegible]者用辛字丸脾泄腎泄者用壬字丸休息久痢者用癸字丸此[illegible]並治者大不相同所有戒癮原因[illegible]來現象凡與烟癮最相密切者無不該括於十種之中而確無[illegible]等并佐劑已經試驗多人皆著功效服丸與吸烟一樣起居勁作飲食漫使一切如常當無流弊所有詳細[illegible][illegible]一服[illegible]求閱便知有志戒烟者[illegible]告本館可以代[illegible]大[illegible]其餘乙丙[illegible]

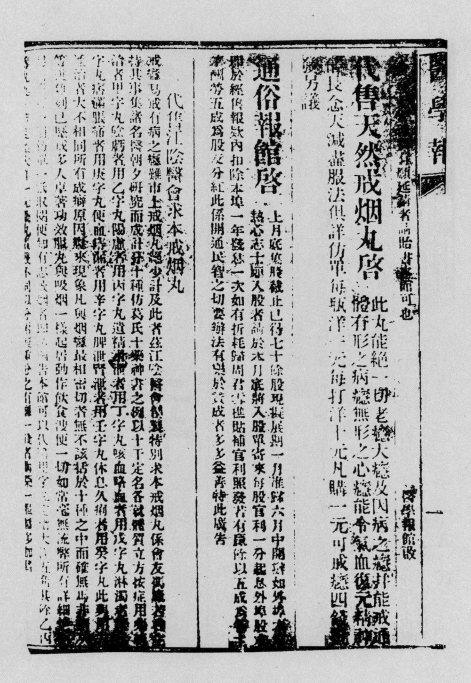

論說

醫學通論之緒論（續）　續六十八期

一先求理論而後求實驗也西藥功用誠勝華藥用之不慎易於僨事若先行研究其理論固有益而無損也一爲生理學譯之日本者記憶較易譯之泰西者名稱最詳苟經劉覽而用之於方案自不貽學界以笑柄次爲病理凡炎症變壞都比迦等均爲中說之所無而可以補中醫之不足亦當研究以爲方案談論之資料至於用藥姑仍煎劑之舊而凡夫救急之方吐瀉之藥節射之劑亦不妨採用一二以補中藥之不及但須審慎其服法耳

三者之外其較爲煩重者一爲製藥二爲譯書何言乎藥之不可不製也蓋中醫業藥藥肆中未必皆眞其泡製亦未必皆合而煎熬之際則又付之傭僕等不解醫理之人最爲誤事宜將中醫之藥一一化分之考求其所以能治病之理及提其精華爲藥水之法則以上各弊可以盡去而藥之功用亦不在人云亦云等於耳食宜爲理化傳習所樣藥學中適用之傳學講授之使可以微病理可以化分藥品之原質

而製合爲丸散水三法爲止境度每日兩點鐘一年可卒業於醫學非小補也

何言乎書之當譯也自新政改革後於醫書之譯獨嫌其少今之行世者惟製造局及教會中醫院之所譯耳而東醫之書除生理外不過一二種而生理學則猶賴學堂之用而譯爲外國之學日新月異而中國則猶在十年前所譯者爲最新之學研究新學者亦大爲缺憾矣然不精西醫者不能譯其理不精中醫者又不能述其說中西醫俱精者可從事問世而不必志在譯書即如從前之所譯者售出之數均屬寥寥此譯業之所以衰也今欲使新書日出宜設一獎勵譯書會凡入會者人捐洋一二元即以此資爲延聘譯人及刊印之費新書入市先按會友捐資之多少而給以書照價八折以償其會費則譯書一出而利可操券并可風行譯書者必樂於從事矣此過渡時代不佞改革之管見也

紹地多名醫其醫林之新思想亦較先於他邑醫會成立已三年於茲其會友大都熱心而負盛名者復於去年組織明強醫學堂實行改良之基礎其教員何廉臣以所編醫學通論相示僕披而讀之何君自撰者居其半餘則蒐採近人之作哲嗣通

醫智語也敢獻芻蕘爲今日者普通[illegible]之下乎方法[illegible]有[illegible]者[illegible]空氣[illegible]則其度升空氣寒則其度降苟能使普通醫界悉如是合之空氣則水銀之升騰而上必有達最高之希望倘不求之於空氣而唯熱之以火溫之以沸水焉恐不久卽落而破裂且隨其後也然則茲編之行世豈淺鮮也哉

生殖器新書　續六十九期

月經　續上期稿

春情　女子月經原於卵巢卵巢發育於生理心理俱有最大之關係故女子月經通行後卽有春情其始也沈鬱非常除親密女友外不欲與他人交一言凡讀書作事均乏興味詢其何故亦不能自解次則身體驟發育四支五官其形皆變外部光澤頸項豐美乳房漸大脂肪漸充臀部尻盤亦橫延畧寬陰部與腋窩生毛人亦具嫵媚可憐之態兒多情之男子自能覺羞耻知眷戀苟無道德與習慣防閑之卽易於墮落故女子至此時凡淫詞小說皆宜禁之

謬說　古時言經與月相關經水之來全賴月之吸力而不知女子之經固無時不可行且各人不同時也　古時西國學經以女子行經爲不淨之人古博物學家某言婦女行經凡物遇之輒易壞鐵爲之銹狗爲之瘈魚爲之死蜂易壞其蜜五穀易

不實圓圃嘉種亦不生而人工所接之樹每遇之而枯故野蠻人待女子也至行經時必閉之密室不令見男子甚有行經而不告者治以死罪凡臨經之時不許禮拜以色列律法女子經行而裸衣露體者刑之不齒人類英國境內相傳言有孕婦女不可醃肉臨經婦女做饅頭不發酵者今始知其無害中國積習亦以經行爲不潔甚有言可以治病可以破妖法亦同一無稽之談也

衛生　經行之時不善調攝最爲致病之原故婦女於此時最宜注意　一切忌勞動凡一切勞役及舞蹈等均宜忌之　二不宜受寒受熱及感冒風邪　三凡喜怒哀樂等情均不宜過如悲哀等戲亦不宜觀　四飲食勿過其量　五飲酒及辛辣等物均宜禁絕　六不宜入浴　七禁止交合　八其心宜靜凡憂思抑鬱之事宜排遣去之

白帶

此爲各種濃稀之黏液由陰道口流出濃者如膠稀者如水其色或黃白或綠或淺紅不等其來源多由於子宮其故有三　一色情太深合歡無度陰道倦乏子宮之變動以起　二分娩後子宮有傷或交合過早　三直腸有痔延及陰道因成白帶

凡流之多者其精神必倦多氣劇便秘腰痛飽脹食物不消心神衰弱等症甚則陰

戶失其括約力雖品行高潔之婦女若舉動失常亦能致此症凡患此者宜靜養并時以水節洗之其腰部必宜温煖

腦病新論

續上期稿

腦之病理

中醫不知腦故腦之病理以心肝腎三經分掌之凡病之屬於神經者多以爲肝病凡病之屬於精神者多以爲腎病凡病之屬於知覺者多以爲心病但心爲一身之主宰若竟言有病又恐其害於生命也故又以爲心包絡之病以間其說總之生理不明則支離附會全憑臆說而不可通生今之世有必不宜於盲從者也然一一藥而還之於腦則五臟六腑中病理幾去其大半而腦病之繁賾又遠過於諸臟矣今區爲標本二症何爲本腦質之症也何爲標神經之症也然又有神經交感神經之病焉故爲本症一神經症三

本病概論

腦之本病有可以醫藥治之者有不可以醫藥治之者有本經自病者有由他症連累及之者有可以目爲病者有振古不知其爲病者然醫學發達後則腦病之範圍

愈廣治腦之法亦滋多固不必沾沾乎醫藥遂謂盡治病之能事也試條列於下

一曰愚人之智愚雖由於腦質之清濁腦筋之精粗腦量之多少然文明之人用腦多者其腦即靈野蠻之人用腦少者其腦即蠢可知腦之發達與否視用之者何如故幼時之教育與壯年之事業與腦有極大之關繫假如甲人幼時腦力相同而甲有教育乙無教育則乙必愚於甲又如其人壯時腦力相同而乙勞其心甲勞其力則甲必愚於乙二者之外更有境遇焉若甲乙各才力相同苟甲則一帆風順無往不利乙則所如輒阻無求能遂則乙必愚於甲諺有之福至心靈然則愚非生成也仍由人力製造之者也病也

二曰不肖均是人也有聖賢仙佛焉有英雄豪傑焉有盜賊流氓焉有游手好閒焉鮮不謂腦之絕異矣然西國於聚衆鬧鬨者以冷水淋其首輒帖服而去於殺人犯法者以監禁終其身輒愧悔無已洪範曰凡厥正人既富方穀管子曰倉廩實而知禮節衣食足而知榮辱孔子之策衛也必先富而後教之可知不人之腦視習慣而異境遇而異凡夫作奸犯科之事自政治家言之以爲法無可貸也自醫學家言之

則以爲病殊可憫（第七年格致彙編有比國罪犯考察會記事內醫士某言凡所經犯罪者察視其腦必有異閱者當參觀之可以知人之有罪犯皆腦病使然所以必廢棄死刑也）故竊賊世所唾棄也然而有竊疾焉（二十年前吾嘗有名醫顧某者有竊疾出診所至見主人家物每愛好之必竊而去事後索之亦肯還也人多以賊先生呼之）殺人法所不貸也然而有嗜殺性焉（凡秉此性者一日不殺人則愀然不樂歷史中如北齊文宣王明季張獻忠等事極多）推而廣之婦人之好淫者男子之好色者男女之喜與畜類交者無一不由於腦病今東西各國廢棄死刑而以監禁爲極典知醫學家言占勝利矣治之之法一爲教育二爲法律三爲養民之善政

診斷學　（孫吉熊譯）

心音　（續六十一期稿）

心臟之正音、發於心臟之四脉口、今舉其聽診之部位於左、

僧帽瓣口聽於心尖部、

肺動脉口聽於左側第二肋間之胸骨緣、

[illegible]於右側第二肋間之胸骨緣、

三尖脉口聽於胸骨之中央第五肋骨與第六肋骨之間、

心音當身體勞動或發熱時、及有黃胖病者、則發爲明大、若老年、（因爲肺所被覆）虛脫、肋膜炎、及心囊炎者、則發爲微弱、

中國國民衛生會章程

求己

一宗旨　講究國民康健方法普牖衛生智識輔翼衛生施設籌舉衛生事業

二會名　中國國民衛生會

三會員　凡贊成本會宗旨者均得爲會員（隨時登本會雜誌佈告）○本會員分發起　名譽　特別　普通四種○創立本會者爲發起會員○學望淵孚及有殊勞於本會者得推爲名譽會員○一時捐助十五元以上者爲特別會員每年繳會費者爲普通會員○本會初創經費未裕由發起會員及他會員中有志者籌墊特暫設維持員

四會費　發起及普通會員每年須納會費一元六角定二期（華歷四月十月）分納一時全納者聽○名譽及特別會員不收會費如樂助者亦從其願

五入會　願入會者希詳告姓名歲籍住址職業以便登記後如有更易亦須補告本會○當入會時交會費八角本會填發收據

六會規　會員須履行章程敦潔品行若有不正舉動關係本會名譽者宣告除名

七會務　本會設左列諸部

一雜誌調查部　二圖書講演部　三衛生事業部

本會初創先著手雜誌部餘俟經費充裕逐次實行

八權利　本會員有選舉執事員閱本會雜誌圖書聽講演諸權利

九義務　本會員有維持本會成立援助本會發達及通告各地方衛生情形諸義務

十本會　總會推舉正會長一人副會長一人部長[illegible]人應務若干人議員若干人正書記一人副書記三人正會記一人副會計三人分會公舉分會長應務書記會計各一人由總會推委正會長總理會務副會長輔助之正會長如有事故告假得託副會長代理○部長總理各部部務○正書記總掌書記副書記專掌各部書記○正會計總掌會中收支副會計專掌各部收支○應務掌會中一切雜務○議員評議會事○執事人員以一年爲限每屆一年更選一次連舉者連任

○目下一切事務暫由發起同人擔理

十一經費　本會經費以會費捐款及利息充之○凡捐納本會經費者登誌報告

○本會所收會費捐款除留作正用外存銀行生息○本會一切收支每屆一年

由會計登誌發表○維持員籌墊之役日後由會中酌量歸還

十二會址　本會事務暫設日本金澤市上松原町八番地荒木方俟會員日多就中國要地設立總會或分會

十三集會　本會每年開大會一次會場及期日臨時報告

十四通信　會員及會外同志如有高見鴻著務希惠告一切郵件請寄前記事務所韓清泉君收

十五雜誌　本會先發刊雜誌名衛生世界論述務取明近豐富月刊一册朔日發行分論述門調查記事門通信雜錄門其內容畧舉如左

個人衛生　公衆衛生　學校衛生　監獄衛生　軍陣衛生　海上衛生
警察衛生　工業衛生　家庭衛生　災害衛生　衛生行政　衛生統計
醫藥一般

●●總工程局議設上海中西醫院辦法八條

（一）擇地　醫院之設必在車馬通行往來便宜之處查上海十六舖以南市廛櫛比無一隙之地其南門西門附郭一帶雖有空地而路非交通惟沿浦有積穀倉餘地一方坐落適中且在老馬路新馬路之間又近浦埠地雖不大目前先就應

用之屋建立基礎將來尚可撥充此地原有十餘畝本爲新漲浦灘光緒二十九年出租與人塡土成地十年爲期現擬劃出三畝餘向原租之戶轉租俟期滿一律收回

（二）建築 現在地位不多計丈見東至西一百六十六英尺南至北一百三十五英尺擬建男女病院並附設男女醫學堂第一進洋房九幢其樓下中間爲藥房左右各一大間俱合二間爲一左一大間爲病人候診室右一大間爲女病人候診室其後半隔爲二小室一爲西醫休憩室一爲診病處左之左一間爲中醫診治男病室一間隔爲二前爲男教員預備室後爲學生膳堂右之右一間爲中醫診治女病室一間隔爲二前爲女教員預備室後爲學生膳堂樓上中間爲辦公處其左四間附設男醫學堂右四間附設女醫學堂學生各以三十名爲額一學堂章程另詳一第二進中爲甬道上蓋玻璃篷左一行七幢爲男病房樓上下可容八十人住右一行三幢爲女病房樓上下可容三十人住第三進平房五間中一間隔爲二前爲割症室後置割症器具左右各二間與中間各相離五尺地左爲男割症病房右爲女割症病房此二進男女病房俱以牆分隔不相往來第三進之左右另建兩院稍大爲男傳染病房合一院稍小爲女傳染病房周圍俱築

高牆牆外種植樹木其兩旁餘地建小屋爲廚房厠所等用此建築之大略情形也

(三)估計造屋費第一進洋房九幢約估銀八千兩第二進樓房十幢約估銀六千兩第三進平房五間約估銀一千五百兩左一院傳染男病房計樓房十幢約估銀四千兩右一院傳染女病房計樓房五幢約估銀二千兩其餘旁屋圍牆約估銀二千五百兩共造屋銀二萬四千兩置備傢檯床鋪約銀二千兩割症器具約銀四千兩以上共約銀三萬兩

(未完)

映溪草堂筆記

記怪病

有崇明人某甲向以耕田爲生年約二十七八於前月送其岳母搭輪船來申甫至岳家坐方定忽變色大呼猙獰狂譟手舞足蹈不久而仆其狀甚苦舌捲囊縮極口長嘷語喃喃不可辨忽神忽鬼囈鬨十餘丈身無寒熱而力甚猛臂腿筋皆攣縮三四壯士力按之仍抽搐不已其岳家近余寓因延診而脉不可得問其苦亦不能答但望空求告旁人以綵紮其手而以粗繩縛之於床甲怒甚撼其繩不已至一小時許其繩竟斷乃[illegible][illegible]之然哀號之不止余斷爲[illegible][illegible][illegible][illegible]受[illegible]恐復[illegible]風寒大小

腦皆病之症卽傷寒直中少陰症用麻黃附子細辛加羌活治之用附子八錢麻黃細辛三錢羌活五錢囑濃煎徐灌灌至半則已其家從之入咽三四匙其聲立止灌至半四支亦靜人竟熟睡時午後十點鐘也至三點鐘時人復醒則又狂號後又跳動至次日清晨而不止余復診之疑藥力未當病欲更治之則其家已雇人舁往輪船送之回籍越二三日送者返言其病狀如故見者以爲有祟憑之又越半月許復有人來則言其人已逝矣附近醫家均不能識其症云特誌之以供醫林之硏究

記世廉訪之病

皖臬世伯先廉訪耆之病已見六十八期會友心得錄中嗣服朱君雅南方瀉減而飲食無味朱君去後乃延西醫某粵人治之三月二十四日進鴉片樟腦酒瀉遽止二十五加服金鷄納霜二十六右手足癱瘓舌乾而强唇赤而裂神識昏蒙二十七西醫遁去至初二日改延中醫服犀角羚羊角及辛涼滑利藥腹大瀉延至初七痰湧而逝觀於此可知西醫中醫同一鹵莽滅裂也按世公平素嗜飲其病復屬溼熱其病瀉者大小腸生炎也鴉片樟腦酒本係鎭止之法金鷄納霜性極維補而偏於燥烈致有癱瘓昏蒙舌乾唇赤之變象中醫治法則又但治其現象而不知其體質與原因遂成極反對之治法醫理固未易言也

社友心得錄

瘟疫喉痧吹藥方（甲方吹未爛 乙方吹已爛）

錢杏蓀來稿

甲方 治時感風溫天行疫毒身體丹痧隱隱未透咽喉紅腫將爛未爛等證惟陰虛白喉此方不合

烏犀劈尖 三分 生石膏 一錢 白硼砂 一錢 西月石 三錢
眞川連 一錢 南馬勃 三分 人指甲炙脆 三分 飛青黛 六分
橄欖核炭 一錢 薄荷葉 一錢 明腰黃 四分 梅花冰片 五分

右十二味秤准各研細末和勻密裝磁器勿令洩氣頻吹咽喉患處

乙方 治風溫疫毒體佈紅痧咽喉赤腫白腐臭爛湯水難下滿口糜爛等證或以錫類散吹亦可

眞犀黃 二分 羊腦甘石 三錢（煆後以三黃湯製） 明腰黃 四分
老港濂珠 三分 梅花冰片 三分 飛青黛 一錢
橄欖核炭 一錢 飛辰砂 三分

右八味研極細末磁裝毋令洩氣頻吹喉爛處

光緒三十三年六月朔日第七十一期

醫學報

望平街時中書局代發行

每張售銀一分五厘

本館開設上海西門內孔家弄底周雪樵醫寓內

七十三期後價目表　凡定七十三期至八十四期者連郵費在內列表於下

本埠	
一份以上	每份小洋二角
十份以上	每份小洋一角四分

外埠	
一份	大洋三角二分
二份以上	每份大洋二角六分
十份以上	每份大洋二角

補報		
一至三十六	本埠 八角五分	外埠 一元
三十七至四十八	本埠 一角五分	外埠 二角
四十九至七十二	本埠 四角	外埠 四角八分

滿銀一元請寄郵局洋票其不滿一元者可以郵票代之

介紹理化教習

茲有陳君金華者年三十許去年在數理化專修科畢業日本理學士山形秀治郎教授卒業長於算學物理化學現充高等小學堂教習人極幹練和

平可兼充管理員有願延請者請貽書本館可也　醫學報館啟

本館廣告

本報於七十二期起招登告白以一面印報一面印告白計報八頁後前多出一頁售價仍舊本館將次期滿如有續定七十三至八十四期者請即行寄費前來否則期滿截止以前尚有各欠亦請即行寄來爲盼

通俗報館啟

現在股份已得九十許准於六月中開辦於二十日出報第一期奉送第二期後每報收錢拾文每月二期訂初五二十兩日出報所有股份於六月初一日先收一次尚有缺股五六份如有熱心志士仍可入股特此廣告

補通俗報集股章程

本報簡章繕印後頗有以股東權利未及爲言者特爲撰定於下

一每月官利一分起息本埠一年一發外埠即於報資內扣除

一凡入股者該處售股事宜即歸經理

一股東有告白照最廉價收資

一如有關於報界範圍內事股東均可商量干涉

一如官利有不足等事歸醫報館補足

一如有贏餘以十之五爲股東分紅以十之二爲經理人及司事酬勞以十之三爲各主筆分潤

中西醫學羣書

此書蒐集唐宋元明及本朝名醫所著凡八種裝訂十二本皆極精要而復無單行本者每部大洋乙元二角由本報代售

太醫院程文

有宋以醫科取士北醫學極精此宋時太醫院所撰取士之程文也論理透澈精要醫林中當家置一編全書五本售大洋五角由本館代售

代售江陰諸仲求本戒烟丸

戒癮易戒有病之癮難市上戒烟丸絕少計及此者茲江陰醫會創製特別求本戒烟丸係會友馮箴若君主持其事集諸名醫朝夕研究而成計分十種仿葛氏十藥神書之例以十干定名各就體質立方按症用藥統治者甲字丸陰虧者用乙字丸陽虛者用丙字丸遺精滑泄者用丁字丸咳血咯血者用戊字丸淋濁者用己字丸[illegible][illegible]脘痛者用庚字丸便血[illegible][illegible]者用辛字丸脾泄腎泄者用壬字丸休息久痢者用癸字丸此與一方通治者大不相同所有成癖原因癮來現象凡一與烟癮最相密切者無不該括於十種之中而[illegible]尋撿雜刻已驗戒多人卓著功效服丸與吸烟一樣起居動作飲食洩便一切如常毫無流弊所有詳細情形另有章程一册仿單一紙敘明使[illegible]如有志戒烟者即寄函告本館可以代[illegible]中字丸定價大洋五角其餘乙丙等丸[illegible]一元[illegible]丸價不同以分兩輕重分之有[illegible]一錢者[illegible]藥一服[illegible]多加[illegible]

會友題名錄

屠筠字友梅年三十四歲江蘇常州府武進縣人現居常州府城鐵市巷內習醫宗旨在不論中西務求精確攷新理以正舊說尙實驗而掃空談願與海內名家共謀進步　　會費乙元收訖

續繳會費姓氏錄　　俞道生

論說

藥物作用畧論（夢）

藥物者因化學的作用而始著成效者也然以化學的作用及於吾人身體者非獨藥物卽平常所攝取之食物亦因化學的作用而維持物質之新陳代謝又如所謂毒物者亦因化學的作用而害生體之健康甚或因之而陷於死地由是而言生體之常態保持之與破壞之無一不由化學的作用故因其使用之狀況與方法及用量之多寡等而食物毒物亦皆得爲藥物盖藥物中亦含有吾所認爲食物與毒物之情質也

注：此面缺，未搜及。

子宮病理　子宮舊炎症

種類（甲）子宮頸內皮舊炎症（乙）子宮內皮舊炎症　甲症由子宮上口至下口之內皮也乙症則但限於本體內皮而不及口二症大畧相同凡舊炎之症較新炎少減子宮新炎蔓延之界較廣舊炎則有一定處所然婦女陰經病以此症爲最多雖非甚重然久之而該處腐朽則輕者不能生育重者將轉入危險亦未可輕易視之也

病原　分預兆及現起二種其屬於預兆者一先天不足體質虛弱二後天不足有瘰癧等症三血虛四抑鬱五貧乏六乳久七產時傷損八產後子宮不能收縮如舊九束小腹過緊十深鎖閨中淸氣絕少其屬於現起者一子宮不正或翻捲二房事過多三孕而子宮頸發炎四由新炎所致五或因小產或因打胎六陰道炎或白濁七月經閉塞八子宮頸內皮生瘤九產時子宮頸裂爛十行經時感受風寒以上二十種雖均爲致病原因然亦必本人體質有感召之理否則雖有其原亦不易犯也

病狀　未病前每覺非常不適心緒愁煩飲食減少子宮神經時覺抽跳甚至數月

注：此面以下兩面缺，未搜及。

先在挂號處挂號至候診室願就中醫者坐中醫候診處願就西醫者坐西醫候診處中醫處方院中不售藥西醫處方卽赴藥房平價購藥男女仍各從左右角門出其住院養病者中西醫生早晚視病二次早八點至九點晚六點至七點飲食各就中西所宜

（六）收費　挂號每人收錢三十文住院分二等甲等房飯五角乙等二角極貧者免

（七）保單　凡住院養病者須覓保人具保單存院無保人者不留不治之症不留設有不測立傳保人同親屬到院領回成殮如在院殮畢卽移柩出院不過宿

（八）籌欵　查上海銷行彩票以湖北籤捐票爲大宗計分局每期售七千張嚴少記分銷處八千張楊柑記分售處三千張另戶約二千張共二萬張江南公益票在本埠銷售者以一萬張爲度安徽鐵路票廣東票俟查明實銷張數酌定計每票一張加洋一角蓋戳票上不論市面漲落概由票行於領票先繳湖北票由分局及分銷處分售處彙繳總工程局江南票由總公司彙繳安徽廣東各由承辦處彙繳均於開彩後一日繳足不得短少拖欠

注：此面以下兩面缺，未搜及。

喉痧論

唐乃安來稿

按此篇曾付新聞報刊出但多脫落訛誤處茲由唐君更正另交本館刊印特照錄之

我國喉科。分類太繁。其較重者。有痺痧風白喉諸名目顧此症自起點至極步。變遷不一。似不必執一時之狀態。妄生分別西名迭甫雪里亞（喉痧也）似較簡當。然近年紅痧一症。大都牽涉咽喉。實與喉痧似是而非。鄙人曾著紅痧症（按證定名當稱紅斑炎病）論。願世之研究醫學者。參觀而比較之。本篇羅採最近學說。參以鄙見自原因至防避法。為十一則。用以質諸醫界鴻碩。

喉痧之原因。　墻隅壁腳陰溝之口敗水（浣衣水盥洗水及種種濁水）浸淫。我國人習以為常。而不知喉痧之原因。大抵蘊蓄於是。蓋大旱則此間黴菌鬱而未發雨水滲入。與所積之穢濁蒸化。便滋長發榮。蓬蓬勃勃。晴光一放。汽熱則輕而上騰。遂挾以飛揚。使人口鼻。生長率極速。旋佈滿血分。復自其本體中產出一種毒微生物。名討克新。最喜結集團體。盤踞咽喉。能使該部所有之生珠織質。其形色性質。盡

[illegible]其能力之怪異誠不可思議矣考此症流行區域就我國而論以揚[illegible]域爲中心點蓋此間天氣四五月及八九月旋燥旋濕俱達極點且地多鬱熱故喉痧之盛行大抵在夏初秋末爲最多

喉痧之傳染　傳染界域非若時疫之蔓延無定然公共起居之地如學校之寄宿舍鬧市之客棧往往空氣不足且彼此觸接較易一犯此症倘不即分居最易沾染其家居者或吸受病人之氣或同宿病室或誤用病人飲食之盃盞傳染之處亦在所不免

假膜　討克新旣盡變喉部固有之性質形色則此間均爲假膜其狀態初則紅腫[illegible]杏仁核軟硬喉發見不整齊之斑點尋斑點漸大其變相卽爲黏厚假膜色係[illegible]黑白不等(其白者世所稱白喉是也)且亦能分佈他竅近則鼻管上下唇耳[illegible]遠則肛門及男子龜頭包皮內膜女子陰唇驗以顯微鏡則見膜中有鱗形粟形[illegible]珠及油珠網質與黴菌

喉痧之萌芽及發達　全體不快微發寒熱或微瀉頭略痛而暈惡寒旋覺頸項強

硬喉部隱隱作疼此萌芽候也痛甚則喉間若有大阻力以把持之爾時頗爲困苦如四周諸核俱脹則頸項亦腫如杏仁核及小舌腐敗則時有似膿非膿似血非血者與假膜咯出醒臭異常如陷入鼻管則臭涕涔涔如陷入聲管則失音氣管則氣促此發達候也顧諸證雖盡發見倘熱度不十分高尚能轉危爲安如測其熱度彿彷重傷寒極點之際溲含蛋白質則死症矣

診斷學　續前稿

收縮音　發於心尖部、**開張音**發於心基部、於靜脉口則聽取不常收縮音、於動脉口、則聽取開張音、

僧帽瓣口所聽之**第一音**（收縮音）若僧帽瓣口狹窄、則此音增劇、若大動脉瓣閉鎖不全、則此音減弱、

第二大動脉音　若左室肥大、（更有動脉硬變症萎縮腎）則此音增劇、若大動脉口狹窄、僧帽瓣口狹窄、則此音減弱、

第二肺動脉音　若右室肥大、（僧帽瓣口狹窄、僧帽瓣閉鎖不全、肺氣腫）則此音

增强、若肺動脉口狹窄、則此音減弱、

心音之分裂

心臟正音、通常為收縮開張二音、其調節為（一）｜（二）CC（收縮音之記號開張音之記號）有時聽取為三箇音者、是第一音、或第二音、有重複也、但如（一）｜（二）CC此開張有二音、稍停而後續起、故謂之重複性心音、若（一）｜（二）CC此開張雖有二音、但不停而直接踵起、宛如一音分裂為二音、故謂之分裂性心音

收縮分裂音、見於靜脉口上、開張分裂音、見於動脉口上、

第一音之分裂、多見於左室肥大、第二音之分裂、又見於僧帽瓣口之狹窄、

重複性開張音、見於肺動脉上、（於第二肋間）右室肥大及肺萎縮、

分裂音、有因强度之運動而生者、

心臟雜音

心臟雜音、生於心臟內部者、曰心內雜音、生於心臟外部者、曰心外雜音（心囊摩擦音）心內雜音、更區別為二種、曰器質的雜音及非器質的雜音

器質的雜音由於心臟及大血管之解剖的變常而瓣膜之運動有礙或於血液之流路中生盤渦狀運動而發、

心臟雜音之最强部　僧帽瓣口所生之雜音、於心尖及其周圍爲最强、三尖瓣口所生之雜音、於胸骨下部爲最强、肺動脈雜音、於左第二肋間爲最强、但大動脈雜音於胸骨體之上部、(又於胸骨之左側第三肋間、)爲最强、於右第二肋間、則其音稍弱、

心臟雜音之性質　粗烈性雜音由大動脈口或僧帽瓣口之狹窄而生、吹嘘性雜音由大動脈瓣或僧帽瓣之閉鎖不全而發、

收縮性雜音於左心、由僧帽瓣之不全閉鎖、及大動脈口之狹窄而發、於右心、由三尖瓣之不全閉鎖及肺動脈口之狹窄而發、

開張性雜音於左心、由僧帽瓣口之狹窄及大動脈瓣之閉鎖不全而發、於右心、由三尖瓣口之狹窄及肺動脈瓣之閉鎖不全而發、

而二種雜音發生於一脈口上者、以開張性雜音爲主要、

開張性雜音與收縮性音俱來者、名收縮時前雜音、

今就前條及後條所述心臟之檢查、總括如左、

僧帽瓣口狹窄　於心尖部、呈收縮時前雜音、（心臟機能安靜之時則為開張性分裂音）第二肺動脈音強盛

僧帽瓣閉鎖不全　於心尖部、呈收縮性雜音第二肺動脈音強盛

大動脈口狹窄　於大動脈上呈收縮性雜音、

大動脈瓣閉鎖不全　大動脈上及胸骨上、呈開張性雜音、

三尖瓣閉鎖不全　於三尖瓣上、呈收縮性雜音、

非器質的雜音（症候的雜音）因乳嘴筋之收縮力缺少、心筋之營養不足或神經主宰力不全而起者也、故於發熱時、及諸般之貧血症、有此雜音、

此音、發於大動脈上、為最弱、發於肺動脈上、為最強、

心外雜音當聽診器壓迫之時、則心囊摩擦音增強、於病人體位變換之時、其音從而變化、比心內雜音為大、

心外雜音惟聽取一小部分而已、心內雜音、則聽取心臟全部、

光緒三十三年六月望日第七十二期

醫學報

望平街時中書局代發行
每張售銀一分五厘

本館開設上海西門內孔家弄底周雪樵醫寓內

七十三期後價目表　凡定七十三期至八十四期者連郵費在內列表於下

本埠	一份以上	每份小洋二角
	十份以上	每份小洋一角四分
外埠	一份	大洋三角二分
	二份以上	每份大洋二角六分
	十份以上	每份大洋二角

補報	本埠	外埠
一至三十六	八角五分	一元
三十七至四十八	一角五分	二角
四十九至七十二	四角	四角八分

滿銀一元請寄郵局洋票其不滿一元者可以郵票代之

第七十二期　第一頁

本館廣告　本報於七十二期起招登告白以一面印報一面印告白計報八頁較前多出一頁[illegible]仍舊本屆已現期滿如有續定七十三至八十四期者請即行寄費前來否則期滿截止以前尚有零欠亦請即行寄來爲盼

本館代售醫書　素問氣運淺說一角●全體闡微洋一元●肺病問答洋三角●名醫萬方類編洋四元●人體解剖生理圖洋二元四角●舌鑑辨正三角●三黃寶蠟丸大丸每粒二角小丸每粒一角

通俗報館啓　本報於六月二十日第一期出報除本埠外埠奉送外另於七月初一日隨醫報附送一期以後於每月初五二十兩日各出一期本館股份業已集足但本館原意以股東愈多愈妙今股東中有佔一二十股者如有熱心志士願入股贊成仍可與股多之人相商讓出　凡外埠入股者該處售報事宜即歸伊經理

補通俗報集股章程　本報簡章繕印後頗有以股東權利未及爲言者特爲撰定於下　一每月官利一分起息本埠一年一發外埠即於報資內扣除　一凡入股者該處售報事宜即歸經理　一股東有告白照一最廉價取資　一如有關於報界範圍內事股東均可商權干涉　一如官利有不足等事歸醫報館補足　一如有贏餘以十之五爲股東分紅以十之二爲經理人及司事酬勞以十之三爲各主筆分潤

衛生世界　本雜誌係中國國民衛生會刊行一切撰述均專門學者擔任精深之理出於淺近務使人人易解而講求衛生者亦不病其府庸至文辭之簡潔採擇之精當其餘事也月刊一册首號已出目錄如下●發刊辭●軍隊衛生概論●育兒之模範●傳染病之豫防法●青年用腦之注意●人體之寄生虫●酒之研究●飲水之標準及清淨法●通俗簡易療法●中外記事●衛生叢談數則

第二號將次出板　售例每册大洋二角一時購三十份以上照價八折五十份以上六折　總發行所上海西門外寧康里健行公學　**醫學報館亦有寄售**

論說

微絲血管功用說　續六十六期

至於此項血管之在臟腑者。其功用尤爲神妙。不但與周身不同也。即此臟與彼臟此腑與彼腑。亦各各不同。極而言之。凡夫動物之所以能生活。臟腑之所以爲器具無不由微絲管爲之。

試先言腎。腎之爲用。排泄廢料。使由膀胱出者也。而所以排泄之功能。則由於微絲管。考腎臟之構造。內部爲髓質。外部爲皮質。而以微絲管與細尿管屈曲繚繞以組織之。此臟微絲管由腎動脈漸歧漸分而成微絲管球。該球之中包裹膜囊一種。曰馬爾背氏囊。血行囊外。血中之水。與水中廢料。即醮入馬爾背氏囊內。而爲溺之發源。故他處之迴管。其血皆濁。惟腎臟迴管之血。獨淸於他臟。則爾馬背氏之囊爲之也。然非微絲管則血中之水。無由滲出。與絹囊之濾醬油同一原理。醬汕可出而醬渣不可出。故血水可醮而血輪亦不可出。然於此有一問題焉。毛細管之構造。全體相同。何以他處無水醮。而馬爾背氏囊獨有水醮乎。釋之曰。人身各處微絲管之血水亦有滲出之時浮腫等症即由此而成但水出血出更無去路非若腎之有排洩器其理一也血行他處皆有炭氣與養氣相換炭氣入血之力能抵禦血中水點不使外出苟非有病斷難外出其理二也馬爾皆氏囊中空無物除吸受微絲管之水無他事焉此所以釀爲排洩之功用其理三也血行腠理而遇汗管則出而爲汗血行肺臟而遇微絲氣膛則出而爲汽與腎臟同一理其理四也觀乎此可以知腎臟之排洩純由微絲管而成

試更言脾脾以爲用中醫言消導蓋胰臟之誤也以今言之蓋專爲製造白血輪之功用何以言之蓋西醫解剖脾經見動脈管內紅血輪較多白血輪頗少而察其迴管則紅血輪較少白血輪即多此紅白血輪改變之處其在微絲管可知脾內微絲管纏繞之處爲紫棕色之片其紫棕體內除伸縮體外皆爲白血輪所寓由是觀之白血輪之製造專在脾經而脾經之製造白輪蓋專在微絲管也明矣但脾內微絲管何以能製白血輪則其理猶難索解以意度之一則白血輪之先必爲紅血輪二則白血輪之成必由於脾體伸縮蓋與外腎之釀精液同一原理也[illegible]

子宮病理　子宮舊炎症

若消散發炎之處宜用熱水洗射每朝晚一次熱水之內可酌加生鹽甘油米粟水胡麻子汁白礬或鴉片酒等物每次少則十分鐘多則一刻若症不甚重者其愈尚易所慮者子宮腐壞耳西醫於此頗多割症治法非中醫之所能也

按婦女之症以子宮居十之七八子宮內神經極多而敏其感覺亦最易故婦人之病多於男子婦人之體亦弱於男子皆子宮爲之也但中醫則知爲子宮者甚少內經謂之胞稱曰奇恒之府其名有丹田赤宮血室命門胞門子宮等至以上病症其屬於經者爲衝脉屬於帶者爲帶脉各隨其見症爲治法大抵通治之藥逍遙散爲最安其有熱者加丹梔醫鑒有清經四物湯亦佳若因於寒者則金匱之溫經湯亦爲是症之要藥

清經四物湯　當歸錢半　生乾地黃條芩香附各一錢　黃連姜汁炒　白芍各八分
川芎阿膠珠　黃柏知母各五分　艾葉甘草各三分

子宮腫脹症

此症與炎症較異炎症多腐而此則但腫脹而積血耳腫脹之後子宮之體或下墜或前揩或外捲摩之極痛子宮口則白帶流湧子宮頸則起肉砂有累及陰道者炎

[illegible]則必在歪則紅[illegible]更甚
[illegible]子宮移動　二產後骨盆炎　三產時子宮頸裂爛　四子宮生歪　五
[illegible]宮內皮炎　六子宮內生假皮　七心部有病　八腹生贅瘤　九房事過多
[illegible]狀[illegible]腰之處屬於子宮頸者　一腰腹疼痛　二膀胱直腸不舒　三月經亂
四行動艱難　五心神不作　六房事痛　七食少頭痛倦怠　八白帶　若本
[illegible]病而連及子宮頸者則其狀又較異　一骨盆重墜疼痛動則更甚　二大便行房
[illegible]痛　三經期前數日即痛過期即止　四經期[illegible]及經時乳核痛　五乳頭黑圈
[illegible]六胸悶作嘔　七心神不作　八肛門生內痔裡急　九膀胱受壓則小便
[illegible]時久則艱於生育　按以上各症初受孕時亦多此狀
[illegible]與此症相似者有三　一受孕　二子宮生瘤　三子宮左右炎或四周
炎[illegible]經月經不停可則決其非孕子宮痛而兼白帶則可決其非二三症　腫脹限
[illegible]其愈易延及子宮全體則其愈難若因子宮頸產時裂爛而致此者則心神
不[illegible]子宮紅腫其神經必刺痛　腫脹而致子宮歪者必覺重墜小腹多不適行動
艱苦　若兼內皮腐壞生小瘤者則白帶必多或有赤帶　若子宮頸腐壞起肉砂
則子宮之神經血管必失其功用而多白帶經行時多流血　陰道炎症亦易兼之
未完

醫病新論　癇症

癇有眞假二種。凡抽筋搐動。世皆謂之癇。然非眞癇也。惟俗所謂羊羔風者。乃爲眞癇。此症病原。以遺傳爲最多。且歷代相傳不同。凡其人患腦筋痛瘋癱者。其子必患癇。至其孫則又易癲狂矣。其次則爲酒色。苟嗜酒入房者。其子每易患此症。凡遺傳之症多在二十歲之前。非遺傳者則在二十歲之後。然小兒出牙時或腦。有傷損亦易致此。若多受驚恐。易於愁悶者亦。易患此症。其腦內患狀初無一定。年久者每有頭顱傷損腦。衣質厚腦漿太多或。不足及腦內生瘤與腫厚等症。其病狀人多知之無甚發達。西國治法多不宜於中醫。惟用鉍溴久服。自五分加至二錢。服至二年之久可以奏功中醫於此分爲五類。以搖頭張口爲馬癇。直視腹脹曰牛癇。吐沫曰猪癇搐目叫者曰羊癇搖頭反折曰雞癇則以其病狀而名之。於病理無當也。其論病理則分爲陰陽二種以爲心腎虛怯。膽火倏逆。痰涎上壅。心胞經脉閉阻所致雖於本症無關然亦癇症所應有之事心腎虛怯者腦虛症也其症多陰癇。此症必有熱有痰故以爲膽火痰涎逆壅經脉閉阻血之下行者少故也下行少則入腦者多矣。此蓋膽火逆痰涎壅之源也。故初得之時苟治其標而清火消痰活血。亦足以愈病所謂陽癎在府易治也。但病久而腦壞。則更無愈之之法矣。所謂陰癎入藏難治也。中醫治法可分六例。一曰清神。可分其藥爲三等。輕者爲丹皮連翹前胡柴胡梔仁花粉鬱金白芍等。重者爲氷片羚角犀角牛黄珠母等。中者爲黄連黄芩棗仁柏仁丹參麥冬天竺黄等。二曰豁痰。亦可分其藥爲三等。輕者竹瀝花粉。重者南星枳實皂角白芥子控涎丹滚痰丸等。中者半夏橘皮貝母殭蠶遠志菖蒲導痰湯四七湯等。三曰祛風。輕者荆芥防風。中者天麻羌活。重者全蠍川芎。四曰降。降而凉者。爲琥珀元精石海浮石等。降而鎮者。爲金箔沈香硃砂紫石英等。降而通者。爲大黄蘇子滑石麝香白礬等。降而歛者。爲五味子龍齒等。五曰補。補氣則用參耆。補血則用歸芎芍。補陽則安桂鹿角膠白附子。補陰則二地等。今擇其要方於下

主治方　定癎丸　天麻　貝母　胆星　半夏　陳皮　茯苓　茯神　丹參

菖蒲　麥冬　遠志　全蠍　殭蠶　琥珀　硃砂　竹瀝　姜汁

按天麻能行大腦治抽筋症。中醫腦藥也。故以爲君藥。全蠍治眩掉驚癎。搐掣喎邪。亦腦藥也。星貝二陳姜汁竹瀝殭蠶。均化痰之用。茯神茯苓菖蒲丹參遠志均清神之用。蓋腦之佐使藥也。琥珀茯苓能利小便所以使血氣從而下行。硃砂則

鎖墜而已此方於癇症之不甚重者頗效惟時久則未必有用西醫於此有用土的年之法土的年者木鼈子精也木鼈子亦名馬錢子而王清任有龍馬自來丹一方用馬錢子地龍香油爲丸久服與西醫說可以脗合由此觀之木鼈子一物亦腦經妙藥也故土的年功用能令腦筋發力

疫喉總論

紹興任濮佩來稿

喉病於疫與一切喉症不同疫病在喉與尋常疫症有別尋常疫症非寒卽溫非居處之失宜卽飲食之不潔各有主病各有主治而於喉無恙也一切喉症非風卽熱非屬於陽盛卽屬於陰虛各有形象各有顏色而於疫無涉也惟疫喉一症病起於疫症現於喉不急治喉卒死於疫蓋以喉爲人身最要之道路與咽並列喉受疫毒其管必漲漲則咽必受擠食道狹窄而吞吐爲之不利矣不急治之與治之不當愈漲愈擠勢必阻塞會厭而後已斯時雖有治疫之良法其如藥餌飲食之不下何是以治疫喉之疫必先在治喉治疫喉之喉卽所以治疫予嘗以是理告醫家病家矣昔有嬌其辭者曰因疫病喉其末在喉其本在疫不先治疫疫旣不袪喉何能愈舍本求末其理安在予曰譬若流沙淤於水口將先疏其口之淤乎抑能絕其源源而

來之流沙也。又如內室遭火焚及外門。將先滅其門之焚歟。抑能闖身入室而救其內也。獨不聞醫家要訣乎。急則治標。緩則治本。又曰治標顧本。治本顧標。凡病皆然。豈但是症。吾非舍疫而從喉。正欲由標而及本。子重在疫。何患是疫者皆死於喉。吾重在喉。能使患喉者不死於疫。空言無補。實效堪徵。矯者默默。

疫喉病名　疫喉一症。古無定名。今亦未聞有以疫名喉者。予自北至南。北人名曰白喉。南人則曰爛喉。又曰爛喉痧。即如喉科中之重樓玉鑰、喉舌備要、白喉抉微等籍。皆刊於十餘年數十年前。諸書雖各有論說。明知是症不是今始。然皆以形色定名。均未免牽强涵雜。治法亦未甚恰當。折衷無自。貽誤實多。夫喉之現白色者。不但是症。如纏風喉癬等類。無一不白。治法亦大懸殊。此不可以色定名也。喉癬喉蛾、失治日久。無不潰爛。癬蛾証治。且各有異。何論疫喉。此不可以形定名也。況疫喉初起。現白點白膜者。固居十之七八。現黃點黃膜、灰點灰膜。並四圍俱白。中起黑痂者、亦居十之二三。以一白字括之可乎。腐潰由內達外。微特喉症爲然。即尋常疽癰。亦無不然。至是症膜點。悉由肺受疫毒。氣液煎熬而成。初起膜薄黏稀。一括即去。雖如紙薄之喉皮。不致稍有破損。及積之既久。毒漸侵膚。勢必咬傷皮肉。括之未脫。出血[illegible]

血。雖出臉。恰無之。其非腐爛之由內達外更可想見欲諱之爛可乎名不正則言不順。言不順。則論症者宜乎指鹿爲馬施治者未免李戴張冠。是最爲醫家大患。欲除其患。宜先正其名。正其名曰疫喉。俾世之患是症與治是症者。得顧名而思義焉。

映溪草堂筆記

名醫談

其名既出不患無診治之人所最要者保名而已故其立方也不求有功但求無過以輕靈穩三字爲不傳之秘以平肝瀉肺爲肆應之方或略參利水劑者其同者十之八九所易者特無足輕重之一二味耳

凡名醫之輿服鋪設均須華麗其於病家也應酬最宜周到惟醫學則不宜輕談或確知其人之不知醫理者則縱橫古今不妨信口開河自炫其技

名醫診病不宜多問其立方也宜多言病理如肺氣不降腎水不足肝木不舒肝陽上亢等語宜多述之最無把握者病狀則少說爲妙以問之不詳斷難密合問而詳又似候脉無憑也

名醫診病又不可不問但所問者以病人答之爲然者居多數爲上乘第一問曰近來食量必不佳次則問曰人覺倦怠否氣覺抑鬱否但得病人連聲稱是後即自言

病狀但須應之曰此等病症脉內悉見此因何處有病所致也則病者必訝其神名醫於器危之症切不宜以爲易治且必故甚言之蓋言其難愈有數善焉其病而卽愈可詡其治法之良其病而不愈可詡其先見之明卽恐干病家之忌諱不便昌言或博病家之喜固言無害然方案中必加危險等字樣爲不測後卸責之地故於危險之症而言無妨者不知世故之醫也凡世所言脉理佳者其故皆如是得來名醫於危險症固極言危險矣然又不可說匾蓋又不必其定不愈也若直斷其不愈假令其病忽愈必力詆其庸又或因其危險之言而辦後事則愈後必有饒舌等事宜語之曰此症甚危當竭力爲之設法看此一劑如此則愈不愈皆可居功而病家復甚感之矣

或曰名醫之方既不能治病矣然何以其座常滿乎曰是有種種原因焉蓋人之白血輪自有治病之能力故有不藥爲中醫之說夫不藥而愈之病十人中實居七八若熱心治病而識量不足可以愈病亦足以加病仍得半之數也熱心治病而用藥較猛每至夜不安席名醫而爲此是自陷牢獄矣熱心治病時選藥必悉心斟酌每日所診十人已多況數十人乎故名醫之立此平淡方也有數利焉曰治百餘人猶有餘力一利也其人卽死斷不能咎及其方二利也實行不藥之意待病之自愈則所治十人必有七八人見效七八人感頌三利也況又有心理學焉名醫之方苟與

他醫之方力量相同然名醫方必較效蓋病人信之篤則其效亦較易也危險之病雖不效者居多然病家多怨之曰經某名醫而不愈殆更無能愈之者矣更有某人有病經名醫診治爲榮者如富裕之家必以數百金數千金延名醫遠道診治則雖不愈其心亦安又有就僕診者自言此病某醫看過某名醫亦看過言次若甚得意以能延某名醫臨診爲榮者此名醫之所以日不暇給也

興化趙氏

興化趙氏以醫鳴者三世矣其始者爲趙雙湖先生蓋高郵籍也先生刻摯誠篤寄作頗[illegible]日診七八十人其地醫金極微門診止數十文出診亦一二百文先生歲入有千餘金日用甚儉布衣蔬履出必徒步然每苦不給至晚僅能食粥蓋先生以心慈過貧乏之家不但不肯索輿也且不取其資見其無力購藥也則潛以錢[illegible]置其席下而去由是貧病者知之無不延先生者而先生亦樂此不疲每歲入耗於此者幾大半故診事極忙而家徒四壁也其子曰小湖能嗣其業亦有名於時然頗工心計家業以起至小湖晚年而有典當且第宅雲連矣小湖之子曰海仙初攻舉子業不嗜醫也且有阿芙蓉癖迨其父死其母泣謂海仙曰我家以醫業者兩世矣汝不可以不嗣之海仙曰業醫非難然若吾祖之爲人作馬牛所不能也既

應診定門診每號銀一兩出診每號銀十兩且必日中乃起早膳吸烟足而應門診已日晡至黄昏復過癮而出診時必中夜幸天資甚敏且藉祖父蔭甚有名與化地僻而揚然求診者日不暇給不遠千里而來者甚多每日所入常數百金今海仙死矣然無能繼之者殆雙湖先生之報至海仙而享用已盡歟

來函照錄

五月初十日早八下鐘有人往菜園取小菜回來兩手覺癢癢至十二下鐘漸腫至頭面因搔癢亦漸腫隨服解毒藥外用枯礬雄黄茶清調搽至午後七八下鐘腫勢漸甚及至次日清晨眼封唇翻腫如斗大兩手齊脉部腫起燎漿泡用針挑破大流毒水如是二三日頭面消腫眼開唇平而兩手仍內如火燒泡破水流晝夜痛人安臥雖用馬齒莧白鳳仙花搗汁洗敷而痛依然今有十日毒勢稍平其狀如火焚湯潑現用當歸膏頻頻搽之可保無虞但不知菜園內中何虫毒祈信告報館有何救急良法庶後來罹此患者不至如是之痛苦也　午月二十日樂安泐

惠書鳴謝

近蒙四明王君藎臣以所著中西匯參醫學圖說見贈披讀之下繪圖甚精所採之書亦簡要不煩初學之津逮也特此鳴謝

師友心得錄

與俞某書　王士翹

某某先生足下前承邀診李病出語人曰疾不可爲矣當時鄙意本不立方重以台命敢不勉從且視其乃翁望救可憐聊以慰藉迨聞凶耗怱怱不樂者竟日華於臨診時視其前醫所用諸藥實堪痛恨在病家前有未便直斥者故當日噤不敢言今試[illegible]之此病之誤於早下已在洞鑒之中然誤下猶小誤滋實大誤下則僅傷[illegible]可挽回誤滋則助邪爲虐其病甚烈蓋邪熱方盛投以三鮮龜鼈保護邪氣[illegible]入營如[illegible]投滋雖扁倉再世亦束手無策用此藥者輒藉口於陰虛夫陰虛有一[illegible]陰分一因病中熱傷陰分斵傷陰分者是先天元精已損斷非三[illegible]熱傷陰分者是陰爲熱傷清其熱即所以救其陰若投以滋藥非惟不能救陰抑且助[illegible]耗陰故滋藥愈多津液愈涸乃邪說橫行至死不悟幾若天下人無一不陰虛者病前或犯房勞或患遺泄一旦有疾在病者已將陰虛二字橫梗於胸中醫[illegible]惟恐補陰之不早醫者遂將一派陰藥放胆用之病者亦甘心服之起手用鼈血拌青蒿將表邪漸逆入裡三四日後表熱漸微口渴愈甚即繼之以一鮮或二鮮二鮮不足繼之以三鮮三鮮不足加之以鼈甲鼈甲不足加之以龜板直

年歲職業住址宗旨及會費郵寄即行登報爲入會之憑倘有遷徙宜告知事務所俟本會成立後當公舉會長一人評議員若干人

八會友義務　一宜力任改良醫學事　二會友有疑問各就所知以答　三如有心得及秘方驗方等宜公之於衆　三會友議論儘可辨難務求愜理但不得任意忤擊肆口謾罵致傷團體　四醫報爲會友交通之輪電公共之產業若會友學識優長者宜助以著作俾得精湛家貲富裕者宜助以財力俾可廓充交游宏廣者宜任以勸閱俾能推廣

九會友權利　一會友互相通問者於不知住址者可由事務所代爲轉寄　二會友有疑問可爲登報徵醫林之傑論　三報中另闢會友心得錄專載會友之著作札記醫案等若會外有來稿須儘會友先登　四會友須購東西醫器具及新出醫書等事務所可以代勞　五會友有刊印醫書本館可以寄售　六會友有委託之件本館及同人力能爲之者皆可應命

十章程　此章程係一人所擬必經全體會員公决方爲定章如有意見各異或有

[illegible]敬懇[illegible]閱各條內可隨時辨論更改以期盡善若不細辨論者即[illegible]

中國醫學會簡章

一命名　中國醫學會曰中國者言不限於一隅也

二會所　暫以醫學報館爲本會事務所

三緣起　本會之設有二因焉其一以醫家診事較忙不能尅期至會從容研究特爲此會萃其心而不羣其身交換其智識而不浪擲其光陰凡內地各州各府千里萬里皆可入會其二因年來各地醫會漸多但皆限於一隅故欲聯絡各會成一醫界大團體

四區域　凡衛生學生理學全體學病理學診斷學方藥學及一切格致物理汽化動植物學之有關醫學者皆爲會員所應研究之事

五宗旨　改良醫學　博採東西國醫理　發明新理新治法　收集思廣益之效

六會費　本會延書記一人專司會內一切事務凡入會者每人每年捐銀一元以作會費有能多捐者尤佳第一次會費於入會時先繳以後收繳會費隨時登報

七會友資格　一凡有志醫學不論已未行醫均可入會　二婦科產科兒科內科外科傷科藥學針灸理化等宜各專一學或兼通數門　三願入會者請將姓氏

希卽函告本舘　一豫備既竟然後開輯請言編輯之法　一以本舘爲編輯之中樞各會友之稿均交本舘勘擇　一先期由本舘提出一病名會友諸君卽各就所有之書摘錄其關於此病者芟其煩複抉其精要詳其傳變討論其治法旁至各家醫案務請蒐采詳盡彙交本舘以兩月爲度　一編輯之法擬上下編相間出題上編則先編方藥診斷學下編則先編雜病　一中醫生理病理中陰陽五行司天運氣等說如醫智漸開必歸失敗會友編稿時請將其尤不適者刪除病理中宜參用西醫之說至治病則姑用中法　一編滿一册後卽先行刊售庶成本較輕易於竣事　一刊印之資擬爲百股每股銀一元願多認者聽從緜成後先印一千部以二百部爲承認編輯者酬勞每股提兩部爲股東贏餘餘由本舘代售作爲股本第二三次印則以一成爲編輯者酬勞以一成爲股東贏餘餘均作爲公司股本每年報告一次　一每股每月交洋一元以一年爲期如刊印後有餘銀均清還股友一年之後察看情形如敷周轉則停止交銀否則臨時再行提議此項股銀於豫備後認定編輯時交出　一刊印時但於封面標明第幾册字樣中峯則但書學愈錄某病門不註幾卷庶將來可分可合如是辦法有數善焉凡承認編輯者卽可爲研究之用而一月有一月之效一册有一册之利本輕利重事半功倍但患書之不成不患書之不售願會友諸君熟思議復有厚望焉

（第一板）　每張售大洋

第七十三期　大清郵政局特准掛號認爲新聞紙類

光緒三十三年七月朔日第七十三期

醫學報

上海望平街時中書局代發行

本館開設上海西門內孔家弄底周雪樵醫寓內

七十三期報價目表　凡定七十三期至八十四期者連郵費在內列表於下

本埠

一份以上　每份小洋二角

十份以上　每份小洋一角四分

外埠

一份　大洋三角二分

二份以上　每份大洋二角六分

十份以上　每份大洋二角

補報

一至三十六　本埠八角五分　外埠一元

三十七至四十八　本埠一角五分　外埠二角

四十九至七十二　本埠四角　外埠四角八分

滿銀一元請寄郵局洋票其不滿一元者可以郵票代之

本報代派處　本埠胡家宅小花園西上海醫會　西門內穿心河橋東首大街大全堂藥店　西門外乾[illegible]　[illegible]三馬路石路口榮泰烟店　英大馬路五雲日昇樓對面志大藥店　三洋涇橋北萬勝烟店　八仙橋[illegible]

分五厘外埠另定價目

外埠　紹興寶珠橋何廉臣先生　又紹興派報處周德鈞先生　杭州清泰門內許衙巷張半農先生　又
街謝旦初先生　湖州所前街傅稺雲先生　又長興東魚巷朱子愚先生　又淘沙弄徐紫璈先生　又
客民保甲局沈莘農先生　揚州古旗亭東立達小學校　寶應縣城內縣橋西配記香棧姚嶷燊先生
環乍畏街濟生堂藥店　松江颬南翔鎮石皮街張爾梅先生　又張堰鎮何獻臣先生　張堰西鄉何望
蘇州吉由巷醫學公會林先耕先生　安徽全椒闆書館　常熟南門外石遜步橋丁樸存先生　姿堰郵
罌池先生　江陰北門外大街光孝坊口達昌恆廣貨號李子樸先生　又布政巷醫學研究會　泰州北
殿公報社　太倉醫學會　東台小海塲祥記鹽局袁墝官先生　徽州歙縣水南柘林程鳴原先生　邵
街毛弁生先生　金陵白酒坊濮鳳笙先生　台州府太平縣倘書坊金惠卿先生

本報招登告白啟

本報近來愈推愈廣特招登告白以關於醫藥及書籍為限定價頗廉兩期開支復省有願登者請與本　接洽可也

本館廣告

本報於七十二期起招登告白以一面印報一面印告白計報八頁較前多出價仍舊本館現已期滿如有續定七十三至八十四期者請即行寄費前來否截止以前尚有零欠亦請即行寄來為盼　醫報現缺第一期又缺十一期至十七期其十八期後所存亦無七月後再行補印但其價不貲不能一時俱補也閱者諒之　補印之報悉照今式

周雪樵醫例

一門診自九點鐘起十二點鐘止分特別尋常二種特別號每號取銀一元尋常號每號取銀三角貧乏不計候

一出診亦分特別尋常二種尋常號西半城及西門外左近取銀一元東半城英租法界取銀兩元南市取銀三元英界過遠須同美界　特別號照此加倍　早診晚診加倍　以上診資統於掛號時先惠出診照資減半

三號金門診三十文出診六十文

四興金凡馬路可通之處均坐包車每家取銀照診資收取內用肩輿每家取銀照診資收取四成

五膏丸方不論門診出診概取銀兩元資須先惠訂期取方

六遠在十里廿里外及數日程者另有細章至時面議

特別號解釋（凡富商顯宦危險證疑難症久遠症均為一特別號利益（門診者但須醫在家中隨時可診不拘午前出診提早先赴隨帶要藥不取藥費）

滅臭聖藥

西國所出加波匿克酸等非不可辟臭然特亂之耳彼臭雖已此臭依暴易暴也惟此淨身粉則能使一切臭穢均變無臭其力量之大不可粉出於香港凡西國男婦皆喜用之每年銷數不下數十萬罐雖奇臭如阿魏猫溺等亦能使其臭立刻消滅臭（俗名猪狗臭）者但用一次即可一月無氣息用至二三次即可斷根有不信者用以淨脚立以鼻嗅之即之非偽眞中國前所未有之奇藥也凡婦女香閨斷不可少文明人愛潔亦不可少家有病人不可少地方汚穢狐腋臭者尤不可少用法但以粉二三厘入清水少許研化之搽擦臭穢處立刻使止每人每罐可用半年每銀三角有願購者可函告本館注明住址附郵票六分為定即當專人送到還購四瓶收洋乙元

醫學報館

學部審定

初等小學讀本　四角五分
蒙學初級修身教科書　三角
蒙學經訓修身教科書　一角五分
蒙學中國歷史教書　三角
蒙學中國地理教科書　二角
蒙學簡明中國地圖　三角
蒙學外國地理教科書　二角
蒙學簡明外國地圖　二角五分
初等博物教科書　三角
初等生理衛生教科書　八分
蒙學毛筆習畫帖　四角
蒙學毛筆新習畫帖　五角
蒙學鉛筆新習畫帖　四角
蒙學珠算教科書　二角五分
初等地理教科書　三角

國民讀本　三角五分
高等小學國文讀本　七角
高等小學理教科書　一元二角
高等小學中國歷史教科書　四角
高等小學西洋歷史教科書　三角
高等小學筆算新教科書　八角
高等小學鉛筆習畫帖　四角五分
高等小學幾何畫教科書　六角
高等小學遊戲法教科書　三角
小學各教授法　四角
小學統合新教授法　三角五分
單級小學教授管理法　四角
最新學校管理法　二角
小學分類簡單畫　三角五分
畫學教授規則　二角

文明書局出版

上海棋盤街總發行所
分設北京漢口南京廣州奉天

復旦戒煙丸真憑真據普告各省官局暨分銷處

無嗎啡

敝公司戒烟丸經美國考授內外ド醫博士同華廷試欽點醫科舉人學部奏允專門行走謝進士大保依法化驗合有煙質九分之一並無嗎啡等毒於三月朔日給予證書為憑又常鎮道榮定購二千瓶陸續運繳四月初九日裝附瑞和輪船與各家戒烟藥同被洋關扣留送到工部局管理衛生事務處西醫官提驗有嗎啡者充公無則發還念四日當蒙新關稅務司傅領此又毫無嗎啡之確據非第林氏不敢隱壞家聲立誓登各報倘有嗎啡及別毒願遭火災雷殛死拔舌且言及日後若漸漸攙入定折其子孫滅其[illegible]名猶語沈痛何驚風雨而泣鬼神竊此招信四方宜乎外埠函購者紛至沓來交易甫月[illegible]荷分銷已

通俗報館啓

第一期已出報以後於每月初五二十兩日各出一期　本館股份業
但本館原意以股東愈多愈妙今股東中有佔一二十股者如有熱心
入股贊成仍可與股多之人相商讓出　凡外埠入股者該處售報處宜即歸伊經理

山陰醫士余月庭寓後馬路中旺弄樂安坊間壁

中西醫學羣書

此書蒐集唐宋元明及本朝名醫所著凡八種裝訂十二本皆極精要而復
本者每部大洋乙元二角由本報代售

本館代售醫書

素問氣運淺說一角 ● 全體闡微洋一元 ● 肺病問答
角 ● 名醫萬方類編洋四元 ● 人體解剖生理圖洋二
角 ● 舌鑑辨正三角 ● 三黃寶蠟丸大丸每粒二角小丸每粒一角

廣智書局出版新書

中國教育倫理學	四角
中國之武士道	三角五分
中學文法教科書	七角
中國文明小史	四角
學校衛生學	二角
實驗小學管理術	二角五分
樂典教科書	一元
最近衛生學	二角
處女衛生論	三角五分
中西偉人傳	三角
意大利三傑傳	二角五分
新地理	二角
華英二十世紀讀本第一編	七角五分
華英合璧訓蒙編第一冊	一角五分
華英合璧訓蒙編第二冊	二角
華英學生會話	二角
華英商賈會話	[illegible]角

世界近世史	九
世界進化史	八
英吉利史	七
俄羅斯史	八
政治學	一元
政治汎論	二
政治原論	七角
英國憲法論	六
英國憲法史	一
國憲汎論	一元
教育學史	八
教育學問答	二角
鐵路指南	一
萬國商務志	六
工商理財要術	四角
家政學第一種	三角
家政學第二種	三角

書目錄

初級英文範	五角
青年鏡、	三角
妖塔奇談	三角五分
極樂世界	二角五分
電術奇談	五角五分
怪現狀第一卷	四角
中國偵探案	二角
歐洲財政史	二
中國財政紀畧	三角
福澤諭吉談叢	四
加藤弘之人則百話	二角
公德講話	五
人羣進化論	二角
修學篇	

上海棋盤街中市廣智書局

中國圖書公司
最新出版書籍

幼兒保育法 ◎根據幼稚園保育法之原理酌量社會之程度適於女學校及家庭所例事項雖鄉曲亦易實行◎文義淺顯句讀分明識字之女子即能家有幼兒而地方無幼稚園者閱之可改良家庭教育◎業經婚配之宜預為研究◎每冊二角五分

新譯小學劣等生救濟法 ◎首揭原理次揭救濟之方法為小學教師意之書從◎生理及心理之關係定適宜熟此法可使劣等之生徒進為優等◎佐熟觀之可改良家庭教育并可將生徒之於教師以期補救◎每冊三角

新譯幾何學教科書 ◎據日本樺正董譯美此大學校教授Andrew Ph及Irving Fisher二博士之本為中等教育極有價時以作圖法插入於定理之間使習者能自繪圖證趣◎遠他書之拘泥成格◎於比例面積論極限法凡加入計算問題尤得應用之効力◎平面每冊定立體每冊定價銀六角

總發行所上海四馬路東首辰字十八號

京師醫學研究會啓

中國學術惟醫發達最早神農嘗味草木命僦貸季理色脈而通神明黃帝之時命俞跗岐伯雷公察明堂究息脈巫彭桐君處方餌而後藏府之陰陽經絡之正別骨節俞穴之部居名號縷析條分釐然各當意其時解剖之學較今之西人為尤精而解剖所不能知者以經驗發其理想而無不可知靈素二編為戰國時人紹述古訓而托之於軒岐者其言深而要其旨邃而宏道契神明思倅造化為醫學之淵海自黃帝至戰國歷年二千積其經驗著之簡策意皆成周醫師遞相述授為顓家之學蓋由軒岐而後迭經聖作明述而始能臻此也綜而言之靈素為醫經之最古者而靈樞質多言鍼法解剖古有俞跗此後醫家蓋皆能之至華元化而集其大成湯液始於伊尹秦越人倉公衍之至張仲景而集其大成後世鍼法失傳解剖之術元化後亦無傳獨湯液治病歷久不廢自孫眞人千金方羽翼長沙至於近世若前後四大家無不以湯液著稱矣世人或以醫為小道鄙而不為而市上懸壺之輩於古籍多未廣目徒讀李瀕湖脈訣粗記二三時方以冀臨時倖中往往以病家為試驗而中醫遂為世所詬病歐化東漸西醫踵至獨傳解割之學精者幾及古人刀鋸雜施神乎技矣大抵西醫長於實驗中醫富於理想實驗家閎不廢理想而理想家尤不可無實驗嘗攷黃氏日本國志日本有一名醫專用西醫之瘍科傷科而不及其他治法竊謂此說亦有未盡西醫瘍傷兩科閎勝於中醫而亦閎有缺點其藥水治病雖不及湯劑之精密然亦時有勝處後當詳論之即如中醫臨證多者實驗勝於理想讀書多者理想勝於實驗此亦自然之理必至之勢今某等之為此會意在去兩短集兩長諸君各以其所經驗與其所心得出而互相質證以期折衷至當其於醫學或有裨焉至若由中醫之學講解切磋發致其精而兼集西醫之所長發明長沙以下諸家之緼而使俞跗元化之學復明於世豈非生人之幸福而為古聖人之所心許者歟

會員

朱福詵　左紹佐　徐定超　尚其亨

陳廷儒　惲毓鼎　吳以成　吳士鑑

凌寶澄　沈雲沛　劉富槐　方恭釗

贊成員

孫寶琦　左孝同　[illegible][illegible]祥

沈曾桐　楊家驤　方積琳

附簡章十二條

一本會以昌明醫學爲宗旨中西操術雖異精詣則一皆當研究以會將來溝通之效

一本會暫不設會長凡入會者一律作爲會員於會員中舉二人爲管理員

一本會研究主義有三甲書義中西醫理可互參者則疏通證明之若內難諸經附其精微刊其謬誤皆範圍以內事乙病機因病之所受揣知其中何藏府經絡由現證而推測將來之變象以爲正當之治法丙方藥無論經方禁方凡古效而今否者由未辨析病因籠統施治而古人乃受其誣今宜逐物詮釋以待試驗藥則產地不同性質遂異且單用治某病而合用又治某病須一一試驗以鑿諸書各會員於

以上所舉三主義中每人設爲問題數條編次甲乙每值會期籤掣兩題供本期會員研究如當日不能裁答者可以下會期帶繳

一每期研究文字及會員談論有關學理者皆最錄於册以備發報

一凡會員理須辨難乃出惟辨難須出之和平不得用意氣爭競致傷感情

一本會暫借下斜街長椿寺爲會所每星期六日一集備有晚膳二鐘到會六鐘散歸

一會外之人如以疑難雜證請本會研究者可於星期六日來會面陳病狀俟會員答覆

一本會尚未集有經費各會員每月出銀三兩以供房金飲膳及各項雜用

一俟本會籌有的款當購置中西醫籍以備會友參考如有人情願捐助及以家藏秘册見示知本會除登報鳴謝外當酬以相當之利益

一凡有同志捐助本會經費在五十元以上及以藥物標本診治器具或爲本會擔任籌款及他項義務者均作爲本會贊成員

一各省醫會間有設立本會當以書問聯絡藉收聲應氣求之效爲集思廣益之助

一向來集會往往有初鮮終以及徒騖虛名罔求實際本會當力戒此習期於社會上增進幸福

中國醫學會簡章

一命名　中國醫學會曰中國者言不限於一隅也

二會所　暫以醫學報館爲本會事務所

三緣起　本會之設有二因焉其一以醫家診事較忙不能尅期至會從容研究
會羣其心而不羣其身交換其智識而不浪擲其光陰凡內地各州各府千里
可入會其二因年來各地醫會漸多但皆限於一隅故欲聯絡各會成一醫界

四區域　凡衛生學生理學全體學病理學診斷學方藥學及一切格致物理氣

物學之有關醫學者皆爲會員所應研究之事

五　宗旨　改良醫學　博採東西國醫理　發明新理新治法　收集思廣益之

六　會費　本會延請記一人專司會內一切事務凡入會者每人每年捐銀一元費有能多捐者尤佳第一次會費於入會時先繳以後收繳會費隨時登報

七　會友資格　一凡有志醫學不論已未行醫均可入會　二婦科產科兒科內傷科藥學針灸理化等各專一學或兼通數門　三願入會者請將姓氏年住址宗旨及會費郵寄即行登報爲入會之憑倘有遷徙宜告知事務所俟本後當公舉會長一人評議員若干人

八　·會友義務　一宜力任改良醫學事　二會友有疑問各就所知以答三得及秘方驗方等宣之於衆　三會友議論儘可辯難務求愜理但不得任意口譭罵致傷團體　四醫報爲會友交通之輪電公共之產業若會友學識優助以著作俾得精湛　家資富裕者宜助以財力俾可廓充交游宏廣者宜任以能推廣

九　會友權利　一會友互相通問若於不知住址者可由事務所代爲轉寄疑問可爲登報徵醫林之偉論　三報中另闢會友心得錄專載會友之著作案等若會外有來稿須儘會友先登　四會友須購東西醫器具及新出醫書所可以代勞　五會友有刋印醫書本館可以寄售　六會友有委託之件人力能爲之者皆可應命

十　章程　此章程係一人所擬必經全體會員公決方爲定章如有意見各異或應增應刪各條均可隨時辨論更改以期盡善若不加辨論者即爲允許須

會友題名錄　以入會先後爲序　曾繳交過會費者加圈於名下爲誌

名	字	籍	職銜	通信處
周維翰	雪樵	常州陽湖縣	廩貢生	上海西門內孔家弄
朱恩華○	雅南	甯國府旌德縣		秀水縣署
孫吉熊○	夢蘭	紹興	廩	玉衡弄口孫瑞生彩蛋坊

汏諸 九百

魏壽彭	天柱	紹興會稽	監
周服聖	伏生	紹興山陰	附生
曹　昌○	錫疇	廣州新安	
沈寶枏	莘農	鎮江溧陽	維職
褚召棱	頤庵	蘇州元和	附縣丞
袁章和	堯官	揚州興化	附貢
韓　澄○	靖盦	杭州仁和	
錢祖繩○	杏蓀	松江婁縣	雲騎尉
李惟藩	嘯雲	湖州南潯	附生
朱獻廷○	讓卿	嘉興海鹽	附生
高汝賢	德生	紹興會稽	
謝光昱	旦初	紹興蕭山	份
林大燮	先耕	蘇州元和	附生
蔣光煦	桂棻	嘉興石門	
俞本立○	道生	松江金山	直州同
馮　銘○	箴若	常州江陰	歲貢生訓導
沈乾照○	韻濤	泗州	
黃　岐	鎬京	紹興蕭山	
黃元吉	文生	紹興蕭山	監
黃承禧	端如	太倉崇明	附生
蔡福基	第花	湖州烏程	附貢

斗門鎮
安昌鎮葆豫堂藥店
香港登龍洲託上環乍畏街濟生堂轉交
湖州和平鎮客民保甲局
上海蘇杭昌善局
泰屬丁溪併場小海本街
祥記鹽旗內
杭州寶善橋青龍街
金山縣呂巷鎮
嘉興北門外塘灣
吳源盛茶葉店
心橋境
東鄉樊川學堂
杭州忠清大街
吉由巷醫學公社
干巷鎮
布政坊巷醫學研究會
寶應小南門內
臨浦鎮
海門滿洋沙聚星
鎮東南禮安堂
蘇州婁門內傳芳巷

齊　科業立　心肆宜俾　有醫務同　改

薛正祥	瑞雲	揚州泰州	監	北門外清化橋[illegible]
陳奎堂	永璣	紹興山陰	監	上海大東門外老太平弄元成藥材行
啟鴻恩	大來	揚州東台	監	何絜蕩柿軒巷
僧達理	洞天	安慶懷寧		平望九華寺
繆祖善	厚傳	蘇州吳縣		閶邱坊巷
傅　嚴	穉雲	湖州		所前街
余鷺振	彩軒	徽州婺源		崇明
汪開宗	鑫耕	徽州婺源	附貢	
江福鱗	玉卿	徽州婺源	職員師範生	
陳衛鷺	振飛	松江金山	附生	松隱鎮
戚榮生	根孚	松江華亭		亭林鎮
錢景光	詢芳	常州江陰	訓導	
王養華	士翹	蘇州新陽		常熟南門外君子居
任一和	桐軒	揚州甘泉		儀徵十二圩淮鹽總棧署西
金　韜	惠卿	台州太平	增生	尚書坊
徐永賢	錦榮	寧波慈北		上海虹口吳淞路猛將堂弄
邱澍梧	檀蓀	廣州順德	監貢知縣	香港崇辦活人廬
殷恒懷	念萱	蘇州洞庭山		
賴景培○	植卿	廣信玉山		儀徵十二圩淮鹽總棧東
陳鼎元○	銘清	嘉興秀水	廩	新塍郎中埭
許內垣	紫藩	嘉興秀水	廩貢	新塍
屠　鈞	友梅	常州武進		鐵市巷圖書館

中

新

養身培元補腦藥

此藥爲世界第一之補品不論年高年輕孩稚婦女文人武夫無不相宜服爲一身之主腦健者延年益壽長學問增智識非尋常補品所可比也四季均宜最爲和平

上海商務印書館

新出各種小說

分設　京師　奉天　天津　濟南　太原　開封　成都　重慶　漢口　長沙　福州　廣州

神樞鬼藏錄

近時譯包探案小說者多矣顧其聰明材力不過較尋常略勝一籌凡精細人皆可逆探而知之術雖工本足云奇也此書爲林琴南先生譯本所敘威希武諸案眞乃鬼設神施心通造化無論何人皆百思不到雖係小說實合有心理學物理學於中海內才人請一讀之每册大洋二角五分

秘密地窟

是書爲英國華司原著敘一義賊改行從善投入縉紳家爲僕頗得主人信用心甚感之後見其主亦復形跡詭秘舉動可疑察知爲一醫士所恐役使之爲竊盜乃大恨醫士陷其主於不義一再潛入其室探得秘密地窟因設計發其奸鳴諸警察卒捕醫士而脫其主於難情事奇詭譯筆雅馴洋裝一册洋二角

十字軍英雄記

我國向以[illegible]英雄其實[illegible]非英雄眞[illegible]豪司各德[illegible]所記十字[illegible]不護我國[illegible]皆服從宗[illegible]兩相比較[illegible]彼之英雄[illegible]至河漢斯[illegible]

空谷佳人

是書敘一[illegible]深穴中有[illegible]既入亦不[illegible]始得携之俱年出穴後[illegible]與卜愛情[illegible]以先與他[illegible]時始終不及不屬於已[illegible]小說中奇而

中英大藥房

新出唐製家用良藥

補血葡萄酒

……行週身之血脈和以補衰之要藥爲男女適用功効極速凡婦女血虧爲最或病後之本元未復速服半月至一月恢復原本較前尤勝

止咳補肺麥液精

麥液乃補肺之明證要藥中外一體肺爲一身之華蓋斷不能傷偶傷則不能不修補恐日久成勞凡我華人體質與西人不同飲食起居不常煙酒色慾過度即傷肺之明證肺傷則咳多咳多則痰生麥液精調和臟腑之藥以補之初起則一二服能見効年深者常服有益於週身

平肝安胃聖藥

此藥平肝胃氣痛應驗如神肝屬木胃屬土胃中宿食不化則生氣感動肝木而生火所以胸中作痛服後立見和平多服一二次即愈

平喘除痰藥

此藥平喘化痰爲最靈初起者偶受風寒日久則氣喘氣喘則傷肺生痰久須除痰速平其喘爲要議

婦女調經藥

凡婦女以血爲主經乃血之餘經血不調週身不遂日久者白赤帶下百病叢生服藥無效宜速調經爲要經調者血分充足生育可期不得不從速佈置

急救痧症良藥

此藥不拘何種痧症可治如吊脚瘟螺諸痧一切霍亂時疫水瀉中暑受寒腹痛吐瀉交作紅白痢疾皆起于邪由口鼻而入於臟腑散佈週身血脈以致頃刻發動從速治之否則難醫夏秋之際爲尤甚因天時蒸蒸地氣惡濁入於人身則害俗呼爲痧急用此藥立見奇功凡我同人常備爲要方便一人功德無量矣

以上各種良藥虔誠配製有心濟世功用服法周詳仿單加以者認明本藥房鋪鷹爲記庶不致悞

新出 治紅痧要藥　新出 立除臭虫藥　新出 鹽

魄力者謂之時代之士豪書爲英國文琴南先生譯其氣概豪雄髣諸人而要於規律之中之英雄俗而人讀之當不二冊洋九角

幼時即被錮若覺而覘之後旁穿穴道女錮閉十餘知人間事惟異○漫而卜設雖同處多女知其愛情絕情節變幻書每冊一角

狡兎窟

是書叙美國一著名士豪黨羽衆多犯案纍纍而窟居一幽深險奥人跡不到之山洞中無能得其要領者後經大偵探家尼卡忒變形易相費種種手段歷種種險難竟得入其巢穴因以破獲情節離奇變幻不測洵偵探小說中之傑出者洋裝一冊價洋一角五分

拊掌錄

華盛頓歐文英名家推獎爲美洲第一能文者其所著書每部必派別其文不名一格獨此郁莊諧感備而吊古欷歔尤生人無窮概歎然皆本忠厚而不傷於○惻其寫生則栩栩欲活幾凌紙怪發其中叙耶蘇聖節則熙熙然太古之遺風也其憑吊古人則䨓䨓然無膠固想也他如李追之夢蒙師之止均寓言可供噴飯右節錄歐文本傳以當廣告○林琴南先生評洋裝一冊大洋三角

雲癬藥粉

此藥最靈外搽陰癬發於皮膚之外名目甚多由濕而生人人有之或茶酒飲食俱能生濕食後切不可睡最易生濕若不速治蔓延一處痛癢交作日夜不安大失體態皆此藥速搽二三次即愈[illegible]

學務大臣審定咨行新書

周雪樵先生之西史綱目譯如孝廉所譯之中國江海險要圖誌二書業蒙總理學務大臣堂　張榮兩尚書批准給予版權幷咨行各省督撫飭屬一體今將批示及咨行各督撫文恭錄於左

學務大臣批西史苦無善本初等從事譯編若披叢莽若理棼絲艱於記憶近時譯述西人通史各種類皆備學堂課本之用大都龐雜倉猝成編於原書精意所在全未體會以此作教科書貽誤實非淺鮮茲呈江蘇廩貢生周維翰所箸西史綱目一書以中史挈西史綱要政教種族開卷燦然蒐采宏富足備學堂參考之資舉人陳壽彭所譯中國江海險要圖誌原書爲英國海圖局所集光緒二十年較製造局王譯海道圖說原書成於同治元年者後十餘年故詳於王本不啻倍之譯者又能補輯雷瓊廉一帶尤爲可貴應與海道圖說等同爲各學堂教習參考之本以上兩書皆矻矻苦心孤詣之迴作非草率成書意在牟利可比應准存案給權以勵有志如有坊賈翻印漁利仰即稟由地方官就近懲辦可請通行各省一體購閱之處幷候核辦此繳

總理學務大臣爲咨行事據職員胡之楨稟稱經世文社石印書有江蘇常州廩貢生周維翰所箸西史綱目及福建候官舉人陳所譯江海險要圖誌兩書西史綱目原書一百二十卷起自上古近年係輯合數百種新譯新箸而成宗旨純正體例謹嚴以供課士之需在今日尤爲合度惟卷帙浩繁僅出初二函三十五卷紙續出中國江海險要圖誌共二十七卷二百零八圖係英國海軍局中將伯特利於光緒二十年採輯英國水師將幷測繪之本幷商人游客之記載口說而成於中國七省沿海及長江大河之形要給圖立說頗爲詳備方今考求地勢整飭水師而江海要害圖如非此殆不足以供肄習敬請鑒其苦志給予版權幷懇札飭各等學校中小學校一體購閱作爲教授課本及參考之書等情據批示外所有通飭購閱及禁止翻印之處相應咨行轉飭所屬查理可也須至者

西史綱目初函實銀二元五角二函實銀二元中國江海險要圖銀四元

西史綱目現歸文明書局發行中國江海險要圖志現歸商務書
行

血解毒藥

周而復始晝夜不息如沾染一點毒邪或中風受暑或傳染于花柳必致病致瘡患疽成癰若不從速醫治日久不堪收拾耳當于未發動之前急用此藥服之可無後患也

理補丸

此藥清理爲補藥性和平如大便閉塞小便赤色乃宿食不化內火生痰速用此丸服後限四點鐘見效通瀉內火宿食銷化頃刻清爽然後進食爲補也

時清快片

此藥名爲四時清快乃家用常佩之良藥四季俱宜或在家或行旅常佩於左右偶有感冒風邪等症頭暈目眩胸悶腹痛或外府疼踵等症均可服之搽之立見其効豈不爲清快哉

戒烟藥片

此善戒洋煙之第一良藥之名曰乃安戒烟藥片乃安者即華人習西醫考取博士之官名唐製此藥實心求是以濟當務之急非圖漁利並無嗎啡烟質攙入其中恐難他人見信故將自己博士之名爲戒煙藥號然市上所售之藥只能代癮未能戒烟旬見各報所登辯別誰是誰非誣言亂道種種區利之惡習想明眼人看得穿識得破倘挈有志諸君宜速就戒況我中國力興未艾願四萬萬同胞共圖振刷

按其名目倘　蒙官紳商士賜顧以備方便

生烟藥　新出　**喉症保命藥**

中英大藥房改良戒煙精水以及桂參片

本藥房前製戒烟精水參片暢銷烟界久爲海內所深知利之所在弊即叢生其靈效特著者無非摻雜嗎啡與今日市上最有盛名之戒烟藥品同出一轍喪良漁利負疚殊深本藥房精心研究純用化學工夫特製一種液品性善克烟功能補虧名曰**改良戒煙精以及桂花參片**經西醫博士唐乃安君鑒察認可出售一以補曩日之愆尤二以救之沉淪三以挽嗎啡之奇劫從前所製之精水等一概付諸東流不再禍人區區此心海內同胞幸垂察焉

此藥用掃蕩烟毒滋補元氣健腦養血與凡由鴉片所受之損傷均治幷兼解嗎啡癮其質清潔其味和平最易下咽　附贈化驗嗎啡藥凡含有嗎啡之藥水藥丸如將此化驗藥滴入立現綠色倘無嗎啡並不改變服法價值另詳仿單

外埠分鋪各大藥房均有發售

中英大藥房所售之乃安戒煙藥片

此善戒洋烟第一良藥也名曰乃安藥片乃安者係西醫君之官名也曾經考驗遐邇馳名服法另詳仿單此啓

盒大洋二元五角　小盒一元二角五分

論說

論微絲血管之功用

試更言胃。人身全體。皆有化分化合之作用。胃之爲物。生生酸汁。而此酸汁者。何自來乎。蓋血液之中。本含有各味。而各臟功用。則能化分而專取其一味。如腎臟之液。其味鹹。知腎臟能取其鹹味也。胃與脾臟連。脾臟取血中之鹼質。胃臟乃獨取血中之酸汁。但所以能釀取酸汁之故。今猶未能發明。以意度之。仍在微絲血管耳。何以言之。胃之內皮。寓微核甚多。有獨一而居者。有連串成珠者。凡胃之酸汁。皆由此核發出。然人身各核。更有吸收之作用。爲知此核之吸收。舍微絲血管外。固無可。之物也。況食物入胃。則血管脹溢。而身熱頓加。此等熱度。非養氣爲之乎。血管之養氣。非由微絲管不能入他臟。則此酸汁者。蓋養氣挾與俱來也。其由於微管之故。從可知矣。

試更言肝。肝之作用。與胃畧同。胃與脾連。能化分血內之酸汁。與鹼汁。肝與胆連能化分血中之甜苦兩味。苦者何。胆汁是也。甜者何。糖質是也。肝之全體。實具此二項作用。然西醫將肝體剖驗。發血管內。則甜苦二味均無之。一至廻血管內。其味卽顯。

以斯知化分甜苦二味之工廠蓋在微絲管中也考胆汁之原質爲炭質養輕淡氣與硫磺而糖質則爲炭質養輕淡氣知甜苦之分以硫磺爲斷肝之體內生有無數生珠其徑爲十二萬五千分寸之一珠內仍有小核而微絲管卽纏繞於此小核外知胆汁之吸取必在小核之中胆汁之味極苦而略鹹此味取去則肝內所存乃爲糖質矣但肝之釀糖必經熱度之作用西醫嘗以冷水貫入肝迴管使與血共流而出初無糖味也隨以肝置煖處則糖味生焉竊謂其生糖之理與植物之吸收炭養氣必藉日光之力同植物無日光則不能吸收炭氣而養氣亦無由淨矣肝體不熱則無由吸取胆汁而糖質卽無由成矣方其未化分之前猶空氣之含有炭養也既化分之後猶植之吸收炭氣而留淨養氣也胆汁者其猶炭氣乎糖質者其猶淨養氣乎是非微絲血管不爲功

此外各體如外腎如小腸如汗核等一言蔽之種種功用皆謂其成於微絲管可也觀於此可悟一原理焉微絲血管其體極微其力有限然合無量數微管以互相爲用則成爲神妙不測之功用其理與國民同苟合無量數國民而成一大團體其國無不興者故醫學之精通於治道焉

已完

生殖器新書　男子生殖器　陰莖

陰莖　爲圓筒形爲海絨質狀如人字形全體分二段上端爲空洞體下端爲海絨體空洞體之上曰龜頭與空洞體相連非一物也海絨體之下有凹陷之處曰尿管大便通焉當會陰之下有兩線繫之名陰莖脚其外有包皮製造甚精爲有觸覺之物古猶太教徒凡受教者必割去此皮

龜頭之爲物恐係環繞尿道之硬筋所成外皮非常軟弱感覺銳敏造法極細作圓錐形其後端隆起之皮曰龜頭冠冠後凹進曰龜頭頸頸內有小腺無數曰異臭腺內有白色流質纍纍堆起洗滌不淨有特別臭氣若不流出則凝如液塊龜頭下側有衣名包皮繫帶此帶如短則勃起時恒脹痛若更绷裂則血流如注最爲危險

陰莖之用有二一爲小便二爲射精如但小便無須勃起若欲精出則非勃起不可其勃起之故因其空洞體與海絨體內有空窨極多星羅棋布繚繞於血管之間狀如海絨各窨門戸相通一切小孔皆與發血管迴血管之大枝相連平常之時空窨內虛無一物春情發動則血液自脉管出逼入空窨窨內滿儲血液則陰莖自脹大與海絨之浸水相同此類功川名勃起組織人身他器無如此生法者惟女子陰核大畧相同此類勃起另有勃起筋司之春情過後血從空窨回出莖卽痿下有時勃起如故者蓋功用不靈血不能一時迴出也大約血管裝滿時速則勃起亦速裝滿時遲則勃起亦遲血來速者其去亦速血來遲者其去亦遲老人血氣衰血至空窨

難進而易退故勃起遲而痿縮速

陰莖長短各人不同殊難定其適中之度大約當發身時近女色及手淫者則其發育每不足其小者大約二寸甚有天生欠缺如瘤如蕊止四分寸之一者苟全體無缺而能射精至女子外唇內外亦能吸收以進而成孕

莖中生瘤或浮腫則偏向一邊不便交合生瘤之故因堅硬大久迴血管細胞體滿儲紅血發酵腫起每逢勃起時如左邊生瘤瘤中皆血則莖即偏右不能交合大約醉後行房易致此病必將瘤割去乃可愈由此觀之醉後行房與忍精不洩皆易致病除生瘤之外又有生瘰癧者又有類於骨之質積而墳起者若膀胱內積有石類則能令尿道軋緊小便淋瀝甚則莖如彎弓不能交合陰莖之包皮緊帶有太短或縮入者則勃起之際龜頭易彎太過則不能交合或覺極痛宜將緊帶割斷但不可深耳陰莖太小之故大抵因阻血入管之故其微管甚小不能多儲血則不能長大甚則不能勃起若春情過度或平素虛弱發血管無力傳血入微管微管縮小則易成痿症治此之法或用溫水洗浸每日一次幷磨擦之或用激動腦筋之藥膏皆有效但須內外合治用溫熱藥內服外浸幷以嗶嘰絨及柔軟物刷擦之則其勃起自能有力如此法不效則更有行血器一法其器係一管須與陰莖大小相配以此器入抽氣筩內再用陰莖伸入此管而抽去管內空氣人身之血自能流入莖中空隙但抽氣不可太速恐血行過疾而破裂也

未完

腦病新論　情思病

大抵腦之力量。不能偏注一處。久思一事。必以時休息。且彼此遞易。而後可以免於病。故學堂中每日授課。僅六小時。每時授課。止四十五分。所以息其腦也。目注視久則頭腦有昬暈之處。耳注聽久則耳鼓有鳴聲之弊。久寫一字則字反不能識。久操一業則其業必不精。故七情有所專注則無不成腦病者。其現狀雖各各不同。而其為腦病則一也。且此類腦病。其影響每及於全身。如專注重要之學術。如算學。如洋文則每有咯血之症。如思慕其人不置則飲食必減少。大喜之後則百脉弛懈而無力。大怒之後中氣憤鬱而不降。凡此之類。不可勝數。容下述之。

一曰喜。經言喜傷氣。又曰喜則氣緩。此於內臟雖無所徵。然亦閱歷之談也。凡喜之久者。其百脉弛懈。腠理不固。不可疾行。不能久立。其血多外行。故眉目開展而有紅光。然不能運思。百事擱置。則腦脉之血轉少也。使過而不歛。則易成痿痺痲木之症。是當以驚恐矯之。非藥力之所能治也。

二曰怒。經言怒則氣逆。血菀於上。使人薄厥。甚則嘔血及飧泄。蓋人經大怒。其色多赤。可以知血之逆流於腦者速。若血之血積外不能容則內陷於腦。薄厥者。症之輕者也。若重則爲中風矣。苟當其薄厥時。跌傷頭面而血出。則其人每自愈。蓋放血之理也。非然者多危。更有煩懣多怒。如中醫所謂肝陽症者。則爲神經之病。重則妄言笑矣。此症以婦人爲較多。男子之患此者。其人必好動。推其原。皆血熱之故也。選方於下

一治暴怒　香附末甘草末各一兩和匀每服三錢白湯下

一治善怒　白芍三錢甘草一錢或酌加生地

又按內經五志相勝之治法。其理頗精。未可以古書而忽之。如善怒者。可治以憂。張子和事親書。載有一則。殊有意義。一婦人飢不欲食。常好怒罵。欲殺左右。惡言不輟。醫治不效。戴人視之曰。此難以藥治也。使二妓各塗脂粉。作伶人狀。其婦大笑。次日又令二妓作角觝。婦又大笑。又時以能食之婦二。食於其旁。誇其所食之美。婦亦索食。則與之。但每予以一定食數。不便過量。數日後。怒減食增而愈。

徐氏洄溪醫案載一淮商。年七十許。不食善怒。每食物進。則以爲臭。徐氏以大黃治之而愈。蓋引血下行法也。

有一金陵某殿撰。新以狀元及第。告假而歸。至淮上而有小恙。求名醫診之。醫曰。

病不可爲也。七日必死。可速歸。疾行。猶可以抵里。殿撰嗒然氣沮。兼程而歸。然其病固無恙。乃詈該醫之妄語。其僕進曰。醫有一柬。囑歸而呈之。殿撰拆視。中言公自及第後。大喜傷心。非藥力所能愈。故僕以死恐之。所以治病也。今無妨矣。殿撰大佩服。

診斷學　續前稿

血管之聽診

心收縮時、卽血管開張時。而心開張時。卽血管收縮時、

動脉之聽診、雖比打診爲緊要、然唯行之於頸動脉及鎖骨下動脈而已、

頸動脉及鎖骨下動脉、之中其長短音韻之調節亦聽取二個之正音、其第一音、發生於動脉之中、而開張音、由心臟傳達者也。在稍大之動脉（至膝膕及肘關節）單聽取一音、在稍小之動脉、亦復聽取一音、在小動脉、唯於緊張力亢進之際、則發起二音、

在股動脉於大動脉瓣閉鎖不全、鉛毒及姙娠之際、則發重複音、

於大動脉瓣閉鎖不全、以聽診器當壓迫大動脉之時、而聽取有頗大之心收縮時雜音、與么微之心開張時雜音者不少、謂之複雜音、

甲狀腺動脉爲頸部腫瘍所壓迫而生起雜音、

靜脉雜音

凡失血症、其於頸靜脉血液不充實之時、則於胸鎖乳頭筋之外緣、有一種颯鳴之稽留性雜音、名獨樂音、股靜脉上亦發此種之雜音、

靜脉雜音、爲稽留性、而動脉雜音、則間歇性也、

頸靜脉之調節强盛、由頸動脉之方面壓迫所致、

貧血性血液雜音、屢發於右側、

三尖瓣閉鎖不全之際、往往於頸靜脈上聽有收縮音、

疫喉論　續上期　紹興任漢佩稿

疫喉病狀。醫家之於病狀。猶兵家之於敵勢。不體察得實。決不能操勝算。其理一也。昔先哲以望聞問切四者。爲體察病狀之要訣。後之學者。苟卽此而互証參觀。認眞體察。自無毫厘之失。否則游移無主。似是實非。病卽有狀以示醫。醫不卽狀以辨

病。則將焉用彼相爲。故醫者之於病狀。當爲首務之急。而未可或忽者也。是症初起。惡寒發熱頗類四時之感冒。亦有頭痛項强。脉浮等狀。與太陽症無毫忽之異者。若執仲景太陽論。脉浮緊者必咽痛。又曰氣上衝咽喉不得息者。此爲胸有寒諸說。卽狀以言治。則殺人利於刀劍矣。所貴乎體察者。非僅以狀定病之謂。乃於病狀疑似中辨明主病之謂。所貴在此。所難亦在此。昔喻嘉言與一老醫辨症。祗在須微之間。喻以担任一語。卻退老醫。卒喻勝而老醫負。當場煞此風景。未免喻太識力自矜。有乖同道。然不如是。爲病者計。可設想否。由是觀之。病狀能體察得實。在醫之良者。固易奏神技。卽病之輕者。亦少受魔難。至於生死關頭，尤不可處以大意。致遭怨謗。是症寒熱交作。間亦有頭痛項强。既與感冒無異。又與傷寒相同。將何以區別之乎。曰確有可辨者在。感冒傷寒。或先寒後熱。或乍寒乍熱。寒熱且各有分別。若在此症。寒少熱多。寒暫熱久。與寒近烈火而不減。熱揭衣被而不知者。固顯然有異。此初起寒熱之足辨者一也。感冒傷寒。脉不浮緊。卽浮弦。非浮數。左右强弱。雖無定位。而人迎氣。口無不有力。而此則右　於。左關必強於寸。病雖初起。右寸多不應指。病若垂危。必右寸先絕。其稍重者。亦必散而無神。浮洪弦數。雖在所習見。　而則千百人中無一遇也。惟緊與弦數。最易渾淆。最宜體察。一寒一熱。關繫非淺。愼勿謂脉理微茫。忽而不講。此脉狀之足辨者二也。感冒傷寒。舌苔非燥卽膩。非白卽黃。非灰卽黑。而此則雖無不與同。惟底則紅赤顯露。卽不紅赤。亦必有硃砂點。現於舌尖之上。且以物揬舌。必有垢濁如糟粕者。隨物而出。此舌狀之足辨者三也。感冒傷寒。未嘗無喉痛。卽飲食不下之風痺。亦不過紅赤紫腫而已。雖至於臨死。決無別象。而此則寒熱一作。半日一日之間。帝丁垂下兩旁四處。非膜卽點。卽形於此。或由左而及右。或由右而及左。或左右一齊發現。此同一喉痛。而膜點之有無。尤足爲是症之確據者四也。能於是四者。精心體察。已不難得其實矣。至其餘現狀。多出於失治誤治。失治者何。病不求醫是也。誤治者何。醫不中病是也。若失治誤治。口燥牙緊。嘔吐頓悶。神昏譫語諸狀呈矣。若仍失治誤治。齒黑脣焦。目赤肢厥。腹痛自利。敗狀現矣。若再失治誤治。面色青黑。鼻扇鼻煤。額汗目瞪。鼻衄大汗。聲啞氣喘。絕狀形矣。然此皆散見之病狀。患此者未必人人俱同。而喉痛則一。初臨是症者。似不若向其喉之痛否再視其膜點爲簡明切確也。初起膜薄而小。點細而少。一現口燥牙緊諸狀。膜必延蔓兩旁。點必攢集成片。一呈敗象。膜必上及帝丁。一形絕象。膜必包裹帝丁。帝丁被膜遮遍。卽此一狀。便爲不活之症。倘不聲如曳鋸。膜塊自落。苟能逾常調理。亦間有得意外之生者。但此多在不惜醫藥。輕財重命之縉紳閥閱。而未可一例論也。記事附后參觀。便知至發頤發斑亦爲是疫之兼狀未可置而不講特另著一論亦附於末

映溪草堂筆記

續名醫談

名醫治病其間頗畧而其方每能中病者何也曰脉亦有可憑者焉如浮弦之爲風也浮遲之爲寒也浮數之爲熱也浮細之爲溼也浮滑之爲痰也沈弱之爲虛也沈數之爲裏熱也沈細之爲瘀滯也沈弦之爲脹滿也均可隨脉以治病更有舌色焉

白膩之爲溼也紅絳之爲熱也黃膩之爲腸結也若痰與咳則可聞而知虛與熱則可望而知苟方復油滑不担風險因無俟乎問也

一名醫謂予曰醫家診病莫易於候診者多莫難於候診者少候診者多診脉望苔外即可書方方畢而其人去矣惟候診者少時勢必與病者言病其人而先言也診之猶易其人而不言也診之殊難僕嘗遇一婦問曰近來日食必少乎婦曰食頗如常次問曰精神必倦怠矣婦曰精神尚好僕兩問皆不中陰念如此則何爲而求診乃再問曰然則氣分必多抑鬱寸脉殊細也婦曰初不自覺但患帶濁耳僕曰然此氣鬱之故也詩言女子善懷其氣易鬱氣鬱則血瘀而帶生矣余與名醫均大笑不置

二十年前上海有名醫某其口極老自言能斷生死一日診一溼温症大聲曰病不治矣可速辦後事其家如其言爲置衣衾棺槨然猶一面延醫無何其病竟愈乃使人舁衣衾棺槨至名醫門曰先生言不治命辦後事謹如命但其人已愈無所用之

敬以奉贈名醫大慚竟去上海未幾而死

吾鄉有小兒科某醫者負盛名每日所入中數必十餘金生二子先後罹疾均爲其父所治而死其妻慟子其乃取其招牌而毁之不准其復應診治曰已子且殺之況人子乎時某醫腰纏頗富因亦聽之無何其妻思子成疾未逾年而死醫連遭坷坎所積皆傾因復理舊業聲名復起家業復振今逝世矣雖納二妾竟不復生子

吾常某有以婦人科爲業亦負盛名然其妻病竟不能治愈不得已請其老友診焉友曰此喜脉也投以藥數劑而病已友戲之曰君以婦科名胡尊夫人有喜而不之識醫曰我輩學問固爲他人設非爲家人設也

會友心得錄

與俞某書　續上期

王士翹

且其死亦甚緩由邪正混合正欲脫而邪戀之邪欲出而藥阻之邪不能出正不遽脫遷延昔日如養癰成患至潰敗決裂醫者猶謂其虛脫無一人敢謂其實死死者不知病家不知幷醫者亦不知積習相沿牢不可破嘗見藥肆中凡溫病方之所用

三鮮二甲者十有六七嗚呼此風一行醫林中之殺運大開而枉死城中又增許多寃鬼矣華學識淺陋秉性戇直往往不合時宜故交友甚寡屢爲大醫所詆毀華亦甘受不辭惟病者何辜遭此荼毒積憤塡膺有不能不爲　大君子直告者辱承雅愛木擬踵府聆教奈不善口給面談反不足以罄其意故走筆述之如右乞恕狂妄爲幸

再如以上所言得無疑三鮮二甲無一病可合用乎藥肆中可不必備此數物乎曰非也如大病後陰氣未復津枯液涸斯時當以甘寒益陰三鮮中可擇一二用之然必邪盡正虛方可用此否則亦在禁例至二甲始終斷非溫病所宜仲景於鱉甲兩見之如鱉甲煎丸升麻鱉甲湯皆合攻堅發散之品相輔而行從無有如今之所用者若龜板則傷寒金匱未嘗一見千金外臺時或用之然多用於補劑亦不用於時症也然則病溫熱者陰必灼傷當以何藥救之曰輕則用知母花粉重則用石膏試觀仲景小柴胡湯渴去半夏加花粉是花粉救陰之一證也白虎湯中之用知母是知母救陰之一證也吳又可諸養營湯每合知母花粉並用是二物乃救陰妙品人蓋習焉不察耳至石膏尤爲溫病第一要藥無汗能發有汗能止生津解渴泄熱化斑陽明經熱者非此不除其功效不可殫述惜世俗畏之如鴆砒反將大有用之物棄之不用可慨也夫

蛤蚧補肺益精定喘止嗽阿膠清肺滋腎補陰潤燥麥冬清心潤燥强陰益精貝母瀉火散結潤肺清痰百合潤肺安心清熱止嗽天花粉降火潤燥生精滑痰天冬清金降火滋腎潤肺

歛肺　久嗽傷肺其氣散漫或收而補之或歛而降之宜於內傷外感禁用

烏梅歛肺清腸清熱止渴粟殼歛肺清腸固腎止嗽五味子收歛肺氣消嗽定喘白芍安脾肺固腠理收陰氣歛逆氣五倍子歛肺降火生津化痰

本熱清之　清熱不外瀉火潤燥前分虛實此分標本寒熱意各有注故藥味亦多重出

清金　清金不外滋陰降火甘寒苦寒隨虛實而用

黃芩苦入心寒勝熱瀉上焦中焦實火知母苦寒瀉火麥冬甘寒潤肺梔子苦寒瀉心肺邪熱沙參甘寒補肺滋五藏之陰紫苑潤肺瀉火下氣調中天冬甘苦大寒清金降火

本寒溫之　金固畏火而性本寒冷過用清潤肺氣反傷故因形寒飲冷則傷肺

溫肺　土爲金母金惡燥而土惡溼清肺太過脾氣先傷則土不能生金故溫肺必先溫脾胃亦補母之義也

丁香辛溫純陽泄肺溫腎藿香快氣和中開胃止嘔入手足太陰欵冬花辛溫純陽溫肺理氣檀香調脾肺利胸膈引胃氣上升白豆蔻

溫煖脾胃本肺家本藥　益智仁燥脾胃補心腎　砂仁和胃醒脾補肺益腎　糯米甘溫補脾肺虛寒　百部甘苦微溫潤肺殺虫

標寒散之　不言標熱者肺主皮毛邪氣初入則寒猶未變爲熱也

解表　表指皮毛屬太陽入肌膚則屬陽明入筋骨則屬少陽此解表解肌和解有淺深之不同也

麻黃辛溫發汗肺家要藥　葱白外實中空肺之藥也發汗解肌通上下陽氣　紫蘇發表散寒祛風定喘

大腸屬金主變化爲傳送之官

• 本病　大便閉結泄痢下血裡急後重痔瘡脫肛腸鳴而痛以上諸症或虛或實或寒或熱皆本府病

標病　齒痛喉痺頸腫口乾咽中如梗鼽衄目黃手大指次指痛宿食發熱宿食在內發熱在外故曰標病寒慄

腸實瀉之　大腸主出糟粕邪氣有餘壅滯不通則爲實故用瀉下分兩法

熱　熱結於腸大便不通寒以下之

大黃蕩滌腸胃下燥結去瘀熱　芒硝潤燥軟堅蕩滌實熱　芫花蕩滌留癖飲食寒熱邪氣　牽牛瀉氣分溼熱通大腸氣秘　巴豆開竅宣滯斬關奪門　郁李仁下氣行水破血潤燥　石膏清熱降火